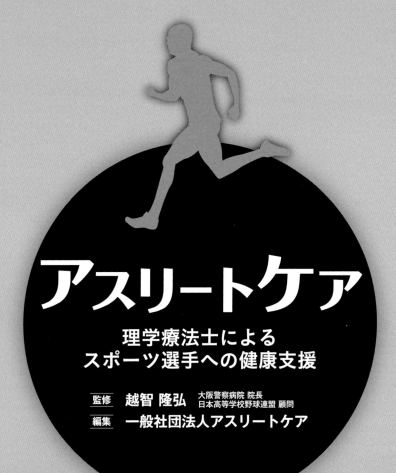

アスリートケア

理学療法士によるスポーツ選手への健康支援

監修 越智 隆弘 大阪警察病院 院長
日本高等学校野球連盟 顧問

編集 一般社団法人アスリートケア

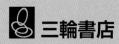

三輪書店

監修の辞
—アスリートケアの益々のご発展を祈念します

　スポーツ傷害の治療にあたる医療にとどまらず，傷害予防に大きな役割を占めているアスリートケアに携わる方々に心より敬意を表します．日本高等学校野球連盟がスポーツ障害予防対策として投手の肩・肘関節機能検査を始めたことは大きな出来事で，各種スポーツの傷害予防対策を促したと思います．私はその当初からアスリートケアの方々と協力し合った仲間でしたが，今のように大きな流れができるとは思いませんでした．

　日本高等学校野球連盟のスポーツ傷害予防対策は1991年夏の全国高等学校野球選手権大会の決勝戦で敗れたエースが肘を壊して大量失点し，その後，結局投手生命を損じたことが1つのきっかけになりました．内々での議論の末に，甲子園大会代表校投手の肩・肘の現状を知るために，1993年夏の全国高等学校野球選手権大会前の甲子園練習時に任意で投手登録選手の肩・肘関節機能検査が試行されました．その結果をふまえて連投による過負荷が問題視され，同年12月の理事会で，肩・肘に強度の炎症があり今投げさせると壊すリスクが高い選手は，投手としての甲子園大会出場を許可しないことが決定されました．その後，春夏ともに甲子園大会前の肩・肘関節機能検査が行われ続け，肩・肘に強度の炎症をもつ投手は激減しました．

　アスリートケアの方々は肩・肘関節機能検査にとどまらず，選手のウォーミングアップ・クーリングダウンなどコンディショニングの指導にも尽くされました．回を重ねるにつれて広域からもメンバーが加わり続け，その熱意とパワーに私どもは圧倒されました．甲子園大会登録投手の検査を始めて20年以上経ち，成長期の傷害予防への社会的認識も定着しました．そして今後，成長期の選手のスポーツ傷害予防の考えがさらに広く展開されるよう，2017年から肩・肘関節機能検診は代表校地元の各都道府県で行われることになりました．そして今後，競技場での活動にとどまらず，全国津々浦々のすべてのスポーツ少年が気軽に相談し指導を受けられるアスリートケアの活動に発展していくことを心よりお祈り申し上げます．

2017年8月

　　　　　　　大阪警察病院　院長／日本高等学校野球連盟　顧問　　越智隆弘

発刊に寄せて①

　1995年に「スポーツ傷害理学療法研究会」として発足した組織が，その後多くの同志が集い，2011年には一般社団法人として改組，再出発を図ってこのほど20周年を迎えられたことを心からお慶びします．

　10年ひと昔といいますが，この20年の間に高校野球の環境はずいぶん進化しました．1993年から全国高等学校野球選手権大会出場投手の肩・肘関節機能検査が始まりました．しかし，当初は試合が終わればただちにメディアの取材を受け，球場の外で待ち受ける多くのファンをかき分け宿舎に戻っていました．クーリングダウンもなにもあったものではありませんでした．当然，不調を訴える選手も出ました．そこで1995年から理学療法士のサポートが導入されました．当時は各チームに専属のトレーナーなどはほとんどいない状態でしたから，試合後15分間のクーリングダウンの指導は初体験が多かったと思います．そのうち投手だけは別メニューを設定するなど，短時間の間に効果的なサポートが整然と行われるようになりました．この甲子園での取り組みは瞬く間に地方へと伝播し，都道府県大会の多くで理学療法士のサポートをお願いする体制ができあがりました．

　サポートにあたる理学療法士の中には自らのスポーツ経験をもったスタッフも多く，甲子園での活動は多くの指導者に高い評価を得ています．なかでも試合中に起きた突発の傷害に対するケアでどれだけの選手や指導者が助かったか，そのエピソードには枚挙に暇がありません．さらに理学療法士のサポートは甲子園にとどまらず，海外との交流でもその真価を発揮します．毎朝の検温，体重測定から始まって，コンディショニングの調整，維持には欠かせないスタッフです．

　また，ある時から気がついたのですが，遠征中の自由時間は選手が理学療法士の部屋に集まります．日頃の悩みなども相談しているようです．けがを負ってしまうと将来の夢もついえてしまうなど選手にとって人生の大きな岐路となります．そんな時，理学療法士はカウンセラーの役目も担います．親の期待の

重圧，ライバルの存在，負傷した選手の悩みはさらに大きくなります．

　アスリートケアのメンバーの多くは選手をスポットでみるのではなく，日頃から継続したサポートを目標としていると思います．学校現場に介入するには学校長や学校医との連携，さらに所属する病院の整形外科ドクターのバックアップも必要です．

　今後もアスリートケアのメンバーがこうした環境の整備・充実を図り，多くのアスリートの見守りが持続，継続した事業となるよう願っています．

2017年8月

日本高等学校野球連盟 理事　田名部和裕

発刊に寄せて②

　大阪府立茨木高等学校において，アスリートケアがメディカルサポート活動を開始して8年目を迎えています．私は長年指導者としてラグビーに関わってまいりましたが，過去には部員のけがの対応や再発防止のためのトレーニングなどを理学療法士の方々にお願いしていたつながりがありました．そして，私が茨木高校に校長として赴任したことをきっかけに，是非，高校生の部活動を支援するための新しいシステムを構築したいと考え，小柳磨毅先生にご相談し，快く引き受けていただいたことから始まりました．私の退職後もこの活動は大きく発展しています．この紙面をお借りして，この活動が定着し大きく発展している3つの理由をご紹介しておきたいと思います．

　まず1つ目は，茨木高校の生徒たちです．全学年で1,000人を超える生徒の部や同好会への入部率は100％を超えます．この不思議な理由は一人で掛け持ちする生徒がいるからです．しかも，毎年5月の入部調査では，学年でまったくどこにも所属しない生徒は5名程度と驚くばかりの状況です．生徒たちは文武両道の精神を理解し，なにごとにも積極的に取り組みます．

　2つ目は，おこがましいことですが，アスリートケアが母体をしっかりと確立され，多くのメンバーがそれぞれの専門性を十分に生かし，生徒に関わってくださったことです．生徒たちは安心して皆さんのアドバイスを受け入れ，短期間に大きな信頼関係を築き上げてくれました．けがだけではなく，練習内容のアドバイスもいただいています．さらに，運動部にとどまらず，文化部にも着実に広がっていきました．文化部においても体幹を鍛えることは非常に重要です．たとえば，楽器を演奏するにも，腹筋や背筋は「質の高い音」につながります．同時に個人の活動からチームの活動へとひろがりました．

　最後は，当初からこの茨木高校のシステムを理解し，アスリートケアのめざす方向を理解できた教員，木場恒樹教諭（現・大阪府教育庁教育振興室保健体育課主任）がいたことです．木場教諭は部長たちを集めて，根気強く丁寧にこのシステムを理解させました（当初このシステムを口頭で理解させることは非

常に困難でした).もし,この3つの中の1つでも不足していたなら今日の発展はなかったと考えられます.

　医学の目覚ましい進歩,医薬品の開発,国民皆保険制度,教育,高齢者の社会参画意識などさまざまな要因により日本の平均寿命は延び続けています.そして,今後も,日本の平均寿命は伸び続けていくでしょう.私は,人生100年の時代も決して遠い夢ではないと考えています.こんな時代だからこそ,これから先は今以上に健康長寿が求められることとなるでしょう.この8年,アスリートケアと茨木高校が共に積み上げてきたものは,究極的にいえば,今を生きる若者に「自分自身の健康について深く考え,積極的に維持させる」という手法を伝えてきたことではないかと思います.この活動がやがて全国に広がり,若者たちが自身の健康を維持し,将来の高齢時代を幸せに生きる力を培うことを願います.

2017年8月
　大阪城南女子短期大学 教授（前・大阪府立茨木高等学校 校長）　山口　禎

序　文

　1995 年にスポーツ損傷の治療と予防に関心をもつ 20 名程の理学療法士が，初代会長である林　義孝先生（大阪府立大学名誉教授）のもと「スポーツ傷害理学療法研究会」を設立したのが，アスリートケアの発端です．その契機となったのが，1993 年から越智隆弘先生（大阪警察病院院長，日本高等学校野球連盟顧問）が始められた，整形外科医師による阪神甲子園球場における「投手の肩・肘関節機能検査」への参加でした．その後，2005 年に代表を引き継がれた井上悟先生（大阪保健医療大学教授）が提唱された，"for the athlete"の精神に基づいてアスリートケア研究会と改名し，全国の会員数は 500 名を超えました．2011 年にそのバトンを引き継ぎ，さらに社会的な責任を果たして信頼を得る組織を目指し，一般社団法人アスリートケアとして再出発しました．

　医療専門職種である理学療法士は，日常の診療において運動機能の評価や治療を実践し，近年ではスポーツ選手の復帰や再損傷の予防に関わることも少なくありません．ここで培った経験は，予防を含めたスポーツ選手の健康支援に貢献できると考え，その実践と改良を続けてきました．

　契機となった甲子園の大会支援は，理学療法士の活動の場が軟式大会や少年野球，国際大会にも広がりました．さらに理学療法士が学校の部活動や地域スポーツの現場へ定期的に出向き，スポーツ損傷と予防に関する健康相談や指導を行う縦断的な支援にも発展しています．これらの社会貢献を実現するためには，組織，教育，啓発活動の充実と社会性の向上が欠かせません．理学療法士が職場を超えて社会活動を実践する組織を運営すること，質の高いサービスを提供するために情報や技術を共有し，さらに研究，開発，発信を続けることは容易ではありません．しかし，こうした活動の成果は，医療や保健の枠組みを超えて，社会における理学療法士の価値を高めることにつながると思われます．

　本書は 20 年以上にわたるアスリートケアの活動と，志を同じくする地域の理学療法士のみなさんの活動をまとめたものです．アスリートケアの活動は，整形外科医師をはじめ，競技団体や学校教育の関係者からの多大な支援によっ

て成り立っており，ここにご支援をいただいた皆様に，改めて深甚なる感謝を申し上げます．本書の出版がアスリートケアと題したスポーツ選手の健康支援に関わる理学療法士の活動を，さらに発展させる一助になれば幸甚です．

　出版にあたり，大変お世話になった三輪書店の山中恭子様，新井　舞様に深謝します．

2017年8月
　　　　　　　　　　　　一般社団法人アスリートケア　代表理事　小柳磨毅

執筆者一覧 (執筆順)

監修 越智隆弘　大阪警察病院 院長／日本高等学校野球連盟 顧問／医師

編集 小柳磨毅　大阪電気通信大学医療福祉工学部理学療法学科 教授／アスリートケア 代表理事／理学療法士

　　　　中江徳彦　関西メディカル病院リハビリテーション科 科長／アスリートケア 副代表理事／理学療法士

　　　　野谷　優　ガラシア病院リハビリテーション科 科長／理学療法士

　　　　境　隆弘　大阪保健医療大学保健医療学部リハビリテーション学科 教授／理学療法士

執筆

田名部和裕　日本高等学校野球連盟 理事

山口　禎　大阪城南女子短期大学 教授／前・大阪府立茨木高等学校　校長

吉本陽二　奈良東病院リハビリテーション科 統括科長／理学療法士

田中則子　大阪電気通信大学医療福祉工学部理学療法学科 教授／理学療法士

難波真紀　関西メディカル病院リハビリテーション科 主任／理学療法士

椎木孝幸　行岡病院リハビリテーション科 統括科長／理学療法士

田中敏之　南芦屋浜病院リハビリテーション科 科長／理学療法士

森岡俊行　のがみ泉州リハビリテーションクリニックリハビリテーション部 技師長／理学療法士

岡本典子　高の原中央病院看護部外来／看護師

来田晃幸　関西メディカルリハ倶楽部 主任／理学療法士

堀口幸二　長浜赤十字病院リハビリテーション科 スポーツリハビリテーション係長／理学療法士

元脇周也　関西メディカル病院リハビリテーション科 主任／理学療法士

伊佐地弘基　i-soul works 代表／理学療法士

福田明雄　行岡病院リハビリテーション科 主任／理学療法士

町田実雄　PLUS＋整骨院 院長／理学療法士

武岡健次　武庫川女子大学健康・スポーツ科学部健康・スポーツ科学科 准教授／理学療法士

藤本智久　姫路赤十字病院リハビリテーション技術課リハビリテーション技術第一係長／理学療法士

三星健吾　北播磨総合医療センターリハビリテーション室 主任／理学療法士

太田善行　大阪医科大学附属病院リハビリテーション科 主任／理学療法士

齋藤日出海　大阪府結核予防会大阪病院リハビリテーション科／理学療法士

松本　剛　関西医科専門学校理学療法学科 学生主任／理学療法士

中川誠一　株式会社モテコロラボ 代表／理学療法士

松浦　康　徳島健祥会福祉専門学校理学療法学科 主任／理学療法士

濱田太朗　緑かねこ整形外科リハビリテーション科／理学療法士

中尾英俊　大阪河﨑リハビリテーション大学リハビリテーション学部リハビリテーション学科 助教／理学療法士

稲葉考洋　緑かねこ整形外科リハビリテーション科／理学療法士

高橋孝輔　南草津野村整形外科リハビリテーション科／理学療法士

松本和大　関西メディカル病院リハビリテーション科／理学療法士

山口元太朗　大島病院リハビリテーション科 副主任／理学療法士

西谷浩一	大阪桐蔭高等学校 硬式野球部監督／教諭	越野八重美	大阪電気通信大学医療福祉工学部理学療法学科 准教授／理学療法士
井上直人	国立病院機構京都医療センタースポーツ医学センター／理学療法士	里田由美子	関西メディカル病院リハビリテーション科／理学療法士
橋本雅至	大阪河﨑リハビリテーション大学リハビリテーション学部リハビリテーション学科 教授／理学療法士	高谷耕二	第二東和会病院リハビリテーション科 副主任／理学療法士
髙本晴輝	たつみ整形外科 主任／理学療法士	瓜生玲子	関西メディカル病院リハビリテーション科／理学療法士
田頭悟志	野崎徳洲会病院リハビリテーション科 副主任／理学療法士	岡添太亮	関西メディカル病院リハビリテーション科／理学療法士
木下和昭	四條畷学園大学リハビリテーション学部リハビリテーション学科 助教／理学療法士	三輪慶太	関西メディカル病院リハビリテーション科／理学療法士
加来敬宏	第二東和会病院リハビリテーション科 科長／理学療法士	甲賀英敏	掛川市・袋井市病院企業団立中東遠総合医療センターリハビリテーション室／理学療法士
堀 寛史	藍野大学医療保健学部理学療法学科 講師／理学療法士	田中正栄	新潟県健康づくり・スポーツ医科学センター／理学療法士
山本啓太	ガラシア病院リハビリテーション科／理学療法士	角張 勲	JA新潟厚生連新潟医療センターリハビリテーション科／理学療法士
北浦佑樹	ガラシア病院リハビリテーション科／理学療法士	水谷 準	猫山宮尾病院リハビリテーション科／理学療法士
岡﨑守夫	大阪府立茨木高等学校 校長／教諭	蕪木武史	JA新潟厚生連新潟医療センターリハビリテーション科／理学療法士
木場恒樹	大阪府教育庁教育振興室保健体育課保健・給食グループ 主任指導主事／教諭	猿木忠男	元阪神タイガース チーフトレーナー
市田友宏	大阪府立茨木高等学校／教諭	谷 一郎	マック体操クラブ
持田 師	大阪府立金剛高等学校 野球部監督／教諭，理学療法士	磯あすか	フィジオセンター／理学療法士

目　次

監修の辞……………………………………………………越智隆弘　iii
発刊に寄せて①……………………………………………田名部和裕　v
発刊に寄せて②……………………………………………山口　禎　vii
序文…………………………………………………………小柳磨毅　ix

第1章　スポーツと理学療法士

1．アスリートケアの取り組み
　　　小柳磨毅，中江徳彦，吉本陽二，田中則子，難波真紀，
　　　境　隆弘，椎木孝幸，田中敏之，森岡俊行………………… 2

2．理学療法士が備えておくべき知識・技術
　　―ワークショップ「プライマリケア」
　　　岡本典子………………………………………………………29

3．スポーツ動作の評価―二次元画像を用いた定量的評価
　　の開発
　　　来田晃幸………………………………………………………46

第2章　競技大会の支援

1．阪神甲子園球場における高校野球の支援
　　　堀口幸二，元脇周也，伊佐地弘基，小柳磨毅……………50

2．全国高等学校軟式野球選手権大会の支援
　　　武岡健次，藤本智久，三星健吾……………………………92

3．高校野球地方大会の支援
　　　堀口幸二………………………………………………………99

4．WBSC U-18 ベースボール・ワールドカップの支援
　　　太田善行，伊佐地弘基…………………………………… 107

5．第10回 BFA U-18 アジア野球選手権大会の帯同報告
　　　齋藤日出海，松本　剛…………………………………… 116

6．西日本学童軟式野球大会・高野山旗全国学童軟式野球
　　大会の支援
　　　森岡俊行，小柳磨毅……………………………………… 122

7．熱中症予防・けいれん症状への対策
　　　元脇周也，堀口幸二，野谷　優，小柳磨毅…………… 130

8．四万十川ウルトラマラソンの支援
　　　町田実雄，中川誠一，松浦　康………………………… 138

資料

1 野球選手のための Conditioning（大会配布資料）………… 154
2 熱中症の対策とその対応 ………………………………… 175
3 甲子園大会サポートマニュアル
　………………………………………………………………… 188
　　　　　　　　　　　　　　　以上，甲子園サポート部
4 軟式大会サポートマニュアル
　……………………………………… 高校軟式大会サポート部　203

第3章　高校・大学部活動の支援

1．高校部活動の支援　硬式野球部（1）
　　濱田太朗，中尾英俊，稲葉考洋，高橋孝輔，来田晃幸，
　　松本和大，山口元太朗………………………………………… 210
2．高校部活動の支援　硬式野球部（2）
　　森岡俊行 ………………………………………………………… 217
3．高校部活動の支援　サッカー部
　　井上直人，橋本雅至，髙本晴輝，田頭悟志，木下和昭……… 224
4．学校保健の支援
　　野谷　優，加来敬宏，堀　寛史，山本啓太，北浦佑樹，
　　小柳磨毅 ………………………………………………………… 238
5．健康相談会におけるICTの活用方法
　　堀　寛史 ………………………………………………………… 262
6．大学野球部の支援
　　持田　師，元脇周也，越野八重美………………………… 269

資料

1 前十字靱帯損傷の予防プログラム
　……………………………………………… 里田由美子　277
2 男子バスケットボール部　アップメニュー・ダウンメニュー
　……………………………………………… 高谷耕二　280
3 陸上部個別フィードバック資料 ……………………… 283
4 陸上部トレーニングプログラム ……………………… 286
　　以上，中江徳彦，瓜生玲子，里田由美子，岡添太亮，
　　三輪慶太
5 大学硬式野球部におけるコンディショニング指導
　　―介入マニュアル…………………… 持田　師，元脇周也　297

第4章　地域における支援活動

1. 静岡県における活動
   甲賀英敏……………………………………………… 302
2. 新潟スポーツ理学療法研究会の活動
   田中正栄，角張　勲，水谷　準，蕪木武史………… 312

第5章　実業団スポーツ・プロスポーツの支援

1. プロ野球球団の支援
   境　隆弘……………………………………………… 328
2. プロ野球選手の支援
   福田明雄，小柳磨毅………………………………… 330
3. 女子ラグビーの支援
   磯あすか……………………………………………… 347

Column

項目	著者	頁
◆法人設立	中江徳彦	26
◆学生会員とのやりとり	吉本陽二	26
◆お小遣い帳	田中則子	27
◆会員歴18年の思い出	田中敏之	27
◆スポーツ理学療法研修施設から	椎木孝幸	28
◆ある選手の言葉　―僕がチームから熱中症は出させませんから…	岡本典子	44
◆スタンドからの甲子園	堀口幸二	87
◆高校野球との関わり	小柳磨毅	88
◆阪神甲子園球場のベンチ裏	小柳磨毅	89
◆選手として甲子園大会のサポートを経験して	福田明雄	90
◆アスリートケア事始め	町田実雄	91
◆軟式大会支援の始まり	武岡健次	97
◆第59回大会の延長継続試合	藤本智久	98
◆実践的テーピング勉強会	堀口幸二	106
◆ほっとするひととき	太田善行	114
◆アメリカ遠征	吉本陽二	115
◆感謝御礼	西谷浩一	222

目次

- ◆ アスリートケア設立20周年に寄せて
  茨木高校におけるスクールトレーナー事業の意味
  ………………………………………………………… 岡﨑守夫　259
- ◆ アスリートケアの取り組みが育てる高い志…… 木場恒樹　260
- ◆ 茨木高校における活動紹介……………………… 市田友宏　261
- ◆ コンディショニング指導のポイントと効果…… 持田　師　276
- ◆ メディカルチェックの重要性…………………… 甲賀英敏　311
- ◆ 新潟野球人にとっての2009年①………………… 田中正栄　325
- ◆ 新潟野球人にとっての2009年②………………… 田中正栄　326
- ◆ 理学療法士と私…………………………………… 猿木忠男　329
- ◆ プロ野球選手のフォーム………………………… 福田明雄　346
- ◆ 私とアスリートケアとの関わり………………… 谷　一郎　346

第 1 章

スポーツと理学療法士

1 アスリートケアの取り組み

小柳磨毅,中江徳彦,吉本陽二,田中則子,難波真紀,
境　隆弘,椎木孝幸,田中敏之,森岡俊行

　わが国におけるスポーツと理学療法士の関わりについて,一般社団法人アスリートケア(以下,アスリートケア)の取り組みを中心に述べる.

1 背　景

　第18回東京オリンピック競技大会開催の翌年にあたる1965年は,わが国に理学療法士が誕生した年にあたる.1979年に関東労災病院に日本初のスポーツ整形外科が開設され,1982年には日本体育協会公認スポーツドクター制度が発足した.以後,スポーツ整形外科医と専門医療機関が増すとともに,理学療法士がメディカルリハビリテーションの段階からスポーツ損傷を治療する機会も増加した[1),2)].

　さらに理学療法士の活動の場は医療機関にとどまらず,スポーツ医科学の専門施設,プロスポーツや実業団,大学や地域におけるスポーツ選手の健康管理へと広がっている[3)〜5)].また日常業務とは別に,理学療法士がさまざまなスポーツ大会で医務班の一員として活動する機会も増え,スポーツ医療における理学療法士の認知度が高まってきた[6)].さらに1994年から日本体育協会公認アスレティックトレーナーの養成が始まり[7),8)],以降,多くの理学療法士がこの資格を取得している.今後,アスレティックトレーナー(Athletic Trainer)との活動の分担や連携が促進されることが期待される.

2 組　織

　欧米に倣い2009年に日本理学療法士協会の専門分野部会としてスポーツ理学療法に関する研究部門が組織され[9)],今後も積極的な情報交流のもとに専門理学療法士の認定や研修機関などの生涯学習の環境,スポーツ損傷の予防を目的とする保健領域の体制を整備していく必要がある.

このほか地域の理学療法士会においてもスポーツに関する専門部会が組織され，競技大会の支援などの活動が行われている．これらの組織により全国高等学校野球選手権大会（以下，選手権大会）の地方予選は多くの都道府県で理学療法士により支援されている．また理学療法士が積極的にスポーツ損傷の治療や予防に取り組む任意団体や法人も組織されている[10]．

2-1 経緯

アスリートケアの足跡は，1995年の阪神甲子園球場での医科学支援を契機として同年11月に23名の理学療法士によって「スポーツ傷害理学療法研究会（以下，研究会）」が設立されたことから始まった．任意団体として設立された当初は，高校野球サポートの確立が大きな目標であった．1996年春の選抜高等学校野球大会（以下，選抜大会）からは，全試合をとおして10名を超える理学療法士が活動に参加するようになった．その後も海外遠征への帯同，各都道府県の高等学校野球連盟（以下，県高野連）での傷害予防の研修会への講師派遣など，研究会の事業は高校野球との関わりのなかで急速に拡大していった．こうした高校野球の支援活動は全国に波及し，現在では40以上の都道府県で地方大会を支援する活動が行われている．

設立から10周年を迎えた2005年には会員が全国に400名を超えるに至り，研究会の事業も多岐にわたることから，組織を6つの部署に整備し，名称も「アスリートケア研究会」として再スタートした．2006年からは近畿圏を中心に高校の運動部に対する縦断的な予防活動を行ってきたが，2010年から大阪府下の公立高校から正式な要請と教育委員会からの経費の支弁を受け，全校生徒を対象とした予防事業を開始した．2011年には組織の社会的信頼を高め，さらなる社会貢献を進めていくために「一般社団法人アスリートケア」として認可を受けた．法人の目的は，①スポーツ損傷およびその他の運動器疾患の理学療法に関する臨床的な実践，②スポーツ損傷およびその他の運動器疾患の新たな理学療法技術の開発と研修，③スポーツ選手の損傷予防，④スポーツ医療における医療技術者の連携の実践，⑤前述の①〜④の目標達成のための調査研究と啓発活動である．現在は全国に約500名の会員が在籍し，目的達成のために活動している．

2-2 組織構成

　非営利型法人であるアスリートケアには社員総会，理事，理事会，監事が機関設置されている．事業は3部局（事務局，社会局，学術局）11部署（**図1**，**表1**）が事業計画に基づいて運営している．以下に事務局の事業を示す．

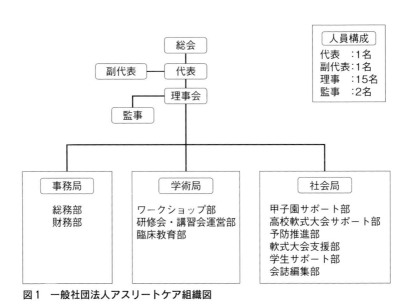

図1　一般社団法人アスリートケア組織図

表1　部署名と事業

部署名	事業
総務部	会員管理，会の運営に関わる資料の作成・管理，IT業務，広報
財務部	会計，資産管理，税務
ワークショップ部	ワークショップの開催
研修会・講習会運営部	研修会，講習会の開催
臨床教育部	研修生受入，研究助成
甲子園サポート部	甲子園大会のサポート
高校軟式大会サポート部	全国高校軟式野球選手権大会のサポート
予防推進部	縦断的予防活動
軟式大会支援部	全日本学童軟式野球大会，西日本学童軟式野球大会のサポート
学生サポート部	甲子園大会の学生見学の受入
会誌編集部	機関誌『Beside Athletes』の発行

1. アスリートケアの取り組み

1）総　務

アスリートケアの総務部では，主に会員管理と会の運営に関わる資料の作成・管理を行っている．

a. 会員管理

会員情報の内容は，アスリートケアからの情報発信に必要な所属，住所，メールアドレスなどのほか，スポーツ現場のサポート経験，理学療法士免許取得年，アスリートケアの研修会・ワークショップの参加歴（**図2**），高校野球サポート（**図3, 4**）の参加歴も管理している．加えて，今後の活動方針の資料としてアスリートケアを知った方法や卒業養成校の情報も管理している．会員動向（**図5**）は，会費を2年間未納で強制退会の会則があり，年間約40名程度の強制退会があるため，年内変動は大きくなっている．1995年の発足時23名から毎年右肩上がりで2009年度は一時600名弱まで増加したが，近年は500名前後で落ち着いている．

b. 学生会員・賛助会員の管理

アスリートケアの啓発活動の一環として，学生会員の募集を1,000円の年会費から開始したが，2015年からは学生会員の年会費を無料とした．学生会員には，研修会の参加費減額，ワークショップの見学，高校野球のサポート見学な

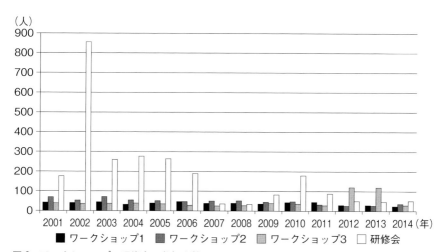

図2　ワークショップ・研修会の参加人数

第1章　スポーツと理学療法士

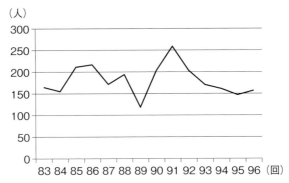
図3　選抜高校野球大会サポート人数

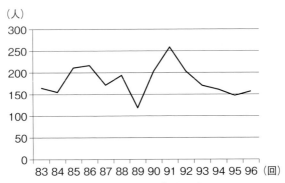
図4　全国高校野球選手権大会サポート人数

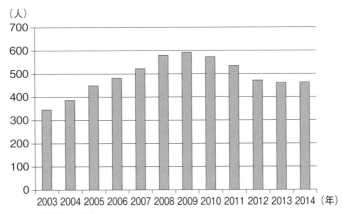
図5　会員数の動向

どの特典を与えている．

賛助会員は，アスリートケアの活動に賛同していただける企業，団体と相互協力の契約を交わしている．

2）財　務

財務部では，①会計，②年会費の徴収・管理，③研修会・ワークショップにおける業務，④資産管理に関わる業務を担当している．

a. 会計に関わる業務

会計に関わる業務には，一般会計（各部運営費の財務報告の確認を含む），特別積立金会計，決算書作成，会計監査，予算案作成，納税に関わる業務がある．

一般会計は，共通費と各部運営費に分けて管理している．予算執行にあたっては，年度初めに理事・部長・会計担当者を対象とした会計説明会を開催し，予算執行と財務報告に関わる手順を確認する．財務報告のタイミングは，第Ⅰ～Ⅴ期および特別期（1～4，5～6，7～8，9～10，11，12 月）ごとに指定日を設け，原則 11 月までに年度内の予算執行を完了するよう協力を求めている．各部の会計担当者には，現金・銀行口座の収支を記録した出納帳（**図 6**）など財務報告書類を作成し，各期終了時に担当理事の承認を受けて財務部へ提出するよう依

臨床教育部・出納帳

平成 26 年 1 月

会社 104 一般社団法人アスリートケア

科目 三菱東京 UFJ

繰越残高	預入金額	引出金額	残高
138,651	0	0	138,651

日付	相手科目	補助科目	固定摘要	摘要	税区分	預入金額	引出金額	残高	消費税額

図 6　出納帳（例）

第1章　スポーツと理学療法士

```
会議録

事業番号：
会議名：
会議日時：2014年　月　日　曜日（　　時　分～　　時　分）
会議会場（施設名）：
参加者名：
参加者人数（合計　　名）：
書記担当者名：

＜内容＞
```

図7　会議録（様式）

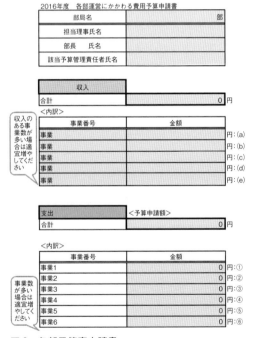

図8　各部予算案申請書

頼している．たとえば，会議費（会議における弁当代）支出の際は，出納帳への記載のほかに，領収書と会議録添付（**図7**）をルールとしている．財務部員は各期終了後に一堂に会し，提出された出納帳および財務報告書類の点検・確認

	部	
事業番号	1	
事業項目		
事業内容		

収入		
費目	予算額	予算内訳（品名・金額）
参加費		
研修生費		
指導料		
その他		

支出		
費目	予算額	予算内訳（品名・金額）
会議費		（添付ファイルBに詳細を記載）
旅費交通費		（添付ファイルBに詳細を記載）
消耗品費		
通信費		
人件費（給料手当）		（添付ファイルCに詳細を記載）
アルバイト食費交通費		（添付ファイルCに詳細を記載）
講師料		
講師交通費		
教育研修費（会場・印刷等）		
手数料（振込手数料等）		
備品購入費		
雑費		
慶弔費		
交際費		
その他		
予備費		
合　計		

	部	
事業番号	2	
事業項目		
事業内容		

収入		
費目	予算額	予算内訳（品名・金額）
参加費		
研修生費		
指導料		
その他		

支出		
費目	予算額	予算内訳（品名・金額）
会議費		（添付ファイルBに詳細を記載）
旅費交通費		（添付ファイルBに詳細を記載）
消耗品費		
通信費		
人件費（給料手当）		（添付ファイルCに詳細を記載）
アルバイト食費交通費		（添付ファイルCに詳細を記載）
講師料		
講師交通費		
教育研修費（会場・印刷等）		
手数料（振込手数料等）		
備品購入費		
雑費		
慶弔費		
交際費		
その他		
予備費		
合　計		

図 9　各部予算案申請書

を行い，誤りがあれば各部の会計担当者と連絡をとって訂正作業を進める．年度末には，保管していた財務報告書類を再確認のうえ，統合して決算準備を整え，税理士と連携をとって決算書の作成を行う．特別積立金会計の執行も同様である．例年 2 月に決算書完成後，2 名の監事による会計監査を実施している．

また，例年 10〜11 月の理事会での事業計画の審議に引き続き，各部への次年度予算案申請書の提出依頼を行う（**図 8, 9**）．集計作業の後，年末から 2 月にかけて理事会での予算案審議のうえ，予算案作成作業を進める．

納税に関しては，税理士の協力のもと対応している．源泉徴収税については納税のほか，各部から提出された源泉徴収税預かり金に関わる情報を整理のうえ，作成された源泉徴収票の個人への発送を例年 1 月末〜2 月上旬に行う．

b. 年会費の徴収・管理に関わる業務

年会費の徴収・管理に関わる業務は，正会員に対する年会費納入依頼文書の作成と発送（学生会員の年会費に関わる連絡は総務部入会担当者に委託），賛助会費の納入依頼文書（公文書案）の作成，年会費納入状況の確認と管理，年会費未納者への催促を行う．

正会員への年会費の徴収は，例年1月に納入状況を確認し，年会費納入依頼文書の作成と発送を行う．納入状況確認は年間2～3回実施し，納入催促状の発送を行う．なお，2年未納で強制退会対象となる会員については，例年2月に総務部，理事会へ報告し，審議される．

賛助会費については，納入依頼文書（公文書案）を作成し，総務部へ公文書発送依頼を行う．発送対象は，総務部で管理されている賛助会員名簿にもとづいて検討のうえ，決定する．

c. 研修会・ワークショップにおける業務

研修会・ワークショップにおいて，研修会・講習会運営部およびワークショップ部と連携して，研修会当日における受付・講師接待，ワークショップ当日の受付業務を行っている．

d. 資産管理に関わる業務

資産管理に関わる業務には，財産目録の作成・管理，備品目録の管理，図書目録の管理および特別積立金の管理がある．

3）法人格取得の効果と責任

任意団体時代には活動で使用する資器材の契約・購入や銀行口座の開設が団体名義ではできないため，代表個人名義で行っていた．契約手続きの際は身分証明書，団体の組織図，名簿，さらには手続きを担当する人の身分証明書など多くの書類提出を求められるため手間がかかっていた．法人化以降は銀行口座の開設をはじめすべての契約行為が法人名で可能になったため，手続きによる負担は大幅に軽減された．一方，経理や税務，事業記録のファイル化・保存は法人に対する義務であり，アスリートケアが設立目的の達成によって社会に貢献していくためにも事務機能を効率よく高めていく必要がある．

3 教育・啓発・研究

3-1 教 育

これまでスポーツ医学に関連する理学療法の教育は，整形外科学や運動療法学などの専門科目の一部に包含されることが多かった．わが国でも理学療法士

の大学院教育が始まり，スポーツ理学療法の専攻科目も開設されるなど，今後ますます体系的な教育と研究の進展が期待される[9]．しかし現状での理学療法士の卒前教育のみでは，医療やスポーツ現場での健康管理を含めた知識や技術の教育は不十分である．前述した日本体育協会公認アスレティックトレーナーのカリキュラムでは，スポーツ医学に特化して共通科目152時間，専門科目600時間，さらに180時間の現場実習が行われている[8]．これと比較しても，理学療法士のスポーツ医学に関する卒前教育は明らかに不足しており，学部や大学院教育の充実とともに，資格取得後の研修制度などの生涯学習プログラムの確立が必要である．

アスリートケアではスポーツ損傷の理学療法に関する学術および技術交流を目的として，スポーツ損傷の診断・治療に関する講演を主とした研修会と，救急処置やコンディショニングなどの実技を主体とするワークショップ，情報交換を目的とする講習会を実施している．またこれらの活動や文献情報，研究成果などをまとめた機関誌『Beside Athletes』を発刊（現在はメールマガジンとして年2回配信）し，会員への情報発信を行っている．提供するサービスの維持と向上にはこうした研鑽と情報交換が不可欠である[10]．さらに勤務地ではスポーツ損傷の治療や予防の機会がない会員に対し，医療機関や学校現場で経験のある理学療法士から指導を受けられる研修制度を設け，実践的な教育に取り組んでいる．

1) 研修会・講習会

会員および会員外への講演形式の情報発信は，50～60人規模の講習会を年に2回，数百人規模の研修会は年に1回開催している（**表2**）．講師は理学療法士に限定することなく，アスリートケアの内外から選出し，海外からも招聘している．研修会や講習会の多くは，日本理学療法士協会の生涯学習ポイントを申請しており，理学療法士全体の生涯学習にも貢献している．

また，学生会員となった理学療法士養成校の学生には，これらの講演会に無料で参加できる門戸を開いており，学生時代からの参加者が理学療法士免許を取得後，正会員となりスポーツ選手の健康支援に関わっていくことを期待している．

表2　近年の研修会　テーマと講師（敬称略，所属は当時）

2017年度（2017年2月12日）
・バイオメカニクスからみた下肢スポーツ障害
　下河内洋平（大阪体育大学体育学部健康・スポーツマネジメント学科）
　小笠原一生（大阪大学健康スポーツ科学講座運動制御学）

2016年度（2016年10月30日）
・野球選手の障害予防とパフォーマンス向上の両立
　矢内利政（早稲田大学スポーツ科学学術院）
　坂田淳（横浜市スポーツ医科学センターリハビリテーション科）

2015年度（2015年10月25日）
・スポーツ整形外科の進歩と今後の展望
　鳥塚之嘉（関西労災病院スポーツ整形外科）
・スポーツ理学療法の現状と未来
　小柳磨毅（大阪電気通信大学医療福祉工学部理学療法学科）

2014年度（2014年10月26日）
・コンタクトスポーツにおける肩関節傷害
　中川滋人（行岡医学研究会　行岡病院スポーツ整形外科）
・女子のコンタクトスポーツにおけるスポーツ傷害の特徴
　磯あすか（フィジオセンター）
・コンタクトスポーツにおけるアスレティックトレーナーの関わりについて
　久々知修平〔（株）プロフェッショナルトレーナーズチーム〕

2013年度（2013年10月20日）
・アスリート特有の腰痛～確実な診断に基づく低侵襲治療そして予防～
　西良浩一（帝京大学医学部附属溝口病院整形外科）
・腰痛アプローチ　非特異性腰痛に対するコアセラピー
　横山茂樹（京都橘大学健康科学部理学療法学科）

2）ワークショップ

　スポーツ損傷の治療や予防に貢献できる人材育成のため，実技実習を主体とするワークショップを1年に3回開催している．ワークショップは，2年周期で基礎編と応用編を交互に実施し，会員にとって有益な機会があれば内容を変更して開催している．

　2013年にはアメリカの理学療法士でメジャーリーグに所属するロサンゼルス・ドジャースのチーフトレーナーである理学療法士のSusan A Falsone氏を招聘した．アメリカでのトレーニングの現状を紹介していただき，会員から日本の現状を紹介したうえでディスカッションを交えながら，ワークショップを実施した（**図10**）．

　ワークショップ基礎編では，テーピング，プライマリケア，コンディショニ

1. アスリートケアの取り組み

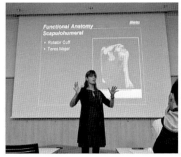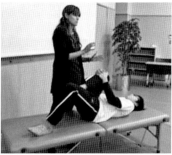

図10 Susan A Falsone 氏を招いたワークショップ

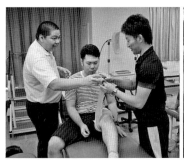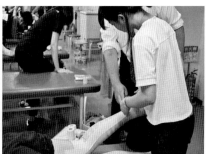

図11 テーピングのワークショップ

ングの3つをテーマとして実施している．いずれもアスリートケアの理事と経験豊富な会員2名が講師を務め，受講側の人材の育成を目的として，大阪だけでなく他府県にも出向いてワークショップを開催している．

テーピングのワークショップでは，基礎編の中でも参加者の経験に応じて，初級，中級，上級の3グループに分け実技やディスカッションを行い，初級編では基本的なテーピングの種類や目的，巻き方について学びながらテーピングを経験する．中級編では，評価を重点的に学びながら，現場で高頻度に実施されるテーピングについて事例検討を交えて実技を行う．上級編では，事例をいくつか紹介し，評価やテーピングについて検討しながら，スポーツ現場で実践できる評価方法やテーピング技術の向上を目指して実施している（図11）．

プライマリケアのワークショップでは，看護師と救急救命士を講師に招き，スポーツ現場でもっとも重要となる応急処置を中心に行っている．内容は，看

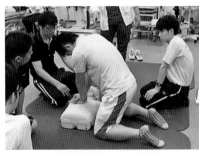
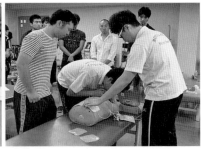

図12　一次救命処置

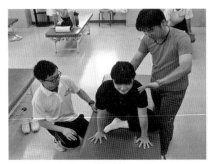
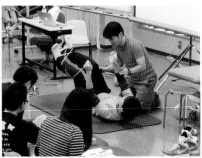

図13　下肢および体幹障害に対するアプローチの一例

護師と救急救命士による心臓震盪，頭部外傷，脊椎・脊髄損傷，熱中症などへの適切な対応と注意事項や自動体外式除細動器（AED：Automated External Defibrillator）を用いた一次救命処置（BLS：Basic Life Support）について実技を交えて行う．加えて，人命救助を中心とした内容と理学療法士によるスポーツ現場でのRICE（Rest，Ice，Compression，Elevation）処置の実技を中心とした内容の二部構成で行っており，責任のあるサポートを実施できる人材づくりに取り組んでいる（**図12**）．

コンディショニングのワークショップでは，さまざまなスポーツの運動特性や損傷について学び，それらに対するストレッチングやトレーニング方法について実技を交えて行い，実際の事例を紹介しながらコンディショニング方法についての知識や技術の向上を目指して実施している．

ワークショップ応用編では上肢障害に対するアプローチ，下肢障害に対するアプローチ，体幹障害に対するアプローチのテーマで実施している（**図13**）．講

師は基礎編と同様にアスリートケアの理事と経験豊富な会員2名であるが，人選はそれぞれのテーマで特に経験と実績のある会員が務めている．基礎編で学んだスポーツ現場で必要と思われる最低限必要な知識や技術をさらに向上できるように，それぞれのテーマでより実践的なアプローチ方法について学び，スポーツ現場で活動できる人材育成を目指している．ワークショップの教育内容を共有すべく，ワークショップの会場には講師とは別に，アスリートケアの理事や甲子園大会でのサポートなどで中心的に活動している会員も足を運び，視察と助言を行っている．このような取り組みがアスリートケアの活動の基盤となっており，育成された人材情報は，大会支援や学校保健事業の基盤資料としている．

3）研修制度

　法人が取り組んでいる競技大会や学校保健の支援に，質の高い対応ができる人材を育成することを目的に，臨床施設での研修制度を設けている．研修制度の登録者（研修生）は主たる就労施設の業務終了後，研修施設に出向き，経験豊富な理学療法士に指導を受け，スポーツ選手の診療を研修する．研修病院（行岡病院，関西メディカル病院）では，担当理学療法士による指導のもと，投球障害肩，野球肘，腱板損傷などの上肢疾患，ジャンパー膝や腸脛靱帯炎などの慢性障害，膝前十字靱帯（ACL：Anterior Cruciate Ligament）再建術後症例などを評価する．研修生は，志望動機や希望する曜日などを研修施設に伝え，研修施設はそれに応じて指導者と日時を決定する．研修内容はまず見学から始め，研修が進むと指導者の指導のもと実際の患者を評価する．指導者は，研修生の評価で足らない部分を指摘し，治療プログラムの立案も行えるように指導する（**図14**）．また学校保健における健康相談でも，経験の浅い参加者は，経験豊富な会員とともに対応し，指導や助言を受けられるように配慮している．さらに研修生は，担当した症例や事例をまとめて，後述する会員以外も参加する講習会で発表し，多くの意見を得る機会も設けている（**図15**）．

3-2　啓　発

　指導者や競技者への損傷予防に関する情報発信はきわめて重要である．これまでに県高野連が指導者を対象とした「投手のための障害予防研修会」を開催し，理学療法士が講師として招聘されて高校球児の損傷予防の一翼を担ってい

第1章 スポーツと理学療法士

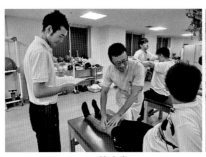
a．膝疾患

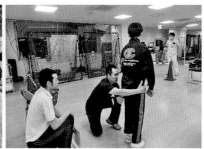
b．投球障害

図14　研修風景

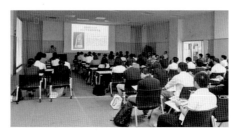

図15　講習会

る．さらに2003年から全日本野球会議が主催する野球指導者講習会（BCC：Baseball Coaching Clinic）においても，アマチュア野球の指導者に対し，障害予防のためのウォーミングアップやクーリングダウンなどのコンディショニングの実技講習を実施した．こうした啓発活動は2010年以降には公認スポーツ指導者養成講習会（軟式野球）に引き継がれている．

　2005年5月に大阪で開催された第40回日本理学療法学術大会において，理学療法士と整形外科医師，主催者と指導者（監督）による記念公開シンポジウム「高校野球選手の障害予防」が開催された．理学療法士以外にも選手や指導者などを含めて多数の参加が得られ，主催者と指導者からは理学療法士による日常的な健康管理への介入を要望する意見が述べられた．こうした要望を受けて選手や指導者が自由に閲覧できるように，アスリートケアのホームページ（http://www.athlete-care.jp/stretching/index.html）上でストレッチングマニュアル（静止画）と，ウォーミングアップやクーリングダウンの動画を配信している．このほか，競技者や指導者も読者対象としたストレッチングとテー

ピングの解説書[11),12)]を編集・出版したのをはじめ,第 90 回大会を機に高校野球における障害予防の啓発 DVD(PITCH SMART Ⅲ)の制作にも参画し,独自に 3 タイトルの DVD を制作した[13)~15)].

阪神甲子園球場での高校野球における理学療法士の活動は,主催者の強い支援もあって,これまでにマスコミに数多く取り上げられてきた.国民的行事といえるスポーツイベントへの理学療法士の関与は,スポーツ損傷の予防と理学療法士双方の啓発効果をもつ.

3-3 研究

日本理学療法士学会では演題分類にスポーツが採択され,毎年多数の演題発表と活発な議論が行われてきた.また整形外科,体育,生体工学などの関連領域への学会発表や論文投稿も盛んになり,わが国の理学療法士による国際的な情報発信も行われている.近年,日本理学療法士協会の専門分科会である骨・関節分科会では,スポーツ損傷に関するテーマもたびたび取り上げられ,2014 年には日本スポーツ理学療法学会が開催された(**表3**).

アスリートケアは研究活動を奨励するため,研究助成の制度を設けている(**表4**).選定された研究の成果は学会などで公表するとともに,講習会や前述のメールマガジンを通じて会員相互でも共有している.これまでに学会発表や論文をとおして,損傷予防の観点から主に甲子園大会の検査結果を中心とする研究成果を発表してきた[16)~20)].これらの研究成果は,実際のコンディショニングを改良する資料としても利用している.また,その内容は全国大会に先立って行われる責任教師・監督会議を通じて指導者や選手にも情報提供し,損傷予防の普及に役立っている.

4 スポーツの支援活動

4-1 競技大会の支援

地域のスポーツ大会からオリンピックに至るまで,理学療法士がさまざまな競技大会を支援している.競技大会の支援は,救急処置と体調管理が主体となる.

都道府県レベルで選手権大会の地方予選や,春季および秋季の地方大会をサポートする活動が行われている.新潟県では整形外科医師との連携の基に,大

第1章　スポーツと理学療法士

表3　日本スポーツ理学療法学会

<設立の趣旨>
スポーツ理学療法は，様々な目的をもってスポーツに取り組む対象者が，効率よく安全にスポーツ活動を実践できるよう，理学療法士の知識や技能を活用していくものである．その主な目的と場面は次のものになる．
・外傷，疾病，等による身体的問題によって，スポーツ活動の休止や制約を余儀なくされた者や，スポーツ活動時の身体的不具合を有している者を対象として，早期に良い身体状態でスポーツ再開・復帰が可能となるようにする．
・スポーツ活動に，様々な目的で取り組む人々を対象として（活動レベルや競技種目を問わず），より良い身体状態でのスポーツ実践，外傷や疾病の予防，スポーツ能力の向上をはかる．
本分科学会は，スポーツ理学療法に関係する基礎研究，臨床研究を推進し，関係分野との学術的交流をはかり，研究内容に関する包括的検討を加え，その効果と根拠を学術的に探求していくものである．それにより，理学療法とスポーツの発展に寄与することを本分科学会活動の目的とする．

<主な領域>
・スポーツ理学療法の主な領域と含まれる内容は，次のようなものになる．
●スポーツ分野における理学療法の応用
　　・スポーツ再開，復帰を目標とした外傷後，疾病後のリハビリテーション
　　・スポーツ活動の実践にあたってのリコンディショニング
　　・スポーツ活動の実践にあたってのコンディショニング
　　・スポーツ活動時の外傷予防
　　・スポーツ活動時の疾病予防
　　・スポーツ実践能力の向上
　　・身心の健全な育成に関わる学校保健
　　・障がい者のスポーツ活動への支援
●スポーツ理学療法の対象
　　・スポーツ選手（健常者，障がい者）
　　・スポーツ愛好者（健常者，障がい者）
　　・健康増進スポーツ実践者
　　・児童，生徒
●スポーツ理学療法の内容
　　・運動療法（各種エクササイズ）
　　・物理療法
　　・徒手療法
　　・補装具，補助具，用具・道具
●スポーツ活動を制約しうる疾患の病態，機能不全と身体運動，スポーツ活動への影響
　　・運動器疾患：スポーツ外傷と障害（急性外傷と慢性外傷）
　　・循環器疾患
　　・呼吸器疾患
　　・身体的欠損，麻痺等を伴う疾患
　　・その他

（日本理学療法士協会HPより引用）

1. アスリートケアの取り組み

表4 近年の助成研究

2017年度
- 膝深屈曲による膝窩筋腱の組織弾性変化
- Half sitting を用いた体幹後傾運動とスクワット動作の比較
- Modified drop squat の運動解析（第2報）
- ウォームアップにおける無負荷高速度運動の有用性に関する研究
- 前十字靱帯再建術後の外固定期間におけるマッサージによる介入効果の検証―大腿部の浅層および深層筋の組織弾性変化―
- 甲子園大会中の3rd 内旋可動域の経時的変化〜投球直後のスリーパーストレッチングが肩内旋可動域や疲労に及ぼす影響〜
- Stratified Core stability test の妥当性についての継続的調査
- 上肢への水平方向への負荷を用いた膝関節に安全な下肢筋力トレーニングの考案
- 体幹の荷重支持力の向上が動作にもたらす効果の検証

2016年度
- 階層別 Core stability test の有用性について
- 端座位での体幹荷重支持機能テストのワイヤー筋電図解析
- 高校における学校保健支援事業 高校生に対する健康相談における理学療法士の役割〜アンケート調査をふまえて〜

2015年度
- Half sitting を用いた体幹前傾運動とスクワットの運動力学的特性の比較―三次元動作解析装置と筋電計を用いた分析―
- Modified drop squat の運動解析
- 座位での片側荷重とレッグプレスとの関係
- 前十字靱帯再建術前後における膝不安定感と姿勢制御能力の経時的変化
- 膝前十字靱帯再建術後における膝伸展域の筋力特性
- 高校サッカー選手における体幹筋機能と下肢筋力の関係がパフォーマンスや障害発生に及ぼす影響について
- 当院の投球障害肩に対する，理学的所見の変化と介入効果の検証 〜投球復帰の目安〜

2014年度
- 上肢の投球障害を有する少年野球選手の体幹回旋可動域について
- 座面の傾斜角度の違いによる座位姿勢変化と重心移動
- 足関節の背屈が ACL 不全膝における片脚起立での体幹後傾テストに及ぼす影響
- ハンドヘルドダイナモメーターを用いた体幹機能評価の妥当性
- 高校生サッカー選手に対する体幹筋機能評価の妥当性の検討
- Half sitting での閉運動連鎖トレーニングの運動特性について
- 高校男子サッカー選手におけるメディカルチェックの経時的変化
- 肩90度屈曲位における内旋可動域低下の制限因子の検討
- ACL 不全膝症例における片脚立位体幹側屈姿勢の運動解析

2013年度
- 三平面同時撮影動画による投球動作分析（Kinematics）の精度検証
- 超音波画像を用いた大腿骨前捻角の測定
- Half sitting での閉鎖性運動連鎖トレーニングの運動解析
- 高校サッカー選手に対する体幹機能評価方法の検討
- 投球動作指導効果の検証〜座位のシャドーピッチング指導前後の投球フォーム分析〜
- 片脚着地動作の接地初期における着地姿勢と足部形状の関係
- 野球肘検診への取り組み〜スポーツ障害の早期発見と予防，スポーツ現場への介入方法の検討〜

会中のサポートをはじめ，加盟校へのコンディショニングテキストの配布などの啓発活動，リトルリーグ選手の現場でのチェックや動作分析などが実施されている．このほか長崎県や静岡県では県の理学療法士会の専門部会として，県高野連と連携して組織的な活動が展開されている[21]．

アスリートケアでは，高校野球の全国大会（選抜大会，選手権大会，全国高校軟式野球選手権大会）をはじめ，近畿圏の地方大会を支援している．1994年にオーストラリアで開催された第1回AAAアジア野球選手権大会（16～18歳）を契機として，高校野球の全日本および都道府県の選抜チームが国際大会に出場する際に，本部役員として理学療法士が帯同する機会を得てきた．国内合宿では整形外科以外にも内科と歯科の検診が実施され，選手の健康状態を把握している．事前に現地の環境および医療システムの情報収集も行い，遠征先での選手の健康管理に役立てている．さらに少年野球の全国大会[22]やウルトラマラソンの大会支援を行っている．

競技大会の支援では，現場での正確な判断と迅速な対応，重大事故に対する準備が求められる．選手はもちろんのこと，医師や主催者，指導者，保護者とのコミュニケーションが重要である．

競技大会における横断的な支援活動は，以下に示す日常的な支援の延長線上に実践されるのが理想である．

4-2 学校保健の支援[23]

スポーツ外傷・障害の予防を実現するためには，縦断的（日常的）な健康管理への支援が必要である．欧米では理学療法士やアスレティックトレーナーなどの専門職が，学校部活動におけるスポーツ損傷の予防にも従事している．一方，わが国では体育系大学などを中心にスポーツ選手の健康管理体制が構築されつつあるが，成長の著しい高校生以下のスポーツ活動では，専門職種が関わる損傷予防の対策は立ち後れていた．しかし近年，わが国においても理学療法士による縦断的な予防活動の介入効果が，客観的な検証により示されつつある[24]～[28]．

アスリートケアでは近畿圏を中心に2006年から複数の高等学校に対する縦断的な予防活動をはじめ，2010年からは公式な要請と教育委員会からの経費支弁を受け，全校生徒を対象とした予防事業を展開している．医療機関におけるスポーツ損傷の診療においても，再発予防はきわめて重要なテーマである．こ

れまでに蓄積した再発予防に関する知見は，学校スポーツにおける予防にも貢献する．われわれの予防活動は，今後もさらに客観的な介入効果を蓄積していく必要がある．これらの学校保健における予防活動の価値が認められて支援体制が制度化されることを期待し，運動器の10年・日本協会が推進している「スクールトレーナー」制度にも積極的に参画したい．

4-3 実業団・プロスポーツの支援

実業団やプロスポーツにおいて，チームや選手個人の健康支援に関わる理学療法士は増加している．多くの場合，支援の対象は多岐にわたるため，医療機関をはじめ他の専門職種との連携が必須であり，コーディネーターとしての能力が要求される．

5 課題と展望

スポーツ損傷に対する理学療法の取り組みが，さらなる予防の実現や受傷後の早期復帰を可能にすること，これらの成果が理学療法士の社会的な価値を高め，対象者の枠組みを超えて広く理学療法の発展と啓発に寄与することが期待される．理学療法士のスポーツ医学における今後の学術的，社会的な課題と展望として，以下の点があげられる．

①スポーツ損傷の発生機序を力学的に解明する．臨床における観察から，運動器官への過負荷となるストレスを分析し，予防と損傷部位の治癒過程を促進

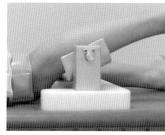
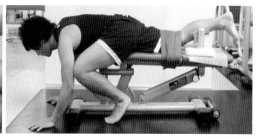

　　　　a．装置　　　　　　　　　　b．Leaf spring exercise
図16　開発した装置とトレーニング
開発した装置による下腿の支持と大腿の固定により，ACL再建術後の安全な膝伸筋トレーニングが行える．

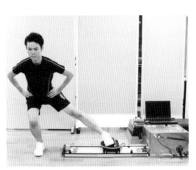
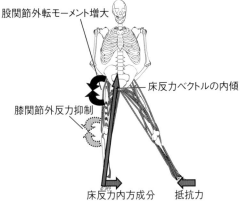

a．装置　　　　　　　　　　　b．RLLRの力学解析

図17　開発した評価・トレーニングシステム（ERIK）（文献30）より引用）
ERブレーキをPCで制御する装置（ERIK）とトレーニング（RLLR：Resistive lateral leg reach）．荷重下の並進運動にさまざまな負荷を加え，発揮される力を計測できる．RLLRは動作開始の初期から，股関節の外転モーメントとパワーが増大し，膝外反モーメントは抑制される（b）．

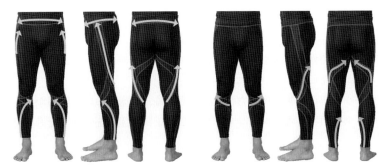

図18　開発したファンクショナルウェア「NEO MOTION ACL」（日本シグマックス社製）（文献31）より引用）
テーピングやストラップから着想した，伸縮性の異なるラインを縫製したスパッツ形状の機能的ウェア．ACL再建術後の再損傷予防に効果が期待される．

する運動療法，物理療法，補装具などを開発し，その効果を検証する[29)～31)]（**図16～18**）．
②治療とともに再発予防，さらに発生予防に向けた体系と体制を確立し，その介入効果を実証する．
③スポーツやスポーツ医学に関連する領域と連携し，それぞれの領域に貢献す

1. アスリートケアの取り組み

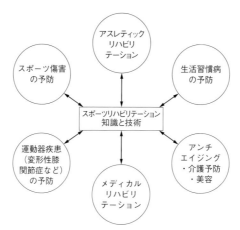

図 19　スポーツ理学療法の関連領域

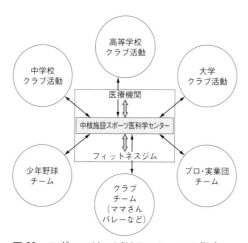

図 20　スポーツリハビリテーションの拠点

るため，指導者や医師などと積極的に交流し，情報交換に努める（**図 19, 20**）．
④国際的な視野と発信力をもって学術交流を図る．

引用文献
1）星川吉光：スポーツ医療の環境．黒澤　尚，他（編）：スポーツ外傷学Ⅰ─スポー

第1章 スポーツと理学療法士

ツ外傷学総論.医歯薬出版,2001,pp8-19
2) 小柳磨毅:スポーツ傷害の理学療法.福井 勉,他（責任編集）：PT MOOK9 スポーツ傷害の理学療法.三輪書店,2001,pp2-12
3) 小林寛和:スポーツ医療における理学療法士の活動.理学療法 **22**：1191-1199,2005
4) 門田正久,他：スポーツクリニックにおけるトップアスリートのための理学療法.PTジャーナル **40**：423-429,2006
5) 安藤貴之:Jリーグ・プロチーム組織における理学療法の介入.PTジャーナル **40**：431-438,2006
6) 小柳磨毅,他：高校野球甲子園大会における理学療法士のメディカルサポート.PTジャーナル **40**：449-456,2006
7) 山本利春:アスレティックトレーナーの任務と役割 公認アスレティックトレーナー専門科目テキスト1.日本体育協会,2007,pp26-34
8) 馬場宏輝:わが国のアスレティックトレーナーの歴史 公認アスレティックトレーナー専門科目テキスト1.日本体育協会,2007,pp6-15
9) 片寄正樹,他：スポーツ理学療法の現状と将来展望.理学療法 **22**：1187-1190,2005
10) 小柳磨毅,他:PT MOOK9 スポーツ傷害の理学療法第2版.福井 勉,他（責任編集）：三輪書店,2009,pp2-18
11) 井上 悟（監），小柳磨毅,他（編）：アスリートケアマニュアル—ストレッチング.文光堂,2007
12) 小柳磨毅（監），中江徳彦,他（編）：アスリートケアマニュアル—テーピング.文光堂,2010
13) 小柳磨毅（監）：肩肘の障害予防（DVD）.ジャパンライム,2010
14) 小柳磨毅（監），アスリートケア（編）：膝前十字靭帯再建術後のリハビリテーション（DVD）.ジャパンライム,2014
15) 小柳磨毅（監），アスリートケア（編）：痛みゼロ！ケガをさせない投球フォームと身体づくり（DVD）.ジャパンライム,2014
16) 鳥塚之嘉,他：甲子園大会出場投手の肩関節外転筋力,握力,上肢関節可動域の測定結果とその経時的変化.臨スポーツ医 **15**：233-240,1998
17) 淵岡 聡,他：高校野球甲子園大会における投手の肩関節可動域特性について.理学療法学 **29**：25,2002
18) 野谷 優,他：高校野球投手の肩関節外旋および内旋筋力.理学療法学 **29**：26,2002
19) 山野仁志,他：全国高校野球大会における投手の球速変化と疲労（第3報）.体力科学 **50**：1005,2001
20) 上野隆司,他：野球選手における肩甲上腕リズムの特異性.理学療法学 **29**：239,2002
21) 小柳磨毅,他：アスリートケア.理学療法学 **39**：471-473,2012

22) 森岡俊行，他：各種競技大会における医療サポート．金岡恒治，他（編）：ジュニアアスリートをサポートするスポーツ医科学ハンドブック．メジカルビュー，2015，pp130-140
23) 小柳磨毅：学校スポーツにおける外傷・障害予防の取り組み．臨スポーツ医 **29**：38-43，2012
24) 大見頼一：現場で応用できる予防プログラム．トレーニング・ジャーナル **29**：27-32，2007
25) 大見頼一（編著）：選手の膝をケガから守る．ブックハウスHD，2014
26) 小柳磨毅，他：前十字靭帯損傷予防の取り組み．臨スポーツ医 **24**：519-528，2007
27) 飯田博己：少年野球選手の地域支援．福井　勉，他（責任編集）：PT MOOK9 スポーツ傷害の理学療法第2版．三輪書店，2009，pp371-385
28) 井上直人，他：高校サッカー選手における体幹筋トレーニングが腰痛発生予防へ与える効果．日臨スポーツ医会誌 **18**：504-510，2010
29) Nakae N, et al：Safe and effective quadriceps femoris muscle exercise of resisted front bridge with a leg support in patients with anterior cruciate ligament insufficiency. *Br J Sports Med* **45**：365，2011
30) Kimura Y, et al：Motion analysis of a single-limb squat with isokinetic resistance. *Br J Sports Med* **48**：620，2014
31) 小柳磨毅，他：着圧ウェアのACL損傷予防への応用．臨スポーツ医 **34**：380-385，2017

Column 法人設立

　一般社団法人の設立は「定款作成」→「定款認証手続き」→「役員選任・代表理事選任」→「法務局への設立登記申請」までが手続きの流れである．設立登記は特定非営利活動（NPO）法人などに比べて難しい書類作成がなく，かつ所轄庁による審査もないことから比較的容易に設立できるとされている．最初のステップは定款作成から始まる．定款には必ず定めなければならない事項があり，それ以外のものについては法律の規定に従ったものとなる．定款は法人の成り立ちをはじめ意思決定方法など事業運営上の事項を定めることになるが，法令などの知識がまったくない筆者には難しかったため，専門家である司法書士に業務を依頼しながら進めた．なにぶん知識も経験もなかったためほかのNPO法人に問い合わせたりしながら情報を集め，司法書士と事務所での打ち合わせや電話，メールでのやり取りを繰り返し行った．定款の内容が確定して公証人による認証手続きを終え，役員の就任承諾書などの書類がすべて揃ったのは期限間際であったが，登記を予定していた2011年1月4日になんとか間に合わせることができて安堵したことを覚えている．法人格取得の手続きは自身にとって初めての経験であったが，法人の種類や目的および仕組みなど多くのことを学ぶ機会となった．

関西メディカル病院リハビリテーション科　中江徳彦

Column 学生会員とのやりとり

　当会の啓発活動の一環として学生会員を募集しています．学生会員の入会の用件に「学生会員入会誓約書」へのサインと捺印にて郵送をお願いしています．郵送先に「リハビリテーション科　吉本宛」と記載していると時々，封筒の宛名も「吉本宛」と記載されて郵送されてきます．Eメールでの問い合わせでも，自分の名前も書かずに用件のみ記載して送信される場合もあります．いつの時代も「最近の若者は…」という嘆きの声を聞きます．自分もいわれる立場からいう立場になり，年をとったと感じる今日この頃です．

奈良東病院リハビリテーション科　吉本陽二

1. アスリートケアの取り組み

Column

お小遣い帳

　1995年秋に発足したスポーツ傷害理学療法研究会・アスリートケア研究会（現・一般社団法人アスリートケア）の時代に用いていた収支記録は，収入と支出や残金を記録していた程度のものでした．法人設立準備にあたって，ご協力いただく税理士の先生のもとへ財務担当の3名で伺った時のことです．法人ではどのような財務処理が必要なのかいろいろご相談しているなかで，当時の研究会の収支記録をお見せしたところ，「これはお小遣い帳ですね」というご指摘を受けました．法人での会計処理は今までのようにはいかない大変なことなのだと，実感したひと言でした．

大阪電気通信大学医療福祉工学部理学療法学科　田中則子

Column

会員歴18年の思い出

　私が入会して間もなく，テーピングのワークショップが開催され参加しました．私は高校時代より自分自身でもテープを巻く機会が多く，テーピングには自信がありました．

　ワークショップが始まり，講師の先生が見本で迅速かつシワもなく綺麗に足関節固定のテーピングをされました．さらにキネシオテープを用いてこれまでに見たことのない方法でテーピングが行われました．その技術に圧倒され，思わず「スゴイ！」と声が漏れていました．それ以降，私はテーピングのワークショップは必ず参加し，研修にも参加してテーピングの知識および技術の向上に努めました．

　それから何年かして，当時の講師の先生が遠くで見守る中，今度は私がテーピングの講師をすることになりました．当時の講師の先生よりうまく実施できたかわかりませんが，私の中では納得して講師を務めることができました．しかし，その後にコメントをいただいておりません．先生，今はお会いしておりませんが，いかがだったでしょうか？

南芦屋浜病院リハビリテーション科　田中敏之

Column
スポーツ理学療法研修施設から

　研修内容での一例をあげると，腸脛靱帯炎の症例では，まずグラスピングテストや股関節内旋位でのスクワットなどの基本的なテストを行わせて，痛みが誘発されることを確認します．治療前にスクワットやジャンプまたは側方へのホッピングなどを行わせ，痛みの程度やビデオカメラなどを使用し姿勢観察を行います．評価は，膝周囲に関しては圧痛部位や膝蓋骨の動きなど確認し，周囲の関節である足関節のアライメントや股関節・骨盤の評価を行います．大腿筋膜張筋を含む大腿外側部の可動性（モビリティ）が低下し，内側広筋などが収縮不全を起こしていることが多くみられます．また股関節については骨盤を前傾誘導することで痛みが軽減することが多いので，腸腰筋を賦活させたり，皮膚の誘導テーピング[1]などを実施したりします．治療後は痛みが軽減し，また動作時の姿勢が改善することを示すように研修を行っています（**図**）．

　　　　　　　　　　　　　　行岡病院リハビリテーション科　椎木孝幸

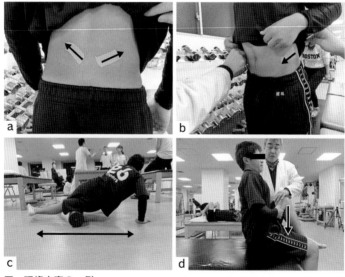

図　研修内容の一例
a，b．皮膚を誘導して骨盤の前傾を促す．
c．ボールを利用した大腿外側部のダイレクトストレッチ．
d．腸腰筋の賦活．

引用文献
1) 福井　勉：皮膚テーピング．運動と医学の出版社，2014，p139

2 理学療法士が備えておくべき知識・技術
—ワークショップ「プライマリケア」

岡本典子

1 「プライマリケア」について

　アスリートケアでは知識や技術の向上を目的に，「テーピング」「コンディショニング」とともに「プライマリケア」をテーマにワークショップを開催し，選手によりよいケアを提供すべく研鑽を重ねてきた．

　スポーツ現場ではさまざまなけがやアクシデントが発生し，競技により発生する事象や頻度，受傷部位，重症度などは異なり，現場対応に必要な知識や技術は競技特性を理解したものである必要がある．

　ワークショップ「プライマリケア」では，①頻度が低くとも発生の危険性を否定できないもの，②生命に影響を及ぼす危険性があるもの，すなわち意識，呼吸，循環に障害をきたす危険性があるもの，③初期対応を誤る，あるいは遅れると重篤な状況を招く危険性があるもの，これらをキーワードにあげている．そしてあらゆる競技において必須である「頭部外傷」「頸椎・頸髄損傷」「心臓突然死（特に心臓震盪）」「熱中症」に焦点を絞り，その病態，症状，観察，対応など，絶対に知っておかなければならない基本事項について実技も交え学習している．

　「プライマリケア」とはその言葉を用いる場面により幅広い定義や意味をもつが，ワークショップでは「プライマリ」という言葉の「初期の，初めの」という意味から，「スポーツ現場で遭遇するアクシデントの初期対応」という解釈で位置づけている．

　以下に，知識の整理や現場活動の資料として，基本事項をピックアップした講義内容の要点をあげる．

2 頭部外傷

　衝突，転倒，転落，飛来物の直撃などにより頭部に強い外力が加わった場合，

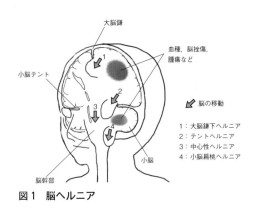

図1　脳ヘルニア

　その衝撃の強さにかかわらず頭部外傷の存在を疑った観察と対応が必要である．力学的エネルギーを伴って選手と選手，選手と競技道具などとのコンタクトを避けることができないスポーツ現場において，頭部外傷の発生を完全になくすことは不可能であり，頭部外傷を念頭においた対応と準備はスポーツに関わる者にとって最重要事項である．

　頭部外傷で問題となるのは，頭蓋骨より内側，すなわち頭蓋内の出血や損傷とそれに伴う頭蓋内圧の亢進である．頭蓋内に出血や浮腫を生じると閉鎖空間ゆえに脳実質は圧迫され，脳実質の循環代謝障害が進行し，虚血，壊死，浮腫などの二次性損傷を助長し，それがさらに頭蓋内圧の亢進を招く[1]．圧排が進行すると呼吸循環中枢が障害を受け，さらには脳ヘルニアをきたして死に至る（**図1**）．頭部外傷の治療は脳圧亢進との闘いであり，脳圧亢進の徴候を見逃さず，かつ，いかに早くそれを発見できるかがきわめて重要である．

2-1　頭蓋内の損傷

　脳頭蓋は外側から頭皮，腱膜，骨膜，頭蓋骨，硬膜，くも膜，軟膜，脳実質という層構造を成し[1]，頭部外傷は解剖学的な層構造により分類される（**図2**）．

2-2　観　察

　頭部外傷は基本的にまず重症と想定して対応し，常に脊椎・脊髄損傷の存在も考慮する必要がある．

2. 理学療法士が備えておくべき知識・技術

頭皮損傷:
いわゆる「たんこぶ」で頭蓋外の出血である[1]. ほとんどの頭部外傷に必発である. 出血により小児以下ではショックに陥ることがあるが, 成人では稀で[2], 的確な処置を行えば治癒は良好である.

a. 頭皮損傷

急性硬膜外血腫:
頭蓋骨と硬膜の間に凸レンズ型の血腫を形成する. 意識清明期がある. 出血源は硬膜の動静脈, 静脈洞, 骨折した頭蓋骨自体であり脳挫傷を伴うことは少ない[1]. 早期に手術などの適切な治療を受けることができれば予後は良好である[1)〜4)].

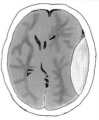

b. 急性硬膜外血腫

意識清明期: 受傷直後の一過性意識障害が一度回復し, 再び意識障害を呈する. この意識回復期をいう[4].

硬膜は頭蓋骨内側の骨膜であり, くも膜と軟膜の間はくも膜下腔といい脳脊髄液で満たされている[5]. 軟膜は脳実質に密着している.

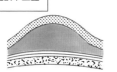

f. 頭蓋内の膜構造

急性硬膜下血腫:
硬膜と軟膜の間に三日月型に増大する血腫を形成する. 脳表面の動静脈や脳表と静脈洞を連絡する架橋静脈が出血源であることが多い[4]. すなわち脳挫傷を伴うことが多く, 受傷当初から意識障害を伴い硬膜外血腫と比較すると予後は不良である[1)〜4)].

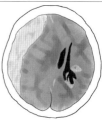

c. 急性硬膜下血腫

外傷性くも膜下出血:
脳表の小挫傷から出血し, くも膜下腔の髄液に混入する. 脳挫傷とほとんど同義であり, 重症脳挫傷ではくも膜下出血は必発である. 挫傷による意識障害や神経症状より頭痛, 嘔吐などくも膜下出血に伴う所見を主症状とする[2].

脳挫傷:
外傷に伴う脳実質の損傷. 脳浮腫や出血を合併する. 前頭葉, 側頭葉に好発する.
打撲部直下の直撃損傷, 衝撃による脳実質の移動で陰圧を生じて打撲部反対側を損傷する反衝損傷などを認める[1].

外傷性脳内血腫:
脳挫傷や硬膜下血腫などの合併損傷を認め, 単独で生じることは少ない[3]. 受傷直後には血腫を認めず, 経時的に血腫が出現する場合もある[1].

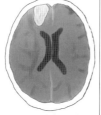

d. 脳内血腫

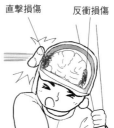

e. 直撃損傷と反衝損傷

図2　頭蓋内の損傷

1) 意識・呼吸・循環の評価

　意識障害の程度を客観的に評価するため，わが国では JCS（Japan Coma Scale，**表1**），GCS（Glasgow Coma Scale，**表2**）が多用されている．しかし日常的に意識レベルの評価を行っていなければ，これらのスケールのどのレベルに該当するかを瞬時に判断するのは容易ではない．傷病者に遭遇した場合，い

表1　Japan Coma Scale

Ⅰ．刺激しなくても覚醒している（1桁で表現）	
1	大体意識清明だが，いまひとつはっきりしない
2	時間，場所または人物がわからない
3	名前または生年月日がわからない
Ⅱ．刺激すると覚醒する―刺激を止めると眠り込む（2桁で表現）	
10	普通の呼びかけで容易に開眼する〔合目的な運動（たとえば，右手を握れ，離せ）をするし言葉も出るが，間違いが多い〕
20	大きな声または身体を揺さぶることにより開眼する（簡単な命令に応ずる，たとえば離握手）
30	痛み刺激を加えつつ呼びかけを繰り返すと，かろうじて開眼する
Ⅲ．刺激しても覚醒しない（3桁で表現）	
100	痛み刺激に対し，はらいのけるような動作をする
200	痛み刺激に対し手足を動かしたり，顔をしかめる
300	痛み刺激に反応しない

（　）内は開眼不可能な時の反応を表す

表2　Glasgow Coma Scale

評価項目	分　類	スコア
E：開眼	自発的に	4
	言葉により	3
	痛み刺激により	2
	開眼しない	1
V：言語音声反応	見当識あり	5
	混乱した会話	4
	不適当な単語	3
	無意味な発声	2
	発声がみられない	1
M：最良運動反応	指示に従う	6
	痛み刺激部位に手足をもってくる	5
	痛みに手足を引っ込める（逃避屈曲）	4
	上肢を異常屈曲させる（除皮質肢位）	3
	四肢を異常伸展させる（除脳肢位）	2
	まったく動かさない	1

表3 呼吸循環の評価

呼 吸	循 環
・呼びかけに返答があるか 　⇒　声が出せれば気道は開通している ・いびきあるいはゴロゴロという音 　⇒　舌根沈下による気道の狭窄 ・呼吸をしているか ・呼吸が速いか遅いか ・胸郭が動いているか,腹式呼吸か 　⇒　腹式呼吸は頚髄損傷のおそれ	・脈拍の有無 ・脈が速いか遅いか ・脈の触れが強いか弱いか 　脈が速く触れが弱い　⇒　出血のおそれ 　脈が遅く触れが弱いも皮膚はあたたかい 　　⇒　頚髄の損傷のおそれ(神経原性 　　　ショック) 　脈がかなり遅く触れは強い 　　⇒　スポーツ心臓,脳圧亢進の徴候 　　　(クッシング現象)

かなる場合もまず意識,呼吸,循環をすばやく評価する必要があり,JCSで覚醒している(I群),刺激で覚醒する(II群),刺激しても覚醒しない(III群)のいずれに該当するかをまず大別し,呼吸循環の評価に移る(**表3**).

2) その他の所見

- 脳震盪を疑う所見の有無〔SCAT3,ポケット脳震盪認識ツール(**図3**)を活用〕.
- 打撲部の痛みの程度.
- 打撲痕や挫創の有無.
- 出血や腫脹の有無.
- 変形,陥没,動揺性などの有無.
- 瞳孔径の左右差の有無.
- 対光反射の有無とその左右差の有無.
- 四肢の動きの状態と左右差の有無.
- その他の頭部外傷に特有の所見の有無(**図4**).

2-3 脳震盪

　脳震盪は頭部,顔面,頚部への直接的打撃,または頭部に伝達するその他の身体部位への間接的衝撃によって引き起こされる一時的な脳機能障害で,損傷部位が特定できないびまん性の脳損傷である[7),8)].CTなど一般的な画像検査では通常,異常所見は認めない.意識消失は脳震盪の10%程度といわれ,自然かつ急速に症状が回復するため,脳震盪の存在を見逃したり,あるいは脳震盪の

第1章 スポーツと理学療法士

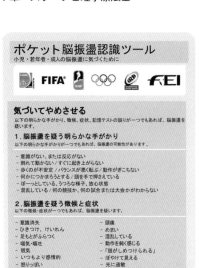

図3 ポケット脳震盪認識ツール 出典：公益財団法人日本ラグビーフットボール協会

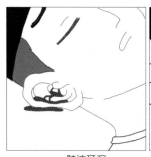

a．髄液耳漏

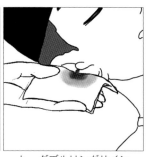

b．ダブルリングサイン

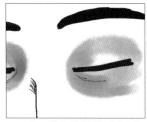

c．パンダの目徴候（black eye）

外耳孔や鼻孔から髄液が混じったサラサラとした出血がみられ，ガーゼにしみこませると二重の輪を形成する[1),3)]。
眼瞼周囲に血液がたまるといわゆるパンダの目徴候（black eye）を生じる[6)]。

図4 頭蓋底骨折を疑う所見

症状を無視したりすることにより，脳震盪から完全に回復する前に競技に復帰させてしまうことが問題となっている[8]．症状が改善したようにみえても脳の機能は十分に回復しておらず，特に交通事故などの脳震盪と異なりスポーツにおける脳震盪は繰り返すことが問題であり[8]，二度目の衝撃で高度な脳機能障害を生じ死亡する場合もある．これをセカンドインパクト症候群という[9,10]．セカンドインパクト症候群では著しい脳腫脹を呈するとされ，原因は脳血管の自動調節能の破綻といわれている[10]．

脳震盪の評価と競技復帰については，国際スポーツ脳震盪会議で合意事項がまとめられている[7]．現場での評価には SCAT3（Sport Concussion Assessment Tool 3）の簡易版であるポケット脳震盪認識ツール[11]を用いると，重要な事項が簡便にまとめられており便利である（図3）．これをもとに脳震盪を疑う所見の有無を確認し，脳震盪が疑われる場合は競技に復帰させてはならない[7)～10),12)]．

2-4 継続観察の重要性

スポーツ現場では発生直後に高度の意識消失を伴うものは稀で，意識の有無だけで状態を評価できない．頭部外傷では頭蓋内で出血を生じていても受傷直後は CT などの画像検査でも明らかな出血像は認めない場合があり，血腫が徐々に増大し脳実質が圧迫されるにつれ症状が出現してくる．こうした覚醒状態でのわずかな変化を見極めるには JCS，GCS だけでは十分とはいえない．SCAT3 に記載されている具体的な症状，記憶力について継続して評価観察することが重要である．また，選手の普段の様子をよく知る指導者やチームメイトからの情報はきわめて重要で，「なんとなくいつもと違う」という印象を周囲の者がもてば，すぐにメディカルスタッフに報告してもらうようにする．

3 頚椎・頚髄損傷

頭部や顔面，頚部に直接または間接的に外力が加わり，頚椎が強制的に屈曲または伸展されてストレスが加わることにより，脊椎の骨折や脱臼，脊髄の圧迫，浮腫，出血，挫創を生じる．脊椎損傷は必ずしも脊髄損傷を伴わないが，脊椎の損傷により支持性が保たれない状態で不適切に扱った場合には，脊髄損傷を引き起こす危険性がある[1]．脊椎・脊髄損傷による後遺症の多くは，受傷時

の一次損傷ではなく受傷後の不用意な搬送などによる二次損傷によるものであるといわれている[1,3]．

脊椎・脊髄損傷の主な受傷原因は交通事故，高所からの転落，路上あるいは屋内における転倒，重量物の下敷きなどにスポーツが続くとされる．スポーツでの発症は全体のおおむね5〜10％と決して多くはないものの，受傷者の平均年齢は28.5歳と若く，胸腰椎損傷は稀で頚椎，特に中下位頚椎が多く，軽視できない[13]．また，頭部外傷や意識障害の合併も少なくなく，衝突や転落による頭部，顔面，頚部の打撲や体幹への強い衝撃など直接的または間接的に外力や負荷が加わり倒れて動けない場合は，頭部外傷と脊椎脊髄損傷の両方が存在するものとして対応する．

3-1 観 察[1]

1）必ず最初に頭部保持を行う（図5）
振り向かせないように，顔を向けている側から呼びかける前もしくは呼びかけと同時に頭部を保持する．様子をみながら静かにゆっくりと正面を向かせる．途中，痛みや抵抗があればそれ以上動かさない[1,14]．

2）意識の観察（表1）
呼びかけや刺激に反応するか，JCS Ⅰ群，Ⅱ群，Ⅲ群で評価する．
身体を揺さぶるような刺激は与えない．第4頚髄の損傷で鎖骨以下の知覚が障害され，四肢や体幹部への刺激では正確な意識レベルの評価はできないので注意する[4]．

3）呼吸の観察（表3）
呼吸の有無，呼吸様式（胸郭の動き，腹式呼吸の有無）を評価する．
横隔神経（C3-5）が障害されると横隔膜運動，胸郭運動の両方が不能となり呼吸は完全に停止する．第5頚髄から第6胸髄の損傷で胸郭運動は不能となり腹式呼吸となる[4]．

4）循環の観察（表3）
脈の有無，速さ，緊張（脈の触れが強いか弱いか）を評価する．
頚髄が損傷されると，主に胸髄から全身に分布している交感神経系が絶たれ

2. 理学療法士が備えておくべき知識・技術

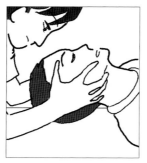

図5　正中中間位頭部保持

副交感神経優位となり，除脈，血圧低下を招く（神経原性ショック）．

5）運動・知覚の観察

　後頚部や背部正中部の圧痛の有無，異常知覚（しびれ，針で刺されるようなチクチクピリピリとした痛み）の有無，四肢の運動の状態を評価する．

　鎖骨より上部のみ痛み刺激に反応する場合は第4頚髄の損傷を疑う．

　不完全損傷の1つの中心性脊髄損傷では，上肢の運動麻痺と感覚障害（温痛覚障害）を認めるものの歩行が可能であり，見逃さないように注意する[4]．

3-2　全脊柱固定（図6）

　ログロールでバックボードに乗せ，頭部と体幹を固定する．ログロールとは傷病者の身体を1本の丸太（log）に見立て，脊椎軸にひねりを加えずに回す（roll）手技である[13),14)]．ログロールやバックボードへの固定は，その手技に習熟している者が行い，訓練を受けていない者が安易に行ってはならない．

4　心臓突然死

　スポーツ中の突然死は心臓突然死が多いとされ，その原因は大部分が心室細動（VF：Ventricular Fibrillation）もしくは心室頻拍（VT：Ventricular Tachycardia）である[15)]．

　中高齢者の場合，動脈硬化性の冠動脈疾患やそれに伴う不整脈が増えることが要因と考えられるが，若年者の場合，肥大型心筋症，冠動脈奇形，QT延長症

第1章 スポーツと理学療法士

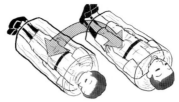

a．ログロール

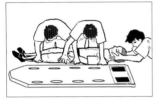

①頭部を保持したままネックカラーを装着し，肩，腰，膝を保持する．

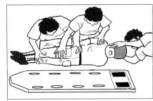

②頭部保持者の合図でログロールをして90°身体を起こし横向きにする．

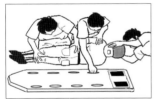

③バックボードを引き寄せ，頭部保持者の合図で90°身体を戻しバックボードに乗せる．

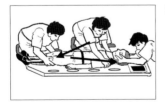

④長軸方向に移動し（Z移動），バックボードの真ん中に乗せる．

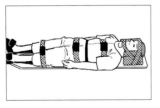

⑤胸部，腰部，下肢を固定し，最後に頭部を固定する．

b．解説

図6　全脊柱固定解説

候群など，突然死の原因となる心血管系の基礎疾患を有していても無症候のものが少なくない[16]．心臓震盪のように既存の疾患がなく前胸部への衝撃だけで発生する心停止もあり，身体チェックによるスクリーニングだけで完全に心臓突然死を防ぐことは難しい[15),16]．

　突然の心停止が発生した場合，直後の一次救命処置（**図7**）は不可欠で，心室細動や心室頻拍は早期の除細動が唯一の救命手段である．心室細動，心室頻拍が発生した場合，除細動が1分遅れるごとに救命の可能性は7～10%ずつ低下する[3]．さらに心静止へ移行すると除細動の適応外となる．突然の心停止に遭遇した場合は自動体外式除細動器（AED：Automated External Defibrillator）を用いたその場に居合わせた人による心肺蘇生（bystanderCPR：CardioPulmonary Resuscitation）がきわめて重要である[17]．そのため，AEDの所在を最初に確認しておく必要がある．

4-1 心臓震盪

　心臓震盪とは，既存の疾患がなく前胸部に鈍的衝撃が加わることにより，心室細動や心室頻拍を発症するものである．胸部への衝撃の原因としては野球ボールやバスケットボールなどの飛来物，アメリカンフットボールやラグビーのタックル，空手などの拳などがあげられる[18]．ブタを用いた実験では心電図上のT波の頂点より30～15 msec前に胸部に衝撃が加わることで心室細動が出現したとされる[18),19]．既存の疾患がないため早期の除細動により救命が可能で，迅速な初期対応がきわめて重要となるため，事前にAEDの設置場所を確認しておく．野球の守備における心臓振盪を予防するため，プロテクターが開発されている（**図8**）．

第 1 章 スポーツと理学療法士

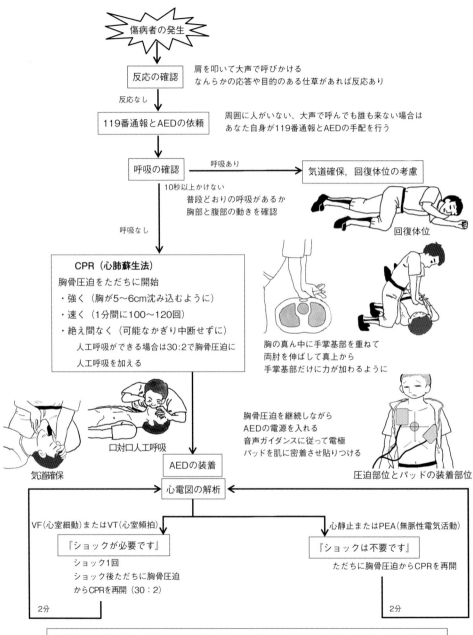

図7 一次救命処置（BLS：Basic Life Support）の手順　解説[20]

2. 理学療法士が備えておくべき知識・技術

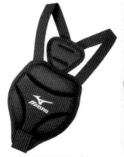

MIZUNO製　　　　D&M製
図8　胸部プロテクター

5　熱中症

5-1　熱中症の分類

熱中症とは暑熱環境下で生じる生体の障害の総称で，熱失神，熱けいれん，熱疲労，熱射病の病型に分けられる（**表4，5**）.

表4　熱中症の分類（文献21）より引用）

分　類	病　型	症状・病態	対　応
Ⅰ度軽症	熱失神	炎天下でじっと立っていた時，立ち上がった時，運動後などにめまいや失神などを起こす．皮膚血管の拡張とそれに伴う血圧低下により，一過性に脳血流が減少して起こる．	涼しいところで足を高くして寝かせると症状はすぐに改善する．生理食塩水などの塩分を含む冷やした水分を補給する．
	熱けいれん	大量に汗をかき，水だけを補給し血液中の塩分が低下した時に，痛みを伴う筋肉のけいれんを起こす．下肢の筋だけでなく上肢や腹部の筋肉でも起こる．	生理食塩水など塩分を多めに含む水分の補給や点滴で回復する．
Ⅱ度中等症	熱疲労	発汗による脱水と皮膚血管の拡張による循環不全の状態．脱力感，倦怠感，めまい，頭痛，嘔気，血圧低下などの症状がみられる．	スポーツドリンクや生理食塩水などによる塩分と水分の補給．飲水が困難であれば医療機関で点滴などの処置が必要．
Ⅲ度重症	熱射病	体温調節能が破綻し，種々の程度の意識障害がみられる．高体温と循環不全による多臓器不全と止血機能の異常をきたし，死に至る危険性が高い．意識レベルの低下，顔面や体幹の紅潮，熱感，けいれんなどがみられる．	救急車を要請する．冷却処置．三次救急対応が可能な医療機関における集中治療が必要．

表5 観察

```
意識レベルの評価
    ⇒ ぼんやりしている，つじつまの合わない会話，反応が鈍い，昏睡など
       これら意識レベル低下の徴候がみられる場合は重症
体温上昇の有無
    ⇒ 顔面や体幹の皮膚紅潮や熱感の有無，体温の測定
発汗の有無，発汗による皮膚の湿潤の有無
    ⇒ 暑熱環境であるにもかかわらず乾燥していれば重症
その他の症状
    頭痛，めまい，嘔気嘔吐の有無，倦怠感など
```

5-2 身体の冷却方法[21]

・氷水で濡らしたタオルをあて扇風機などで強力に扇ぐ．
・氷嚢やアイスパックを頚部，腋窩，鼠径部にあてる．
・設備があればバスタブに氷水をはって浸す．

5-3 予 防

1）汗をかいて失った水分を補給する（表6）

・のどが渇く前に．
・自由にこまめに．
・0.1～0.2%の食塩（100 ml 中ナトリウム 40～80 mg）と 4～8%の糖質を含むもの[22]．
・5～15℃ぐらいに冷やしたもの[22]．

表6 運動強度と水分補給の目安 （文献22）より引用）

運動強度			水分摂取量のめやす	
種目	運動強度（最大強度の%）	運動持続時間	競技前	競技中
トラック競技 バスケットボール サッカーなど	75～100%	1時間以内	250～500 ml	500～1,000 ml
マラソン 野球など	50～90%	1～3時間		500～1,000 ml/1時間
ウルトラマラソン トライアスロンなど	50～70%	3時間以上		500～1,000 ml/1時間 必ず塩分を補給

2) 熱中症を発症しやすい環境・条件では特に注意する

- 気温が高い時期や急に暑くなった時．
- 梅雨明けなど湿度が高い時．
- 合宿初日など環境が変わった時．
- 疲労，睡眠不足，発熱，下痢，嘔吐など体調が悪い時．
- 食事や水分をとれていない時．
- 新入生や競技開始1年目の人．
- 肥満の人．
- 乳幼児や高齢者．

3) 暑さへの順化期間を設ける

- 順化期間は少なくとも1週間，できれば2週間程度を設定する．
- 順化初期は運動量を低めに設定し，強度や時間を調整して徐々に負荷を高める．
- 個々の体力や調整状態に合わせる．
- 衣服で調整する．

引用文献

1) JPTEC協議会テキスト編集委員会（編）：外傷病院前救護ガイドラインJPTEC. プラネット，2005，pp60-68，pp93-99，pp128-138，pp148-154
2) 日本救急医学会（監）：標準救急医学 第2版．医学書院，1995，pp232-241
3) 救急救命士教育研究会（監）：救急救命士標準テキスト 改訂第6版．へるす出版，2002，pp358-362，p494，pp670-676，pp682-689
4) 日本外傷学会・日本救急医学会（監）：外傷初期診療ガイドラインJATEC．へるす出版，2004，pp127-136，pp147-162
5) 黒澤 尚，他：スポーツ外傷学Ⅱ 頭頸部・体幹．医歯薬出版，2000，pp2-33，pp80-113，pp190-201
6) 荒川秀樹：頭部外傷（頭皮および頭蓋骨）の際の現場での対応．臨スポーツ医 **31**：222-226，2014
7) 大伴茉奈，他：第4回スポーツにおける脳震盪に関する国際会議：解説と翻訳の抜粋．臨スポーツ医 **31**：202-211，2014
8) 佐藤晴彦：脳震盪の診断と現場での対応．臨スポーツ医 **31**：240-245，2014
9) 中山晴雄：脳震盪からの競技復帰．臨スポーツ医 **31**：246-251，2014
10) 森 達郎，他：セカンドインパクト症候群．臨スポーツ医 **31**：276-279，2014
11) 公益財団法人日本ラグビーフットボール協会：ポケット脳震盪認識ツール（https://www.rugby-japan.jp/wp-content/uploads/2016/03/pcrt_ja.pdf） 閲

覧日 2017 年 4 月 6 日
12) 公益財団法人日本ラグビーフットボール協会：IRB 脳震盪ガイドライン（一般向け）
（https://www.rugby-japan.jp/about/committee/safe/concussion/guideline.pdf）閲覧日 2017 年 4 月 6 日
13) プレホスピタル外傷研究会（編）：プレホスピタル外傷学．永井書店，2002，pp34-43，pp92-108，pp176-198
14) JPTEC 協議会マニュアル作成ワーキンググループ（編）：JPTEC プロバイダーマニュアル．プラネット，2003，pp26-40
15) 宮武　諭：新しい救急蘇生ガイドラインに基づく突然死予防対策．臨スポーツ医 **29**：147-151，2012
16) 真鍋知宏：アスリートの突然死の疫学．臨スポーツ医 **29**：139-145，2012
17) 興水健治：基礎から学ぶ！スポーツ救急医学．ベースボールマガジン社，2009，pp76-99，pp106-113
18) 興水健治：心臓震盪による突然死の現状と対策．臨スポーツ医 **29**：169-174，2012
19) 三田村秀雄：スポーツ時の心臓突然死とその予防．救急医療ジャーナル **12**：8-10，2004
20) 日本救急医療財団心肺蘇生法委員会（監）：改訂 4 版　救急蘇生法の指針 2010（市民用・解説編）．へるす出版，2011，pp21-37
21) 公益財団法人日本体育協会：スポーツ活動中の熱中症予防ガイドブック．2013，pp4-8，pp11-16，pp20-22，pp39-44
22) 公益財団法人日本体育協会：公認スポーツ指導者育成テキスト共通科目Ⅲ（25 年度）p44
（http://www.japan-sports.or.jp/Portals/0/date/ikusei/doc/k3-34.pdf）閲覧日 2017 年 4 月 6 日

Column

ある選手の言葉
―僕がチームから熱中症は出させませんから

　全国高校野球選手権大会のある地方大会で，組み合わせ抽選会に集まった各校の監督，部長，代表選手に熱中症について講演をしたことがあります．その際，救命救急センターで勤務をしていた時に搬送されてきた熱射病（Ⅲ度熱中症）患者の治療風景の写真を使用しました．人工呼吸器や透析器などあらゆる医療機器に囲まれ，たくさんのチューブとケーブルにつながれ，一般市民にはかなり生々しい救急医療現場の写真です．救命救急センターのドクターは「この写真でみんなをびっくりさせておいで．百聞は一見にしかず．こんなに怖くて大変なんだってことをわかってもらわないと」といって私にその写真をくれ

ました．しかし抽選会ということや高校生には難しい内容だったために会場の人の多くの視線はできあがったばかりの手元の組み合わせ表に…．会場の人に話を聞いてもらえるもっといい講演ができなかったのかと私は反省しきりでした．

　その地方大会のサポートに参加したある日，スタッフルームにやってきたある選手に私は話しかけてみました．「水分，ちゃんととってる？」その選手は力強くはっきりと，こう答えてくれました．

　「はい，とってます．しっかりと．僕，抽選会で先生の熱中症の話，聞いてたんです．熱中症は知っていたけどそんなに大変なんだって知らなくて，先生の話を聞いて本当に怖いんだなあって思ったんです．だから僕がみんなに水分をとるように声かけてます．僕が絶対にチームから熱中症は出させませんから」

　私は高校生とは心身ともにまだまだ成長過程にある子どもで，われわれはしっかりと彼らを守るために環境を整えなければならないのだと思っていました．それは間違いではないと思いますが，彼らは守るだけの対象ではなく，本当に大切なことはきちんと受け止めてくれる，そしてそれをきちんと周りに伝えてくれる立派なアスリートなのだということを，私はその選手から教えられました．

　われわれはいろいろな競技のサポートや講習会を通じ，そこで得たものを各チームや各地域に持ち帰って周りの多くの人に伝えてほしい，そして少しずつ将来のスポーツ選手を取り巻く環境をよりよいものにしたいと思って活動を続けています．まさにわれわれの思いの成果を形に表してもらったようなできごとでした．

　あれから10年以上が過ぎました．あの選手ももう立派な社会人となり，きっと夏には身近な人に「水分をとらなきゃだめだよ」と声をかけてくれていると思います．サポートの現場は若いスタッフが精力的に頑張ってくれていますので，私が現場で選手に直接関わることはなくなり，ワークショップなど講習会での指導が主な活動となりました．かぎられた機会ながら，講習会で選手に関わるサポートスタッフやチームの指導者に現場対応などの大切なことを指導することは，それが選手へ，さらにその後輩や仲間へと伝わっていくものなのだと思っています．そうした草の根の活動でスポーツ現場の環境や意識を変えることに，これからも少しでも貢献できればと思っています．

　　　　　　　　　　　　　　　高の原中央病院看護部外来　岡本典子

スポーツ動作の評価
3 ―二次元画像を用いた定量的評価の開発

来田晃幸

1 背景と目的

投球障害肩の治療や予防には，肩甲帯や骨盤における回旋運動量とそのタイミングが重要とされる．投球動作の分析には三次元動作解析装置が広く用いられるが，特殊な測定環境が必要であり，臨床場面での治療効果の判定や患者教育に用いることは困難である．われわれはデジタルカメラで撮影した水平面画像を用いて肩甲帯と骨盤の回旋運動を分析しているが，その精度は不明である．そこで本測定方法の精度を三次元動作解析装置（VICON MX）による計測結果と比較し，検証することとした．

2 方法

野球経験者14名の投球動作をVICON MXで計測し，同時にデジタルカメラを用いて水平面画像を頭上から撮影した．VICON MXの身体指標は両肩峰と両上前腸骨棘（ASIS：Anterior Superior Iliac Spine）に貼付し，デジタルカメラの画像では肩甲骨上角とASISのレベルに装着した棒の両端にマーカーを設置した．動作解析ソフトはVICON NEXUSとToMoCo-Liteを用い，各位相における肩甲帯と骨盤の回旋角度をおのおの算出し，解析ソフト間の角度差を求めた（**図1**）．統計学的分析はピアソンの相関係数検定（r）を有意水準5%未満で行った（**表1**）．

3. スポーツ動作の評価

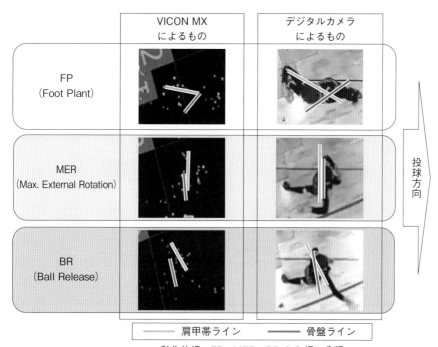

図1 各位相における水平面画像

表1 VICON NEXUS と ToMoCo-Lite による肩甲帯と骨盤回旋角度の相関係数

	FP		MER		BR	
	r	P	r	P	r	P
肩甲帯	0.74	<0.01	0.73	<0.01	0.85	<0.01
骨　盤	0.78	<0.01	0.85	<0.01	0.84	<0.01

Foot Plant (FP), Max. External Rotation (MER), Ball Release (BR)

3 結　果

　測定方法間の角度差（VICON NEXUS の値を基準）は，肩甲帯回旋が最大外旋位（MER：Maximam external rotation）－9.5°±9.3°，ボールリリース時（BR：Ball Release）4.9°±6.5°であり，骨盤回旋では MER－10.5°±4.7°，BR －8.3°±5.0°であった（**図2**）．肩甲帯回旋角度の r は MER 0.73，BR 0.85 であり，骨盤回旋角度の r は，MER 0.85，BR 0.84 であった（すべて p<0.01）．

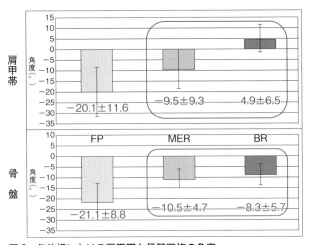

図2 各位相における肩甲帯と骨盤回旋の角度
Foot Plant（FP），Max. External Rotation（MER），Ball Release（BR）

4 結 語

　両測定方法における MER～BR での肩甲帯と骨盤回旋角度の差はいずれも 11°未満であり，相関係数は 0.7 を超えていた．水平面画像による投球動作分析は，投球フォームの効率化に必要な肩甲帯と骨盤の回旋運動の評価や患者教育に有用であると考えられた．

第2章

競技大会の支援

1 阪神甲子園球場における高校野球の支援

堀口幸二,元脇周也,伊佐地弘基,小柳磨毅

1 背 景

　1993年,第76回選手権大会において,主催者である日本高等学校野球連盟(以下,日本高野連)と朝日新聞社が大阪大学医学部整形外科学教室と協力し,投手として出場する可能性のある選手130人を対象に,整形外科医師による肩および肘の関節機能検査を実施した.その結果,肩および肘に強い炎症所見を認めた選手はそれぞれ19名ずつみられ,さらに故障歴がある選手は91名と全体の7割を占めており,傷害予防の必要性が再認識された[1)～3)].

　この結果をふまえ,1994年春の第66回選抜高等学校野球大会(以下,選抜大会)より整形外科医師による「投手肩・肘関節機能検査」が開始された[4)].1995年春の第67回選抜大会からは,主催者より委託された理学療法士が球場内に待機し,急性外傷や慢性障害に対する処置などのサポートを開始した.同年にはスポーツ傷害の治療に関心をもつ20名程の理学療法士が「スポーツ傷害理学療法研究会」(現:一般社団法人アスリートケア)を設立し,甲子園大会のサポートの実践と学術および技術交流に努め,これまでに全国の会員数が500名を超えるに至っている.近年は1日10名程度の理学療法士が球場内に待機し,サポートスタッフとして全試合の多岐にわたるサポートを実施している[5)].主催者はこれまでに後述する投球禁止規定の制定をはじめ,複数投手制の奨励や準々決勝の試合日の分割,休息日の導入,クーリングダウンを積極的に行うなどの対応を実施し,高校球児のスポーツ傷害予防に成果をあげている(**表1**).

2 甲子園大会サポート内容

2-1 投手肩・肘関節機能検査

　大会の開催要項には,「大会前,ならびに大会中の投手肩・肘関節機能検査(単純X線検査を含む)の結果,肩,肘に重大な障害(肩の腱板断裂および肘の剥

1. 阪神甲子園球場における高校野球の支援

表1　甲子園大会サポートの経緯

1993 夏	投手肩・肘関節機能検査（整形外科医師による）
1994 春	投手肩・肘関節機能検査開始 阪神甲子園球場に単純X線撮影設備設置
1995 春	理学療法士が投手肩・肘関節機能検査に参加 理学療法士1名によるサポート開始
夏	理学療法士複数体制でサポート開始
1996 春	全試合でのサポート開始
夏	クーリングダウン（アイシング，ストレッチング）開始
1997 夏	試合以外でのコンディショニングを開始
1999 春	試合後のキャッチボール導入
夏	補水環境整備（スポーツドリンクの準備）
2001 春	投手と野手を分けてクーリングダウン実施
2004 春	大会前の投手肩・肘関節機能検査時の結果を基にトレーニングなどの指導を開始
2009 春	新型インフルエンザ流行により，感染対策強化
夏	熱中症調査チーム発足
2011 春	大会前の投手肩・肘関節機能検査で熱中症アンケート開始 →既往者を把握し，大会中のフォローを強化
2013 春	チームに対する熱中症アンケート開始
2014 春	クーリングダウンに軽運動を導入

離骨折を伴う靱帯断裂の直後）が発生していると判明した場合，検査担当医師の報告を受け，大会での投球を禁止する」と明記されている[6),7)].

1) 対象選手

地方大会で登板した投手全員と任意の受診希望選手を対象に行っている．

2) 期　間

選抜大会は32校の登板予定投手約100名を3日間，選手権大会は49校の登板予定投手約150名を4日間で実施する．2014年8月に開催された第96回選手権大会では，8月3〜6日までの4日間で152名の登板予定投手の検査を実施した．

第2章 競技大会の支援

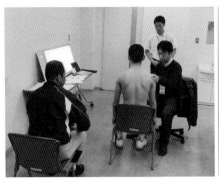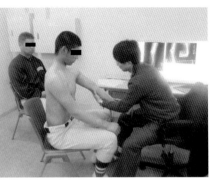

図1 医師による診察

3) 医師による診察（図1）

大会直前に撮影した単純X線画像を持参し，単純X線画像所見および理学所見を診察している．阪神甲子園球場に単純X線撮影室が設置されていた頃は，医師の診察直前に撮影を行っていた．

4) 理学療法士による関節可動域測定およびコンディショニング指導

関節可動域測定は正確に測定するために，3名1組でそれぞれ誘導，測定および記録と役割分担している．測定項目は，肩，肘，前腕などの7項目（**図2**）で，測定結果は医師から選手自身と監督や部長などの指導者に説明される．関節可動域の測定項目は，これまでの大会で測定したデータの解析・分析や投球障害と関連があるといわれている部位，投手が疲労を起こしやすい部位などから考察した結果，現在の測定項目となっている．理学療法士は医師の診察の結果と個々の測定結果に基づいて，障害予防とセルフケアの重要性を視野に入れ，選手自身で行えるストレッチングや筋力トレーニングなどの指導を実施している．コンディショニングの指導は，甲子園大会に登板した投手から疲労部位を調査した結果より，疲労部位の訴えとして多かった投球側肩関節後面および前腕屈筋群のストレッチングを必須項目として指導している（**図3**）．

さらに，医師の指示により腱板筋へのチューブトレーニングや肩甲帯のトレーニングを追加している．また，投球障害に対する予防の重要性を啓発するためコンディショニング冊子（**図4-a，資料1**）を配布している．甲子園大会中および甲子園大会後のセルフケアとして活用してもらい，さらに，選手が各学

1. 阪神甲子園球場における高校野球の支援

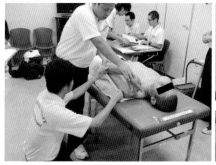
a．肘関節屈曲・伸展

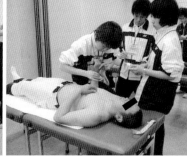
b．前腕回内・回外

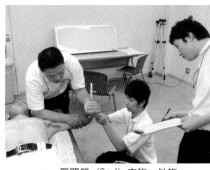
c．肩関節（2nd）内旋・外旋

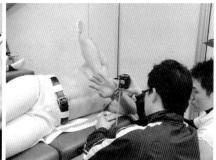
d．肩関節（3rd）内旋

図2 理学療法士による肩・肘関節可動域測定（全7項目）
肘関節の屈曲・伸展，前腕の回内・回外，肩関節（2rd）内旋・外旋，肩関節（3rd）内旋の全7項目．

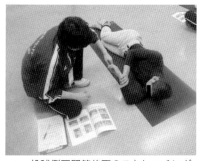
a．投球側肩関節後面のストレッチング

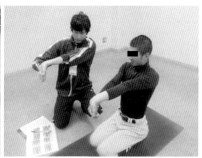
b．投球側前腕屈筋群のストレッチング

図3 理学療法士によるコンディショニング指導

第 2 章 競技大会の支援

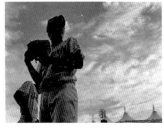
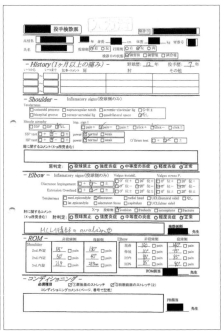

a．コンディショニング冊子（投手配布用）　　b．投手肩・肘関節機能検査票
図 4　投手肩・肘関節機能検査で用いる各種書類

校などに持ち帰り，伝達することで，野球選手の障害予防がさらなる広がりをもつことを期待している．医師の診察と関節可動域測定，そして理学療法士の指導がすべて終了後にデータを再確認しながらパソコンへ入力し，大会中のサポート活動に生かしている（**図 4-b**）．また，過去に肩関節筋力を測定し（**図5**），腱板筋をはじめとする内・外旋筋力の低下が球速低下の要因となっていることが示唆された[8]．

5）熱中症対策

近年，熱中症様症状を訴える選手は一大会で延べ 30〜50 人程度であり（**図6**），その予防対策として出場校と投手個人にアンケート調査を実施している（**図7**）．この熱中症に対するアンケート結果をふまえ，既往のある選手などをピックアップし，スタッフ間で事前に情報を共有することで熱中症の発症予防に努めている．

1. 阪神甲子園球場における高校野球の支援

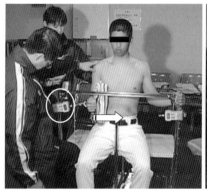 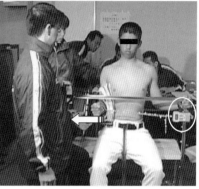

　　　a．内旋筋力測定　　　　　　　　b．外旋筋力測定
図5　肩関節の筋力測定

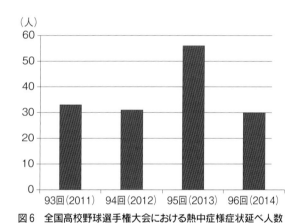

図6　全国高校野球選手権大会における熱中症様症状延べ人数

2-2　試合に関わる処置
1) 試合前処置 (図8)

　チームが待機している室内練習場にて，チームからの要請によりテーピング，水疱・胼胝の処置，ストレッチング，ウォーミングアップなどを実施している．近年は，大会中にチームトレーナーが帯同しているチームが増え，宿舎にてテーピングなどの処置をすでに行っている選手が多く，チームトレーナーからの要望を大会本部が書面にて受け取り，その要望に対して可能な範囲で理学療法士が対応している．また，大会前の投手肩・肘関節機能検査でのアンケート調査

第2章 競技大会の支援

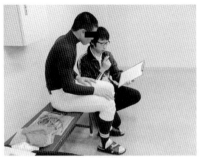

a．アンケート調査（評価）

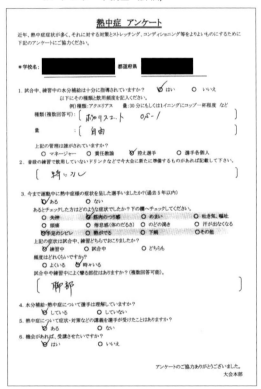

b．熱中症アンケート（出場校用）

図7 熱中症対策におけるアンケート調査とその書類

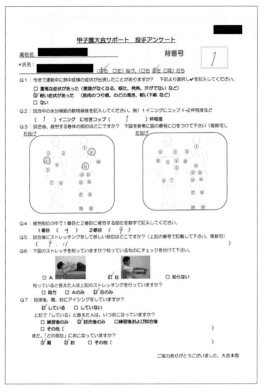

c．熱中症アンケート（投手用）
図7　つづき

で把握した熱中症既往者を中心に全身状態などを確認し，ドリンクの補給やクーリングについてのアドバイスも行っている．

2）試合中処置

　サポートスタッフはベンチ裏に待機し，嘱託医師の指示のもと，クロスプレーやデッドボールによる打撲などの傷害に対する応急処置を施行している．ベンチ裏に待機しているだけでなく，個々の選手の動きやパフォーマンスを把握するために，スタンドから選手を観察している（**図9**）．選手の動きに異常が観察されたら，すぐにベンチ裏のサポートスタッフに連絡をし，対応を要請している．

第2章　競技大会の支援

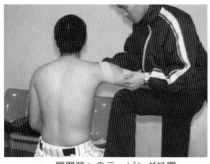
a．肩関節へのテーピング処置

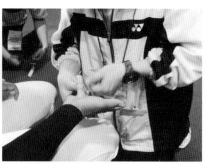
b．手指のマメに対する処置

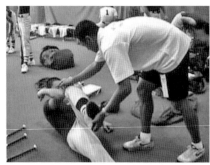
c．ウォーミングアップ

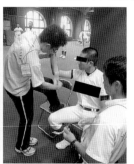
d．肘関節へのテーピング処置

図8　試合前処置

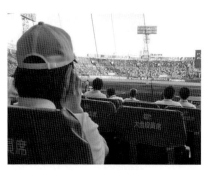
図9　スタンドからの選手観察

1. 阪神甲子園球場における高校野球の支援

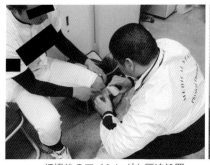
a．打撲後のアイシングと圧迫処置

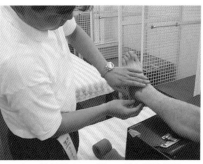
b．捻挫後のアイシングと圧迫処置

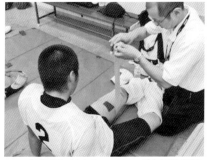
c．筋損傷に対するアイシングと圧迫処置
図10　試合後処置

3）試合後処置（図10）

　試合前・試合中に処置を行った選手に対して，再度，処置部位の確認および再処置を行っている．さらにクロスプレーやデッドボールで診察のうえ試合復帰した選手でも，再度評価し，必要があれば医師の診察を依頼する．診察の結果，救急搬送が指示され骨折が判明した事例があったため，診察の依頼はサポートスタッフの重要な役割の1つである．

4）実施件数（図11〜16）

　第96回選手権大会での実施件数は158（試合前50，試合中31，試合後77）件であり，部位では下肢92件，上肢76件，体幹20件であり，処置内容はテーピング97件，アイシング75件と多かった．実施件数は，第91回選手権大会の約250件より減少傾向である．処置の時期は選抜大会，選手権大会ともに試合

第2章 競技大会の支援

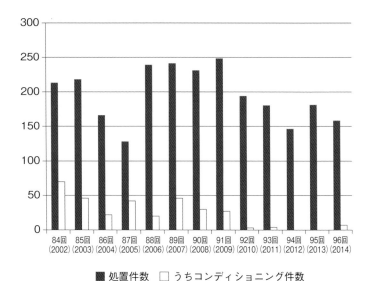

図11 全国高校野球選手権大会における処置およびコンディショニング件数

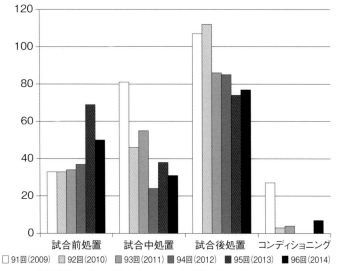

図12 全国高校野球選手権大会での試合時期別処置件数およびコンディショニング件数

1. 阪神甲子園球場における高校野球の支援

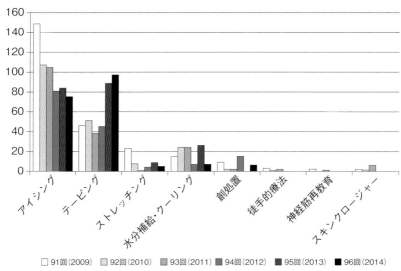

図13 全国高校野球選手権大会での処置内容とその件数

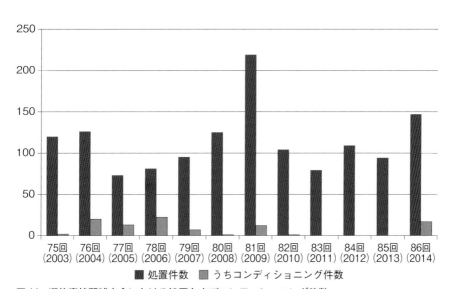

図14 選抜高校野球大会における処置およびコンディショニング件数

第 2 章　競技大会の支援

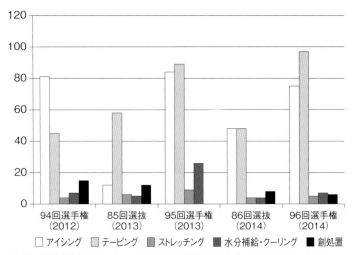

図 15　選抜高校野球大会・全国高校野球選手権大会の処置内容の変動および比較

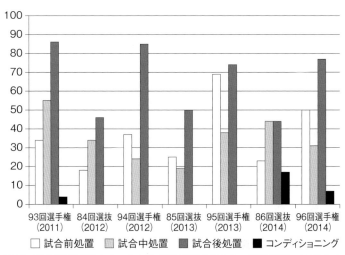

図 16　選抜高校野球大会・全国高校野球選手権大会の処置時期の変動および比較

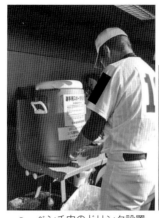 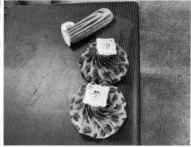

a．ベンチ内のドリンク設置　　b．アイスパックなどのクーリング用品
図 17　熱中症対策

後処置が多く，要因としては試合前・中に処置を行った選手の再処置，熱中症対策の処置が多いことがあげられる．また，処置内容としてはテーピング，アイシングがほとんどで，約 9 割を占める．試合数が少ない選抜大会と比較すると，選手権大会は各地方大会後であり疲労，故障を抱えている選手が多い．さらに選手権大会は 8 月開催のため熱中症症状を呈する選手が多く，試合後の処置件数が増加する傾向にある．

5）熱中症対策

　熱中症対策の最大の目的は，「予防」および「重症化の抑制」である．ドリンクは，室内練習場およびベンチ内に設置しており，塩分濃度を塩なしで 0.12%，塩追加で 0.24%，基準 0.2% で作成している（**図 17-a**）．また，クーリング用品としてアイスパックや氷嚢（**図 17-b**）などをいつでも使用できるようベンチ内にあるクーラーボックスに準備している．試合前の室内練習場での熱中症に対する注意喚起や試合中の選手の観察（表情，顔色，発汗量，動きなど）が重要であり，早めの声かけやドリンクの補給，クーリングの促しを積極的に行っている．また，熱中症対策マニュアル（**図 18-a，資料 2**）および熱中症チャート（**図 18-b**）を作成し，スタッフの対応が迅速かつ適切に行えるよう準備している．毎大会，ゴミの減量にも配慮し背番号を記入したマイカップを配置するなど主催者と協議しながら，熱中症を少しでも減らすように検討を重ねている．

第2章 競技大会の支援

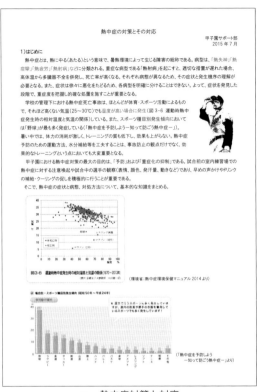

a．熱中症対策と対応
図18　熱中症対策マニュアル

6）大会中の投手肩・肘関節機能検査

準々決勝，準決勝の登板投手を対象に単純 X 線検査以外の項目を大会前の投手肩・肘関節機能検査と同様に実施している．大会が後半になるにつれて連投投手の肩・肘はもちろん，全身に疲労が蓄積されていることから，それらの確認と障害の早期発見に努めている．検査終了後はすぐにクーリングダウンを実施し，疲労回復とそのセルフケアを指導している．

7）雨天の場合

雨天により試合が中止の場合には，試合予定校は阪神甲子園球場の室内練習場で練習を行うが，そこでのアクシデントやコンディショニング，アイシング

1. 阪神甲子園球場における高校野球の支援

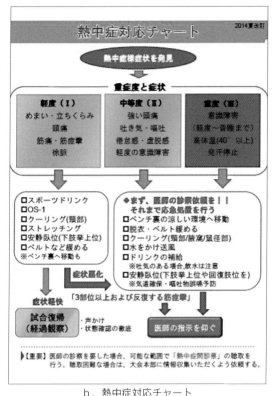

b．熱中症対応チャート
図18　つづき

に対応するため，通常の半分程度のスタッフが待機している．

8）申し送り

　選手に施行した処置の内容は，受傷機転と評価および処置の内容を具体的に記載し，テーピングなどは図示して次のサポートスタッフへ確実に申し送っている（**図19**）．具体的に内容を記載することで，選手の状態を把握しやすくし，時間の短縮にも貢献している．特にアクシデントにより医師が診察した選手や今後サポートを利用することがわかっている選手の情報は，選手に関する申し送りシート（**図20-a**）を利用することで，より詳細に申し送ることが可能となっている．また，日替わりでサポートスタッフが入れ替わることから，サポート

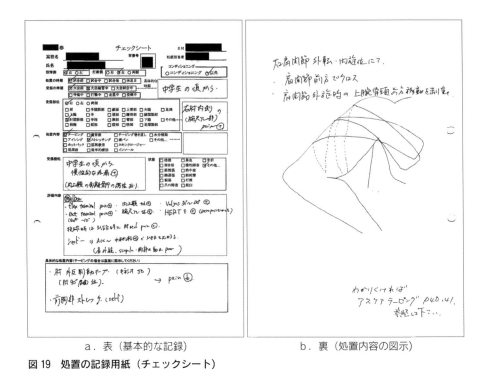

a．表（基本的な記録）　　　　　　　　　b．裏（処置内容の図示）

図19　処置の記録用紙（チェックシート）

a．選手に関する申し送りシート　　　　　b．全体申し送りシート

図20　サポートスタッフ間の申し送りシート

1. 阪神甲子園球場における高校野球の支援

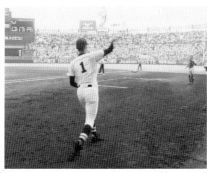
a．キャッチボール（10球）

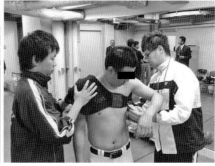
b．肩のアイシング

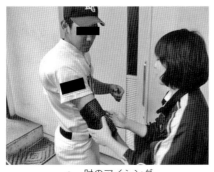
c．肘のアイシング

図21　投手の試合直後のクーリングダウン

業務におけるシステムの変更や追加があれば，情報を共有するために全体への申し送りシート（**図20-b**）へ記載し，周知を図っている．また，これらのシートは鍵のかかるロッカーで保管し，情報管理を徹底している．

2-3　試合後のクーリングダウン
1）内　容
　登板投手は試合終了後に軽いキャッチボール（**図21-a**）を10球程度行い，その後肩・肘のアイシング（**図21-b，c**）を，マスコミによる取材終了後までの約20分間施行する．アイシングは，市販されているポンプで真空パックを作成できる袋を利用してアイスパック（**図22-a**）を作成し，アイシングサポーター（**図22-b**）に入れたものを使用している．この間，肩・肘の疲労などを確認し，その後のクーリングダウンに生かしている．

第2章　競技大会の支援

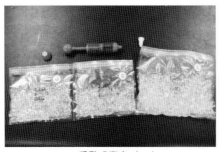
a．手動式真空パック

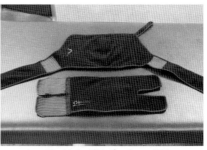
b．アイシングサポーター（2E）

図22　アイシング用品

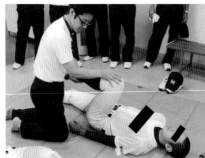
a．股関節のストレッチング

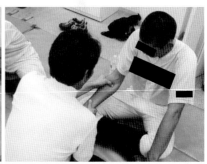
b．前腕屈筋群のマッサージ

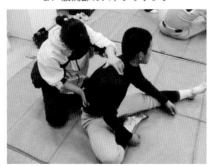
c．腰背部のストレッチング

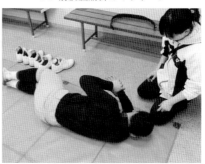
d．肩後面のストレッチング

図23　投手の個別クーリングダウン

　マスコミによる取材終了後，チームごとに投手と野手に分かれ，クーリングダウンを約20分間実施する．投手は疲労度が高いため，サポートスタッフによる個別の対応（**図23**）とし，野手は集団にてセルフストレッチング（**図24**）を

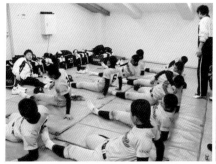 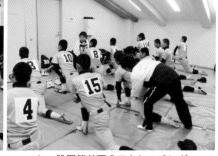

　　　a．大腿前面のストレッチング　　　　　b．股関節前面のストレッチング

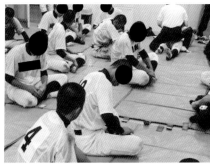 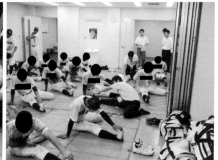

　　　c．足底マッサージ　　　　　　　　　　d．下肢後面のストレッチング

図24　野手のクーリングダウン

実施している．野手のクーリングダウンは，選手の前で指導するスタッフ，全体を見渡し適切にストレッチングが行われているかを確認し指導するサポートスタッフ，さらに熱中症様症状や処置を必要とする選手に早急な対応ができるよう，複数のサポートスタッフを配置している．

　投手のクーリングダウンは，まず疲労部位の確認を行い，疼痛や関節可動域，筋力をスクリーニングしてアプローチ内容を決定する．さらに過去の調整結果からもっとも疲労の訴えが多かった投球側の肩関節後面および前腕屈筋群のストレッチングを必須項目として実施している．複数の投手が対象の場合，サポートスタッフも複数体制にするなど可能な範囲で個別対応を行っている．野手のクーリングダウンは，疲労回復を目的に腋窩部，肩関節前面，下腿後面，股関節前面，大腿前面・後面，腰部，殿部のセルフストレッチングを中心に行っている．また，クーリングダウン中に軽度の筋けいれんを訴える選手が多いこと

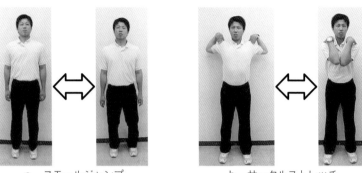

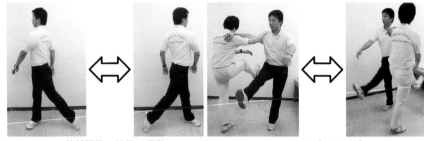

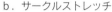

図25 軽運動

から，第96回（2014）夏の選手権大会からは静的なストレッチングの前に，全身のリラクセーションおよび循環の改善を目的に軽運動を追加している（**図25**）．

2）申し送り

　投手はコンディションや指導内容，野手はクーリングダウン中の様子，必要としたストレッチング指導内容，処置を要した選手の状態などを用紙（**図26**）に記載することでサポートスタッフ間で情報共有し，次のクーリングダウンを効率よく質の高いものが提供できるよう心がけている．

2-4　コンディショニング
1）内　容
　試合後や試合のない日にも希望に応じてコンディショニングを行う．電話で

1. 阪神甲子園球場における高校野球の支援

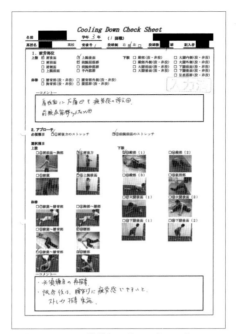

図26　クーリングダウンチェックシート

の予約を原則としているが，要望があれば試合終了後に行うこともある．球場内にコンディショニング用のスペースを設け，温熱療法や電気療法などの物理療法機器（**図27**）も利用し，疲労回復を目的としてストレッチングやマッサージなど（**図28**）を実施している．また，各選手に合わせたセルフケアやトレーニング方法の具体的な指導を併せて行っている．

2）件　数

第96回（2014）選手権大会での実施件数は7件であり，第84回（2002年）選手権大会の実施件数70件の1/10と減少している．コンディショニングが不要になってきたのではなく，チームトレーナーを帯同させている代表校・出場校が増え，宿舎などで行っている可能性が高い．20年にわたるサポート活動の中でコンディショニングの重要性が認識され，長期にわたる大会においてチームトレーナーの帯同が普及したことにより実施件数が低下したと考える．

第 2 章　競技大会の支援

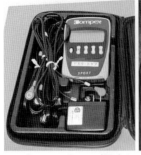
a．Compex Sport（日本シグマックス）

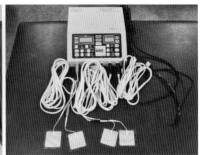
b．ダイナトロン 950 プラス D950plus（東京医研）

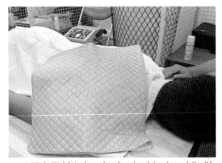
c．アクアゲルホットパック（タイヘイ化成）

図 27　コンディショニングで用いる物理療法機器

3）申し送り

　コンディショニングに関しても，処置をした選手の内容は，受傷機転，評価内容，処置内容を具体的に記載し，絵を用いて次のサポートスタッフへ申し送るようにしている．

3　サポートの運営と管理

3-1　サポートスタッフ

　大会前・中の投手肩・肘関節機能検査は前述のアスリートケア会員である理学療法士が，日ごとに交代でサポートにあたり，選抜大会では投手肩・肘関節機能検査を含む 14 日間で延べ約 180 名，選手権大会は投手肩・肘関節機能検査を含む 16 日間で延べ約 200 名の理学療法士の参加によってサポートが遂行さ

1. 阪神甲子園球場における高校野球の支援

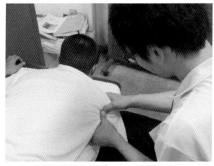
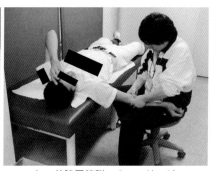

a．肩関節後面のダイレクトストレッチ　　b．前腕屈筋群へのマッサージ

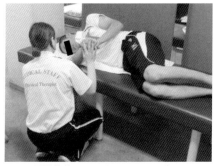

c．肩関節後面のスタティックストレッチ

図28　コンディショニング

れている．多人数での日替わりの運営となるため，選手の個人情報についての守秘義務を遵守することを徹底しつつ，主催者と翌日以降のサポートスタッフへの確実な情報伝達が行われるように配慮している．

1) 募集方法

大会前に，アスリートケアホームページより，大会中のサポートスタッフの募集を行っている．参加資格は，アスリートケア会員であること，また理学療法士賠償責任保険制度に加入していることを原則としている．

2) シフトの決定

募集期間終了後に，シフト会議を開催している．シフトの決定に関しては，大会への参加回数，実技講習受講の有無，研修会・講習会参加の有無などを参

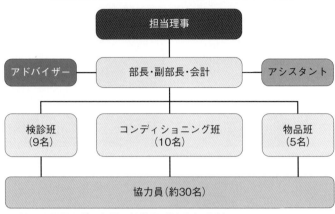

図29 甲子園サポート部の組織図（2015年現在）

考にして決定している．大会前の投手肩・肘関節機能検査時には，13〜15名程度，大会中は10名程度のスタッフを必要とする．大会中のサポートスタッフ内訳としては，班長1名，副班長2名を配置し，その日の運営における中心的役割を担っている．また，申し込みした場合，必ず1日はサポートスタッフとして参加できるよう配慮している．

3-2　甲子園大会サポート運営

　甲子園大会サポート事業の運営は主にアスリートケアの甲子園サポート部が総括している．甲子園サポート部は，さらにコンディショニング班，検査班，物品班，アシスタント，アドバイザーから成り，部長，副部長，会計が当部の運営を主導し，担当理事が管理している．全体として35名程度で構成され，各班員に準ずる業務を担当する協力員（約30名）を配置している（**図29**）．

　以下の各種会議および研修会，勉強会なども企画し，甲子園大会サポート事業の円滑な運営だけでなく，会員個人のスキルアップおよびサポートチームとしてのレベルアップを掲げ，一年を通じて活動している．

1）甲子園サポート部代表者会議

　6月と10月の年2回開催している．出席者は甲子園サポート部部長，副部長，会計，各班班長および副班長，アドバイザー，担当理事であり，甲子園大会サ

1. 阪神甲子園球場における高校野球の支援

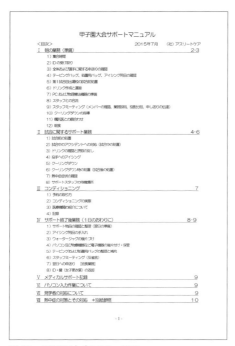

図30　甲子園大会マニュアル

ポート事業の運営について協議している．

2）甲子園大会サポート運営会議

各日の班長・副班長に該当するスタッフを対象とし，大会前に開催している．毎大会作成している甲子園大会サポートマニュアル（**図30，資料3**）にて甲子園大会サポート事業の運営における共通認識を高めること，新たな注意点や前大会からの変更点を共有することを目的とし，意見交換を行っている．

3）甲子園大会サポート研修会

初参加や経験の浅いスタッフに対し，甲子園大会サポートのビデオ紹介や大会前投手肩・肘関節機能検査およびクーリングダウンの実際の業務内容について，また，物品の使用方法などを説明し，現場を想定した実技講習も行っている．

第2章 競技大会の支援

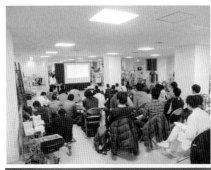
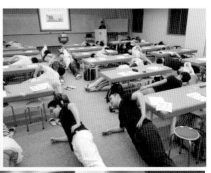
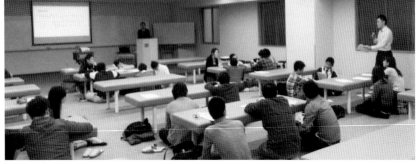

図31 甲子園大会サポート関連の勉強会および研修会

4) 甲子園大会サポート反省会

大会後に，毎日の班長・副班長に該当するスタッフにて反省会を開催している．サポート全体および各班の検討課題などを共有し，次大会に向けて意見交換している．また，検診班からは大会前・大会中の投手肩・肘関節機能検査における関節可動域測定およびアンケート調査結果の報告が行われ，コンディショニング班からは大会中における投手の疲労部位や熱中症様症状の発生件数などが報告される．

5) 甲子園サポート部合同勉強会

選抜大会前，選手権大会前・後の年3回開催している．対象者は，当会会員（学生会員含む）であり，各班の業務内容の確認，実際に試合前処置やコンディショニングを担当したスタッフによる事例報告および検討会，投球障害などに関連するミニレクチャーなどを企画している．この勉強会への参加は協力員へ

登録するための条件の1つとなっている．会員個人のスキルアップだけでなく，スタッフ間の交流および懇親を深める目的もある（**図31**）．

6）主催者との事前会議

　各班の会議，全体会議後に，反省点・改善点・検討項目をもとに，大会前には主催者である日本高野連の方々と毎回協議を積み重ねている．大会のサポートを滞りなく遂行するために，主催者と当会の意見を集約して双方が目的を統一することが重要であり，覚書を毎回作成している．

3-3　甲子園サポート部各班の活動概要

　甲子園大会サポート事業の運営において，各班は非常に重要な役割を担っており，班員の協力によってサポート活動は支えられている．大会前・後に会議を開催し，前回大会の反省点や課題の整理を行い，次大会に向けて常に質の高いサポート活動が行えるよう改善点を検討している．

1）検診班

　大会前および大会中の投手の肩・肘関節機能検査の運営を担っている．数年間，肩・肘の関節角度の計測，熱中症対策および疲労部位などのアンケート調査を行い，データ収集および分析を行っている．医師による診察，理学療法士による肩・肘の関節可動域測定とコンディショニング指導を行うことで選手自身が障害予防について認識し，選手自身によりストレッチングやコンディショニングを行えるようになることが必要と考えている．そのため，より正確で簡便な関節可動域の測定方法の検討や，可動域と障害との関連などを調査している．甲子園大会に出場した選手の特徴を把握しその結果をふまえ，より効果的で簡便なセルフチェックおよびコンディショニングの方法を模索し，それらの方法を選手自身が各学校などに持ち帰り伝達することで，野球選手の障害予防に貢献することを期待して活動している（**図32**）．

2）コンディショニング班

　試合後のクーリングダウンの運営と熱中症様症状および投手の疲労部位に関する情報収集とその対策の立案，実施を行っている．クーリングダウンにおいては，投手の疲労部位調査と投球数との関連や野球選手の疲労のメカニズムの

第2章　競技大会の支援

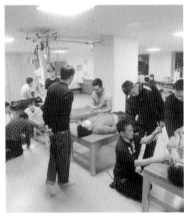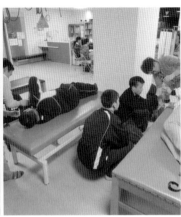

図32　検診班の会議

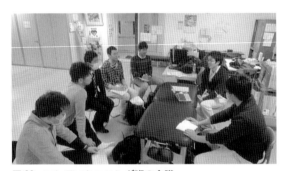

図33　コンディショニング班の会議

解析などから，より効果的な疲労回復の方法を分析し，クーリングダウンの内容を検討している．また，熱中症様症状者のデータ収集においては，実際の発生時期と気温や湿度との関連を調査し，熱中症対策における基礎データをまとめている．熱中症様症状の発症を減少させるため，ドリンク成分の検討など，より効果的な予防方法について検討している（**図33**）．

3）物品班

　甲子園大会，高校日本代表国内合宿および海外遠征，選手権大会で使用する物品を管理している．主に大会サポートに必要とされる物品全般の準備と整理

1. 阪神甲子園球場における高校野球の支援

表2 サポート物品リスト

アスリートケア管理物品リスト

box①	テーピング	ニトリート CB テープ*（ベージュ色）	13・38・50 mm
		ニトリート EB テープ*	50・75 mm
		ニトリート EBH テープ*	50・75 mm
		キネシオテープ（撥水性）	25 mm
			50・75 mm
		タックスプレー/リムーバースプレー	黄色バッグ内
box②	アイシング	ジップロック*	L
		空気入れ	
		コールドスプレー	
		シップ	
		熱冷却シート	
box③	テーピング類	メディリップ*	50・75 mm
		テーピングパッド	各種
	インソール	各種アーチパッド（ソルボ）	
		ソルボスパイク*	
	その他	両面テープ	
box④	創傷処置	消毒用エタプラス*（ウエルパス*）	
		オプサイト*（ロール状）2種	赤バッグ内
		滅菌ガーゼ	3種セット
		消毒セット	
		スキンクロージャー	2・3号
		ステリストリップ*（接着強化剤）	
		デルマポア*ドレッシング	各種
		キズパワーパッド*	5種
		滅菌綿棒	
		スキネード*（外傷用消毒薬，スプレータイプ）	赤バッグ内
		シリンジ	
		ティースキーパー「ネオ」*（歯保存液）	赤バッグ内
		アップタイ*	
		固定用包帯	
box⑤	飲料水作成用	アイスピック	
		Gespa*（殺菌水）	

第2章　競技大会の支援

表2　つづき

	その他	食器用洗剤とスポンジ	
		ジャグ洗浄用ブラシセット	
		ハンドソープ/ハンドジェル	
		ディスポ手袋/軍手	
		フェイスタオル	
		ストロー	
		ゴミ袋	
		ティッシュ/ウェットティッシュ	
		ペーパータオル	
		ゴム手袋	
		ファブリーズ*	
		雑巾	
box⑥	サポーター	フィットバンド	膝用 M/L 肘用 L
		ベンリーラップ*・アクアラップ*	膝・足用 肘・手用
		サクロライト DX*（腰椎ベルト）	M：1, L：2
		サポーテックス*	各種
	装具	アンクルガード	M・L（右, 左）
		手首用サポーター	2種
		ニーガード	L・LL（右, 左）
		ファウルカップ	
	スキンケア	リガードスキンケアー*人工皮膚(皮膚の保護用)	3種
box外		クーラーボックス	4
		アクアゲルホットパック*	4
		頚椎カラー	3
		アイシングサポーター：肩	19
		アイシングサポーター：肘	18
		筆記用具類	
		ファイル類	多々
		バインダー	多々
		延長コード	3本
		携帯ラジオ	5
		氷嚢	21
		手動真空パックセット	5セット

*は商品名です.

1. 阪神甲子園球場における高校野球の支援

表2 つづき

		折り畳みマット（青）	2
		ウォータージャグ（円柱：4，四角：2）	6
		ウォータータンク（青色）	2
		ジャグ置き台（アルミと木製台）	2台
		食塩セット（タッパー：2，小さじ：2）	2セット
		食塩	3袋
		金ザル	2
		ひしゃく	4
		バケツ	5
		ホットパック金釜	1
		バスタオル	多々
		松葉杖	4対
		スプリント（アルフェンス*：13号）	1箱（8）
		オルソグラス*（添え木）5号	搬入なし
		ジェンテック*スプリント：M	1箱（5）
		シュレッダー	1台
		台車	1
		エアスプリント	1セット
		保冷バッグ	1
		アイシングバンデージ	15巻
		物干し台	2
		ストップウォッチ（タイマー）	
		セラバンド*（赤・黄）	
		ホワイトボード	
		スタンド用帽子	
		ゴニオメータ（大・中・小）	
		回内外棒	
		メジャー	
		携帯電話	3台
		パソコン（Windows*）＋バッグ	2台
		プリンター	1台
		デジタルカメラ	1台
		モバイルWi-Fiルーター	

＊は商品名です．

第2章 競技大会の支援

表3 創傷処置系物品リストとその使用方法

2015 春 改訂

	品名	画像	主な使用目的	使用方法・用途
1	消毒用エタプラス*（ウエルパス*）500 ml〜1000 ml		手指・手部の消毒	<使用場面> ・ドリンク作成前，創傷処置前の手指・手部の消毒として使用する． <方法> ①手押しポンプを取り付け，噴霧する． ②速乾性消毒液であり，手などにすり込む． ※類似品として，手ピカジェル*やエタプラス*ゲルあり
2	オプサイト*（ロール状）		創傷部被覆材の固定・保護	<特徴> ・防水性とバクテリアバリアーの特性を持ったフィルム材のため，外部からの水，排泄物，バクテリアによる汚染を防ぐ． <使用場面> ・創傷部をハイドロコロイド材やガーゼなどで覆ったのち，固定・保護を目的として使用する． <使用方法> ①必要な大きさにカットし，白色の裏紙をはがし貼付する． ②目盛のついた裏紙をはがし，皮膚になじませる．
3	滅菌ガーゼ（ステラーゼ*，ケーパイン*）		出血創への直接圧迫止血 過剰な浸出液の吸収 創部の被覆保護	<特徴> ・1枚ずつ滅菌したものが梱包されているため衛生的である． ・止血や浸出液の吸収に使用する． ・ガーゼを除去する際，新生した上皮細胞や肉芽組織まで付着して除去してしまい，創部の回復を遅延させてしまうため，創部の被覆や保護には使用されない． ・応急処置としては創部の被覆には有用である． <使用場面> ・出血や浸出液の吸収に使用し，応急処置として創部の被覆に使用できる．
4	消毒セット		創部の消毒	<内容> ・ピンセット，綿球，消毒液入れ <使用場面> ・創部の汚染が著しい場合，水洗いで洗浄しきれない汚物を取り出す際に使用する． <使用方法> ①創部を水洗いなどでしっかり洗浄する． ②創部の汚染がひどい場合，消毒液を綿球に染み込ませ，ピンセットにて創部を消毒する． ③ガーゼ，パッド付き被覆材にて創部を覆い，包帯やメディリップ*にて固定する． ※試合中の応急処置の場合は②と③を，試合後①を行いハイドロコロイド材を使用するとよい．

＊は商品名です．

をし，発注・購入作業も担っている．試合前に行う処置に必要なテーピングやサポーター，試合中のアクシデントによる外傷に対するテーピングやアイシング用品，スプリント，創傷に対する処置物品など，さまざまな状況に対応できるよう各種物品を取り揃えている（**表2〜4，図34**）．また，熱中症予防のため

1. 阪神甲子園球場における高校野球の支援

表4 テーピングリストとその使用方法例

	品名	画像	主な使用目的	使用方法・用途
1	ニトリート CBテープ* (非伸縮性)		関節の固定	非伸縮性であるため、関節の動きをしっかりと制動・固定したい場合に使用する. テープの幅は、13 mm、38 mm、50 mmがあり、手指から手関節、膝関節、足関節などに使用する. 捻挫後で関節に緩みが生じ、選手の不安感や恐怖心が強い場合に使用することが多い. また、アンダーラップなどのテーピングの固定用としても使用する. 色は目立たないようベージュを使用している.
2	ニトリート EBテープ* (伸縮性・厚手)		関節運動の制動(強)	伸縮性であるが、厚手のため関節の制動や固定に使用する. 強固に関節運動を制動しつつも、動きを残しておきたいような場合に使用する. テープの幅は、50 mmを使用しており、主に下肢関節の制動に使用することが多い. 上肢関節においても強めの制動が必要な場合は使用する場合もある.
3	ニトリート EBHテープ* (伸縮性・薄手)		関節運動の制動(弱) テーピングの固定	伸縮性であり、テープが薄手のためハンディカットが可能である. 伸縮性が強いため、関節の制動は難しく、アンダーラップの固定や関節固定したテープの保護などで使用することが多い. テープの幅は、50 mmと75 mmを使用しており、各体節の周径に合わせて選択している.
4	キネシオロジー テープ		筋の保護やサポート 関節の誘導 および制動	主に筋のサポートテープとして使用する. 伸縮性があり、粘着性も強いため、皮膚に馴染みやすいことから多用している. テープの幅は、25、50、75 mmを使用しており、上肢、体幹、下肢など汎用性が高い. テープのテンションを変えることで、筋のアシストテープから関節の誘導および制動まで目的に合わせて使用している.
5	アンダーラップ		皮膚の保護 (テーピング前に 使用)	テープを直接皮膚に貼付する前に、皮膚の保護として使用する.
6	メディリップ*		テーピング等の固定 筋の圧迫	伸縮性および自着性のあるテープで、貼付したテープを固定するために使用することが多い. また、打撲後などのアイシングを行う際にアイシング道具(アイシングバンデージやアイスパックなど)を患部に圧迫・固定する際に使用している. テープの幅は、50 mmと75 mmを使用しており、各体節の周径に合わせて選択している. このテープは、繰り返し使用可能であり、ハンディカットも可能である.

*は商品名です.

のスポーツドリンクや試合日以外に行うコンディショニングで使用する物理療法機器(電気治療器やホットパックなど)も準備している. 各種物品の使用方法を周知することも必要であり、サポートスタッフへの指導や伝達なども行っている. 選手に対し、迅速な対応が求められるサポートの現場において最善を尽くすには、より効果の高い物品を準備する必要があるため、幅広い情報を収集しながら大会サポートの充実化を図るため日々活動している(**図35**).

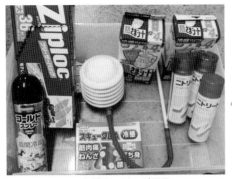
a．各種クーリング用品

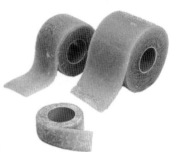
b．アイシングバンデージ

図34　各種アイシング用品

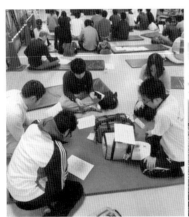
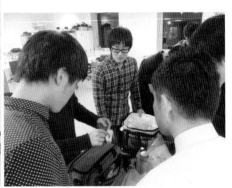

図35　物品班の会議

4　研　究

　野球選手の障害予防・啓発の目的で，さまざまな検査・測定，研究を行ってきた．研究結果より，障害発生の要因，野球選手の特性を理解していくことで，クーリングダウンとコンディショニング内容を検討し，新たな立案と実施を行っている（**表5**）．

表5 研究内容

タイトル	演者	発表時期
甲子園大会出場投手の肩関節外転筋力，握力，上肢関節可動域の測定結果とその経時的変化[9]	鳥塚之嘉 中川滋人，他	1998
高校野球甲子園大会における投手の肩関節可動域特性について[10]	淵岡 聡 岩田 晃，他	2002
高校野球投手の肩関節外旋および内旋筋力[8]	野谷 優 鳥渕佳寿，他	2002
全国高校野球大会における投手の球速変化と疲労（第3報）[11]	山野仁志 中江徳彦，他	2001
野球選手における肩甲上腕リズムの特異性[12]	上野隆司 小柳磨毅，他	2002
全国高校野球大会における投手の球速と関節可動域および肩筋力の変化（スポーツと疾患)[13]	山野仁志， 元脇周也， 濱田太朗，他	2002

5 展 望

　1995年から開始された理学療法士による甲子園大会サポートは，2015年で20年を迎えたが，サポート内容は常に変化し続けている．それは，障害の発生因子が多岐にわたり，それらに対応してきた結果である．高校野球の甲子園大会は国民的行事であり，障害予防を目的としたサポート活動がもたらす影響，役割は大きい．こうした大会における横断的な支援活動が，小・中学生や日常的な部活動に対する縦断的な支援活動を活性化させると考えられる．理学療法士が全国の加盟校に対し，日常的に支援することができ，すべての大会において健康管理，サポート活動が実践できるのが理想である[14],[15]．

第2章 競技大会の支援

引用文献

1) 小柳磨毅, 他：高校野球甲子園大会における理学療法士のメディカルサポート. PTジャーナル **40**：449-456, 2006
2) 岡本典子, 他：高校野球全国大会におけるメディカルサポートの取り組み. スポーツ傷害 **4**：21-23, 1999
3) 中川滋人, 他：全国高校野球甲子園大会における投手肩・肘関節機能検診の結果. KDSMS **4**：1-3, 1994
4) 正富　隆, 他：成長期の投球傷害の実態と予防. 日整会誌 **69**：47, 1994
5) 中川滋人, 他：高校野球のメディカルサポート. 臨スポーツ医 **12**：365-371, 1995
6) 佐藤睦美, 他：野球選手に対するスポーツ理学療法. 理学療法 **18**：1135-1145, 2001
7) 越智隆弘, 他：高校野球甲子園大会で投球禁止規定新設される. 臨スポーツ医 **11**：851-853, 1994
8) 野谷　優, 他：高校野球投手の肩関節外旋および内旋筋力. 理学療法学 **29**：26, 2002
9) 鳥塚之嘉, 他：甲子園大会出場投手の肩関節外転筋力, 握力, 上肢関節可動域の測定結果とその経時的変化. 臨スポーツ医 **15**：233-240, 1998
10) 淵岡　聡, 他：高校野球甲子園大会における投手の肩関節可動域特性について. 理学療法学 **29**：25, 2002
11) 山野仁志, 他：全国高校野球大会における投手の球速変化と疲労（第3報）. 体力科学 **50**：1005, 2001
12) 上野隆司, 他：野球選手における肩甲上腕リズムの特異性. 理学療法学 **29**：239, 2002
13) 山野仁志, 他：全国高校野球大会における投手の球速と関節可動域および肩筋力の変化. 体力科学 **51**：777, 2002
14) 小柳磨毅, 他：高校野球甲子園大会における障害予防. スポーツ傷害 **12**：63-68, 2007
15) 鳥塚之嘉, 他：選抜高等学校野球大会・全国高等学校選手権大会でのメディカルサポート. 臨スポーツ医 **29**：416-421, 2012

Column

スタンドからの甲子園

　第96回選手権大会に息子が出場した．当然，開会式での行進をスタンドから観戦しようと思っていたのだが，数十年ぶりという雨で2日間もずれてしまった．開会式当日は，甲子園大会サポートスタッフとして球場内に待機し，息子の姿を1塁ベンチの影よりほんの少しみることができた．息子の姿を甲子園のベンチからみることになるとは，と不思議な感じを受けたことを今でも思い出す．

　試合日は，スタッフを外れアルプス応援席からの観戦，応援をした．甲子園大会スタッフの際にはベンチ裏モニターで試合状況を確認，またはバックネット裏から選手状況を把握している．この日は息子の打撃，守備，走塁を観戦したが，スタッフとしての目線ではなく，息子が楽しんでいる姿を目に焼きつけるようにみていたように思う．甲子園に大会スタッフとして参加し15年以上が過ぎ，幼い頃に息子には「ここで野球をするんだぞ」といったものだが，まさか息子が本当に甲子園でプレーすることになるとは夢のようであった．親の立場から，裏方として甲子園大会をサポートしている理学療法士がいて，最高の舞台で最高のパフォーマンスをさせていただいたと感謝している．最近では甲子園大会に出場し甲子園大会サポートスタッフの存在を知り，理学療法士への道を選択し，また甲子園に戻ってきてくれている選手が多くなっている．指導者として選手のコンディショニング，トレーニング，障害予防などを後輩選手たちに指導してくれている選手も多い．今後も多くの選手が夢の舞台で最高のパフォーマンスができるよう精進していき，障害予防の重要さを知ってもらえるよう努力していきたい．

長浜赤十字病院リハビリテーション科　堀口幸二

第 2 章　競技大会の支援

> **Column**
>
> ## 高校野球との関わり
>
> 　全国の高校野球を統括する日本高野連の事業に，理学療法士が参加した契機は，1994 年にオーストラリアで開催された第 1 回アジア AAA 野球選手権大会でした．
>
> 　大阪市内にある荘厳なたたずまいの中沢佐伯記念野球会館を初めて訪れた際，国民的な行事を運営する競技団体が，想像していたよりもはるかに少ない職員の方々で運営されていることに驚きました．国内合宿から帯同する機会を得た私は，大会優勝の鮮烈な経験とともに，連盟職員の方々の徹底したアマチュア精神と選手を支援する真摯な姿勢，緻密な計画と周到な準備，迅速かつ細やかな対応，強い発信力に深い感銘を受けました．連盟役員の方から要請され，オーストラリアで後送病院へ挨拶に出向いた翌日，日本人選手が試合中に骨折し，その病院へ搬送される事態が起こり，こうした思いはさらに強くなりました．
>
> 　初めて年末年始を初夏の南半球で迎えましたが，大みそかの年越し蕎麦や元日の赤飯まで用意され，深夜まで選手団荷物をまとめた帰国前日には，あざやかな梱包術を直伝いただきました．さらに帰国後には，複数のメディアが遠征時の理学療法士による支援活動を伝えました．
>
> 　その後，阪神淡路大震災を乗り越え，二十年以上にわたって，さまざまな活動の機会を与えていただきました．アジア AAA 野球選手権大会も二度にわたって日本が主催国となりましたが，この国際的なイベントも「人をお迎えする」という哲学が貫かれた，すばらしい大会運営でした．われわれも全日本チームのほかに，参加国の支援活動にも携わることができました．このように野球選手の健康支援に関わる理学療法士の活動が，国内外で広く発展できたのは，連盟各位のご支援によるところが大きく，ここにあらためて感謝と敬意を表したいと思います．
>
> 　　　　　　　　　　　　　一般社団法人アスリートケア　代表理事　小柳磨毅

Column

阪神甲子園球場のベンチ裏

　1995年春の選抜大会から,主催者より委託された理学療法士が全試合を通じて阪神甲子園球場内に待機し,急性外傷に対する処置や慢性障害の予防などの支援を開始しました.

　この年の夏に行われた第77回選手権大会の決勝戦,帝京-星稜戦は印象深い試合でした.星稜高校の山本省吾投手は準決勝戦から股関節内転筋の肉ばなれが悪化し,決勝戦では攻撃の度にベンチでテーピングとアイシングを繰り返しました.マウンドの山本投手は回を重ねるごとに,投球動作の重心が急激に下降するようになり,1球でも早い攻守の交代を願いました.星稜高校はさらに,交錯プレーにより三浦聡捕手も膝を負傷するアクシデントに見舞われました.試合が中断して関係者が見守る緊迫したベンチ裏には,復帰を待つ大観衆の声援も伝わり,テーピングを行う手が少し震えました.その後はバッテリーの守備機会ができるかぎり少ないように祈りつつ,攻撃中のベンチで腰をかがめて処置を続けました.決勝戦には破れたものの,星稜バッテリーが最後までプレーできた安堵感から,試合終了時に山下智茂監督とベンチで握手を交わしたことを覚えています.

　急性外傷の多くは外科外来で処置されるため,医療機関に勤務する理学療法士は,救急処置の経験が浅いことが多いのが実情です.トーナメント制の競技大会では,処置の優劣が翌日以降のパフォーマンスに影響することも多く,試合中の処置には迅速性も求められます.手の震えることなどがないように,ワークショップなどの機会を通じて,十分に救急処置のトレーニングを積んでおく必要があります.

一般社団法人アスリートケア　代表理事　小柳磨毅

Column

選手として甲子園大会の
サポートを経験して

　理学療法士の複数体制によるサポートが開始されて2年目の夏（第78回選手権大会・決勝戦9回裏で松山商業高校，奇跡のバックホームの年）に，選手として参加し試合後のクーリングダウンを経験しました．当時は障害予防や疲労回復などに対する情報が少なく，貴重な指導を甲子園の地で受けられたことがとても衝撃的だったことを記憶しています．

　亡父の遺言で，理学療法士になる!! と中学生の時に決めていた私にとって，スポーツの現場でも自分自身の経験が生かせる理学療法士になりたいと，志をより深く刻めた機会となりました．現在も甲子園のサポートが自身の原点となっています．

行岡病院リハビリテーション科　福田明雄

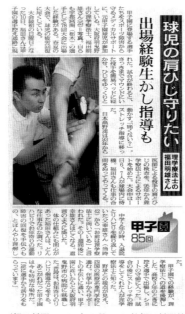

（朝日新聞　2003年8月14日付朝日新聞社提供）

Column

アスリートケア事始め

　一般社団法人アスリートケアの活動が前身のスポーツ傷害理学療法研究会発足から20年となりました．しかし，その少し前からアスリートケアの礎となる活動があったことを皆さんご存じでしょうか．

　それは，第75回選手権大会（1993年）の後，知人の電話から始まりました．「○曜日の夜，空いてないかな？」「あっ，大丈夫です」「高校野球の日本代表のサポートを手伝ってほしいから，日本高野連に来てくれる？」「えっ…，僕でいいのでしょうか？　まったく経験がないんですが」「大丈夫，大丈夫」「行かせてもらいます」とおおむねこんな会話だったと思います．そこから私のアスリートケア人生は始まりました．

　集合場所は，今でも代表選手が宿泊する日本高野連の上階にある宿泊施設でした．日本高野連ってどこ？　ナビのなかった時代ですから，地図を片手に必死で向かったのを覚えています．そして到着したのが「中沢佐伯記念野球会館」内にある日本高野連でした．部屋に入るなり目に飛び込んできたのは，敷き詰められた布団とそこに横たわる選手たち…．今では専用ルームに複数の治療ベッド，さまざまな物理療法機器，Wi-Fi環境と充実したサポート環境が当たり前ですが，当時は低周波治療器1台を駆使し，選手の布団を回ってコンディショニングを実施していました．まさに「コンディショニングの御用聞き」といった様相でした．選手たちも大会後でリラックスしており，体調のこと以外にもいろいろな話題で盛り上がり，まるで修学旅行の延長のような雰囲気でした．

　この数人で始めたサポートがその後のスポーツ傷害理学療法研究会，アスリートケアの活動の原点となった記念すべきサポートでした．それ以後，国際大会遠征時の帯同や甲子園大会でのサポートが始まり，腱板機能測定器Musculator GT-10, Musculator GT-10改良型（OG技研社製）通称「甲子園くん1号，2号」の開発など貴重な経験を積むことができました．振り返ると初期の活動がとても懐かしく感じられます．サポート回数を重ねるごとにスタッフも増え，サポートの質も向上し，アスリートケアはめざましい発展を遂げました．

PLUS＋整骨院／理学療法士　町田実雄

2 全国高等学校軟式野球選手権大会の支援

武岡健次, 藤本智久, 三星健吾

1 サポートの概要

　全国高校軟式野球選手権大会（以下，軟式大会）は，毎年8月の下旬に兵庫県の明石公園第一野球場（明石トーカロ球場）と姫路市立姫路球場（ウインク球場）の2つの会場で行われている．大会は全国47都道府県を16のブロック（北海道・北東北・南東北・北関東・南関東・東京・北信越・東海・近畿・大阪・兵庫・東中国・西中国・四国・北部九州・南部九州）に分け，各ブロック1校ずつ合計16校の代表で争われ，「もう1つの甲子園大会」ともいわれており，毎年熱い戦いが繰り広げられている（**図1**）．

　軟式大会のサポートは2001年より始まり，現在は各球場に理学療法士2～3名で対応し，試合中のアクシデントと試合前後の処置やアイシングなどを実施している（軟式大会サポート部）．

2 サポートの変遷

2-1 サポート体制

　2001年より以下の経過でサポートを実施している．開始当初は，理学療法士のみで対応していたが，より充実したサポートを実施していくために2012年より理学療法士養成校の学生の参加も導入している．

- ・2001～2005年：1球場に理学療法士1名体制
- ・2006～2011年：1球場に理学療法士2名体制
- ・2012～2013年：1球場に理学療法士2名＋学生参加
- ・2014～2016年：1球場に理学療法士2～3名＋学生1～2名

2-2 統括責任者と主な業務（表1）

　2015年より，統括責任者を交代で務めるシステムに変更し，次世代の育成に

2. 全国高等学校軟式野球選手権大会の支援

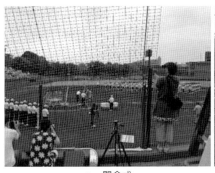

a．開会式　　　　　　　　b．大会試合中の様子1

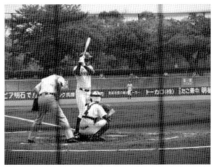

c．大会試合中の様子2　　　d．応援席

図1　全国高校軟式野球選手権大会（明石トーカロ球場）

表1　統括責任者の主な業務

1．事前会議の資料および議事録作成
2．サポートマニュアルの修正・確認
3．シフトの作成に参加
4．全国高校軟式野球選手権大会用物品準備の参加
5．全国高校軟式野球選手権大会サポートの集計
6．反省会の資料および議事録の作成
7．軟式指導者講習会への参加
8．その他，必要な連絡調整

努めている．

2-3 理学療法士養成校の学生の参加

2012年より理学療法士養成校の学生が参加し，スタッフの補助を行ってい

る．理学療法士養成校の学生の参加人数の推移と主な業務を**表2, 3**に示す．

2-4 サポートスタッフの確保

サポートスタッフの確保については，毎年難渋しているが**表4**のように経過している．

3 サポートの内容

3-1 サポート業務マニュアル

サポートの内容として実際のマニュアルを紹介する（**資料4**を参照）．

3-2 熱中症対策としての取り組み

熱中症対策として，明石トーカロ球場では大会中の暑い日になるとドライミストが稼働し（**図2**），外気温を下げるようになっている．また観客のためにスタンドに日よけも設置された（**図3**）．

表2　理学療法士養成校の学生参加人数

2012年	延べ8名（四條畷学園大学：2名）
2013年	延べ8名（四條畷学園大学：2名・大阪電気通信大学：5名）
2014年	延べ11名（四條畷学園大学：3名・大阪電気通信大学：3名 大阪行岡医療大学：1名・関西医療大学：1名）

表3　理学療法士養成校の学生の主な業務

1．理学療法士の監視下でのドリンク作り
2．理学療法士の処置中の試合の監視
3．処置物品の準備
4．アイシング処置の手伝い（理学療法士同伴）
5．アイシングサポーターの除去（理学療法士同伴）
　※学生だけで選手に触れることのないように注意

表4　理学療法士の参加人数

2006年	延べ16名（9名）
2007年	延べ16名（13名）
2008年	延べ21名（15名）
2009年	延べ16名（13名）
2010年	延べ16名（12名）
2011年	延べ16名（13名）
2012年	延べ16名（9名）
2013年	延べ14名（11名）
2014年	延べ24名（18名）
2015年	延べ21名（19名）
2016年	延べ20名（19名）

2. 全国高等学校軟式野球選手権大会の支援

3-3 サポートの特徴（内容と集計）

2007年から2016年までのサポート内容を**表5**に示す．

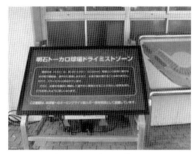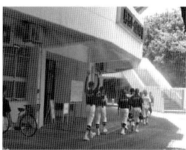

図2　明石トーカロ球場のドライミスト

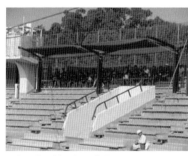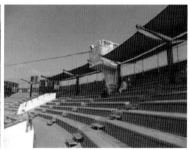

図3　明石トーカロ球場のスタンド

表5　全国高校軟式野球選手権大会のサポート内容

年	2007	2008	2009	2010	2011	2012	2013	2014	2015	2016
投手の投球後のアイシング件数	30	32	32	29	28	35	35	32	33	36
処置										
アイシング	4	7	10	18	9	6	6	5	3	10
テーピング	9	11	11	17	5	8	3	9	6	19
コンディショニング	6	0	2	2	8	2	1	1	7	6
消毒など創処置	1	0	2	6	1	1	0	3	7	2
熱中症様症状										
選手	5	1	1	6	7	3	2	3	9	2
一般	6	0	0	1	1(審判)	1	2	0	0	2

4 軟式大会サポート部の活動

軟式大会サポート部の主な活動について以下に説明する．

①軟式大会の開催概要の確認と日本高野連との連絡調整

統括責任者は，日本高野連と連絡をとり，日程についての変更がないか，またサポート体制に変更がないかを確認する．

②軟式大会サポート運営会議（マニュアルの確認と変更）

担当理事，統括責任者，軟式大会サポート部員でマニュアルを毎年確認し，必要に応じて変更している．甲子園大会で変更になった部分などを考慮し軟式大会でも生かせるように毎年マニュアルを変更している．さらに，サポートを募集する前にサポートに興味をもっている会員にサポート内容の説明を行う．

③軟式大会サポートシフト作成

軟式大会サポートの募集を実施し，随時シフトを作成していく．

④軟式大会サポートの準備

甲子園大会の進行を考慮して，軟式大会サポートの物品を準備する（場所：日本高野連）．

⑤軟式大会サポート

軟式大会のサポートを明石トーカロ球場とウインク球場で実施する．

⑥軟式大会サポート反省会議

軟式大会のサポート内容と問題点を検討するために反省会を実施する．

⑦軟式大会サポート部勉強会および運営会議

反省会で上がった問題点を基に勉強会や今後の運営方針について検討する．

⑧全日本軟式野球指導者講習会の参加

軟式野球指導者講習会への実技指導では軟式大会サポートスタッフからも参加している．

5 今後の課題

5-1 スタッフ確保の問題

毎年，スタッフ確保については難渋しているが，1球場2～3名体制となってからは参加してもらいやすくなった．また2014年の大会は延長50回で注目を浴びたこともあり，参加スタッフの増加が望まれるところである．

2. 全国高等学校軟式野球選手権大会の支援

5-2 マンパワーとサポート内容の問題

スタッフ数との兼ね合いもあるが，現在のサポート内容について今後も検討し，より良いサポートが実施できるよう意見を出し合い，工夫していくようにしている．

> **Column**
>
> ### 軟式大会支援の始まり
>
> 2001年8月26日，日本高野連からの依頼を受け，はじめて軟式大会のサポートに参加しました．前日は選手たちが宿泊している施設に宿泊し，朝は選手たちと同じ朝食をとり明石トーカロ球場に向かいました．ホテルに分宿している硬式の大会と雰囲気が大きく異なることに正直驚きました．選手たちと同じ宿泊施設で泊まり，食事を共にすることで，選手たちと同志のような気持ちになったことを思い出します．今思えば，軟式大会のサポートの原点が，ここにあると思います．
>
> 武庫川女子大学健康・スポーツ科学部健康・スポーツ科学科　武岡健次

第2章 競技大会の支援

第59回大会の延長継続試合

　第59回大会の準決勝の中京高校（岐阜）対 崇徳高校（広島）では，歴史的な継続試合が行われ，延長50回という壮絶な戦いが繰り広げられました（**図**）．中京高校は軟式大会でも常連校で，チーム付きのトレーナーが試合後に球場の外で選手をまとめてセルフストレッチングを実施していました．また投手については別メニューで実施され，宿舎に帰ってからもしっかりとしたケアがされていたようです．一方，崇徳高校は初日，2日目までは，宿舎に卒業生の理学療法士がケアに入ったようですが，もっとも疲労が強くなる3日目は不在とのことでした．そこでアイシング後にコンディショニングの依頼があり，医務室で疲労部位を聴取しながら肩や体幹，股関節周囲などのクーリングダウンを実施しました．さすがに3日間で45回を投げた後は肩，肘だけでなく，体幹，殿部など全身の筋が疲労していたので，今後のケアのために宿舎でセルフストレッチングを実施できるように指導しました．

　第59回大会は，多くのメディアで延長継続試合のことが報道され，あまり知られていなかった軟式大会に注目が集まりました．また，これがきっかけとなりタイブレーク制の導入が決定されました．今後も会員の皆様と日本高野連の方々と一緒に，選手にとってより良いサポートができるように努力していきたいと思います．

姫路赤十字病院リハビリテーション技術課　藤本智久

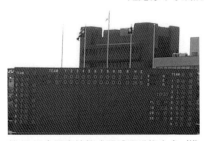

第59回全国高校軟式野球選手権大会（準決勝 延長50回のスコアボード）

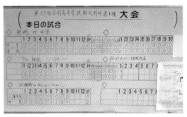

第59回全国高校軟式野球選手権大会（準決勝および決勝）

3 高校野球地方大会の支援

堀口幸二

1 背景

　1995年春より選抜大会において，理学療法士による大会支援活動が開始された．地方大会における大会支援活動は1998年より和歌山県で開始され，順次近畿2府4県で支援されるようになった．しかし各地区において大会で使用される球場数や参加できる理学療法士数も異なり，特にスポーツ現場での支援活動の経験がある理学療法士が少なかった．そこで，近畿各地区の取りまとめ役となる理学療法士が年に数回集まり，情報交換，勉強会の方法，理学療法士数の確保といった問題点を共有し，お互いに協力体制をもつことで，各府県の大会の支援活動が円滑に行えるようになった．そのなかでも奈良県のように，春季と秋季の地方大会すべてに1回戦より理学療法士を派遣し，積極的に活動できている県もある．各地方大会の支援活動は，各都道府県の高校野球連盟より，地元の理学療法士会や理学療法士でつくる各種団体などが依頼を受けて行われている．

　大会支援を開始してから20年が経過した近年では，甲子園大会につながる地方大会での支援活動がほぼ全国に普及してきているが，特に障害予防には健康管理を含む日々のコンディショニングが重要であることを啓発してきた．

　筆者は，滋賀県での大会支援を主に行ってきたため，滋賀県での大会支援活動と取り組みについて紹介する．

2 滋賀県での大会支援活動

2-1 概要

　滋賀県では滋賀県高校野球連盟からの要請により，2002年夏の全国高校野球選手権滋賀大会からサポート活動を開始している．開始当初は，準決勝・決勝の3試合，2003年は準々決勝（ベスト8）から，2005年よりベスト16からの15

第2章 競技大会の支援

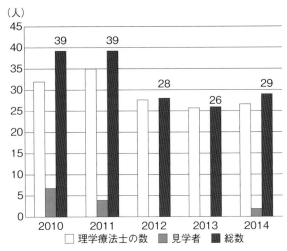

図1 理学療法士の数

試合をサポートしている．また，大会前に依頼のあった滋賀県内の加盟校に対して，開会式直後にテーピング指導なども行っている．試合開始前より球場内に3〜6名の理学療法士が待機し，大会中は延べ30名前後の理学療法士で対応し，準決勝からは医師も常駐している（**図1**）．

2-2 大会支援内容

1）処　置

　試合に関わる処置として，試合前にチームからの要請によりテーピング，水疱や胼胝の処置，ストレッチングなどを実施している．試合中はホーム裏控室より選手の状態を観察しながらクロスプレーやデッドボールによる打撲などの急性外傷に対する応急処置を行い，必要に応じて試合終了後にも再処置を行っている．

2）実施件数

　2014年全国高校野球選手権滋賀大会での実施件数は33件（試合前10件，試合中8件，試合後15件）で（**図2**），処置内容はアイシング17件，テーピング6件，コンディショニング6件，創処置4件であった．

　選手権大会は暑熱環境下で行われるため，責任教師・監督会議に出席し，熱

3. 高校野球地方大会の支援

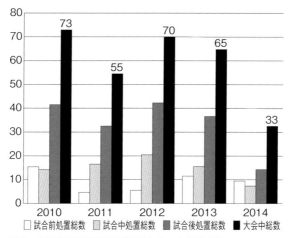

図2 全国高校野球選手権滋賀大会での処置件数

中症予防の啓発を行っている．また試合中はベンチ内での飲水やクーリングなどを積極的に呼びかけている．さらに個々の選手の動きとパフォーマンスを把握するために，スタンドからも選手を観察している．処置を施行した選手の内容は，受傷機転，評価内容，処置内容を具体的に記載し，図示して次の理学療法士へ申し送るようにしている（**図3**）．具体的な内容を記載することで，選手の症状の変化，救急搬送の依頼，病院への引き継ぎがよりスムーズとなる．

3) クーリングダウンとコンディショニング

試合後のクーリングダウンについては，登板投手は試合終了後に軽いキャッチボールを行い，その後，理学療法士によって肩・肘のアイシングを施行してきた．しかし最近では加盟校のアイシングの必要性に関する認識が高まり，自発的に各高校で行われるようになった．ストレッチングの開始当初は，チームごとに投手と野手に分かれ実施していたが，現在は希望選手に対し，個別の対応を行っている．また，各加盟校にはストレッチング方法の説明冊子を事前に配布し，実施してもらうよう依頼している．重篤な障害発生の危険性がある選手に対しては，ストレッチング，テーピング指導など個別での対応をしているが，理学療法士の判断能力と技術が要求される．

コンディショニングについては，希望選手に対し，試合前日・試合前・試合後に対応し，特に疲労回復を目的にストレッチングやマッサージなどをすると

第2章　競技大会の支援

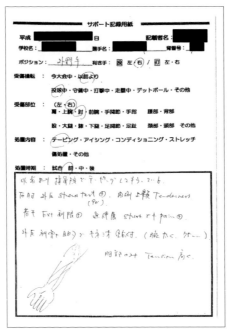

図3　サポート記録用紙

ともに，セルフケアやトレーニング指導も併せて行っている．

4）理学療法士・運営

　理学療法士の募集は，県内病院への募集要項のFAX送信やメーリングリストを活用している．募集しても，すべての日に理学療法士を確保することが難しく，その場合は直接，電話で参加の交渉をしている．近年，若い理学療法士や理学療法士養成校の学生が見学することもあり，徐々にではあるが増加傾向である．

3 滋賀県での取り組み

3-1 勉強会

　サポート活動をより良いものにするために，理学療法士の知識・技術の向上を目的としたスポーツに関する勉強会を開催している．内容はテーピング，コ

3. 高校野球地方大会の支援

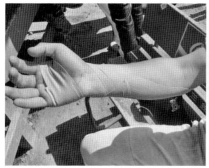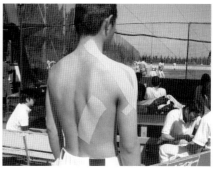

図4 実践的テーピング勉強会

ンディショニング，症例検討などを実施している．

3-2 実践的テーピング勉強会

　滋賀県高野連の加盟校と選手の協力のもと，実践的テーピング勉強会を毎年1回開催している．内容はグラウンドにて選手にテーピングを施行し，実際にプレーをし，その際の状態，テーピングの具合などについて選手より意見をもらう（**図4**）．大会中は，試合前にテーピング処置を済ませておく．選手たちはプレーに集中しているため，実際に巻いたテーピングが効果的であったか，適切にパフォーマンスを低下させずにプレーできたかがわからないことが多い．テーピングを施行した理学療法士も実際に効果があったかどうかを判断できず，巻いたということのみで終わってしまうこともある．しかし，実践的テーピング勉強会では，実際の選手の声を練習後に聞くことができるため，効果がなければ巻き直し，何がいけなかったのかなどの考察を深めることができる．また，テーピング指導と同時に動画を撮影することにより，パフォーマンスへの影響と効果を判定している．選手には障害に至った経緯を説明し，トレーニング，コンディショニング方法を指導している．テーピングの方法は，マネジャーに指導するとともに，評価の結果とテーピング，トレーニング，コンディショニングなど指導した内容を記録した用紙を加盟校に渡し，障害予防の参考にしていただいている．

3-3 野球肘検診

　障害予防の啓発活動として，医師の協力のもとに野球肘検診を行っている．

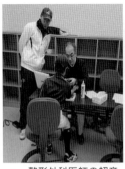
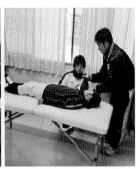

a．整形外科医師の超音波エコー検査　　b．理学療法士による関節可動域測定

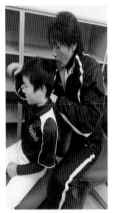

c．柔軟性チェック

図5　野球肘検診

野球肘検診の内容は，整形外科医師の超音波エコー検査，理学療法士の関節可動域測定，柔軟性チェックなどである（**図5**）．医師と協力し，早期に野球肘を発見することは重要である．野球肘検診は小中学生から障害予防の重要性を理解する機会となり，保護者や指導者への障害予防の啓発にもつながる．

3-4　海外帯同

　滋賀県の大会支援活動は，地方大会だけではなく，2005年と2006年冬には，滋賀県高野連のミャンマーへの海外遠征に理学療法士が帯同し，チームに対し，ウォーミングアップ，クーリングダウン，テーピング指導などを行った（**図6**）．海外遠征は，選手にとっても帯同した理学療法士にとっても健康管理を実施す

3. 高校野球地方大会の支援

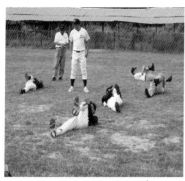
a．ウォーミングアップ

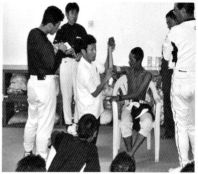
b．テーピング指導

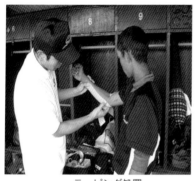
c．テーピング処置

図6　海外遠征

る貴重な機会である．

4　展　望

　今後，地方大会でのサポートに期待することは，全国各都道府県大会において全試合のサポートが行われることと，各加盟校すべてに日常的に理学療法士が関わり，コンディショニング，障害予防の重要性を啓発していき，障害発生をなくすことである．それを達成するため知識・技術の向上は不可欠である．日々努力していくことを忘れてはいけない．

Column 実践的テーピング勉強会

　実践的テーピングは実際に高校に行き，練習，練習試合で選手にテーピングを実施しています．日ごろより，肘，肩，腰，足などさまざまなところに痛みや違和感があり十分な投球ができないなどの選手が対象です．練習前，練習試合前に，3人一組程度で評価をし，テーピングをします．テープを巻かれた選手は練習を20分程度，練習試合なら回の途中に再度，評価をします．評価の際には，実際にテーピングの効果について選手から意見を聞きます．選手は満足のいくプレーがしたいので，正直に答えてくれます．「あまり効いていない」「変わらない」「もう少しきつくしてほしい」「まだ痛いです」などの答えがあります．そこで再度，仮説を立ててテーピングを施行します．この作業を繰り返していきます．最終的に，ある程度の満足できるプレーができれば，評価，テーピングの巻き方，トレーニング方法，コンディショニング方法などを用紙に記載し，マネジャー，部長に説明します．一連の作業は，理学療法士として重要である評価，仮説の立て方，指導の仕方，また，最後に参加者でプレゼンテーション，ディスカッションをするので，他者に伝える能力のスキルアップにもつながります．

　テーピングの効果，テーピングの施行方法，ポジション設定，傷害発生のメカニズムを学ぶことはあらゆるスポーツ現場，競技大会でのサポート活動に発揮されるものであると思います．

長浜赤十字病院リハビリテーション科　堀口幸二

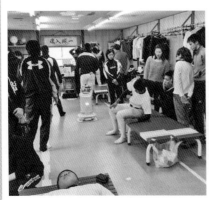
評価風景

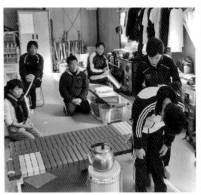
プレゼンテーション風景

4 WBSC U-18 ベースボール・ワールドカップの支援

太田善行, 伊佐地弘基

1 WBSC U-18 ベースボール・ワールドカップ

　世界野球ソフトボール連盟 (WBSC: World Baseball Softball Confederation) 主催のWBSC U-18 ワールドカップ (WBSC U-18 Baseball World Cup) は, 18歳以下の各国・地域代表選手で競われる野球の国際大会である〔旧称は「AAA世界野球選手権大会 (〜2012年まで)」「IBAF U-18 野球ワールドカップ (2013年)」. どちらも国際野球連盟 (IBAF: international baseball federation) が主催していた. AAAとはIBAFの年齢区分で, 16歳以上18歳以下を指す〕. 2015年より本大会名となり奇数年に開催されている. また, 偶数年にはBFA (Baseball Federation of Asia) U-18 アジア野球選手権大会が開催され, 本大会の予選を兼ねている. 日本高野連から依頼を受け, 現在, アスリートケアからは2名が日本高校野球代表チームの理学療法士として帯同している.

　帯同するためには, 春夏の甲子園大会サポートの統括責任者としての経験が必要となる. 甲子園大会サポートの副班長, 班長, さらに統括責任者として経験を重ねて選出されることになっている.

2 国内合宿

　高校野球日本代表選手は選手権大会の最終日に発表され, 直後に招集, 国内合宿を約4日間行い, その後約2週間に及ぶ大会に臨む.

　国内合宿は, 中沢佐伯記念野球会館 (日本高野連本部) を合宿所として, 近隣の大学, または企業のグラウンドで練習を行うことが多い. サポート内容は, 春夏の甲子園大会と同様に, ドリンク作成, ウォーミングアップ, テーピングなどの練習前の処置, 練習中のアクシデントへの対応, 練習後の肩・肘のアイシング, クーリングダウン, 帰宿後のコンディショニングなどを行うことである. また, これらを現地で行うために使用する物品の搬送準備も同時に行う (図1).

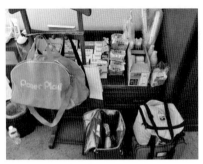
図1　使用物品の例

　代表選手の検査も行うが，春夏の甲子園大会に出場した選手が多く，可能なかぎり甲子園大会でのコンディショニングに関するデータを収集し状態把握に努めることがサポートの第一歩となる．大会が行われる現地の食事は，ホテルではビュッフェ形式でとることが基本となることから，選手の好き嫌いも含め，偏った食事にならないように栄養管理が重要となる．この栄養管理に関しては，国内合宿中に管理栄養士から講義を受ける機会がある．また，国際大会でありドーピング検査も行われることから，専門家より講義を受ける機会もある．

　帯同する医療スタッフは理学療法士のみであることから，実際の食事場面でのアドバイスや，選手が使用している薬の管理，常備薬の準備を理学療法士が行わなければならない．特に市販薬は少し名前が異なるだけで，たとえば「新」が付くだけでも違反薬物となることがあり，注意が必要である．「うっかりドーピング」を防ぐために，将来性のある選手自身にとってアンチ・ドーピングの知識は必要不可欠である．また，スポーツファーマシストへの相談も有効な手段となる．スポーツファーマシストとは薬の専門家である薬剤師の認定資格であり，最新のアンチ・ドーピング規則に詳しい．

3　現地での活動

　2013年にIBAF U-18野球ワールドカップに改称されたこの年の高校日本代表チームは，予選ラウンドから決勝戦まで全9試合を戦い準優勝という結果であった．この大会のサポート件数を**表1**に示す．「1部位1アプローチ実施を1件」として集計した結果，総件数は539件であった．サポートは疲労回復が主

4. WBSC U-18 ベースボール・ワールドカップの支援

表1 サポート件数

	テーピング	その他処置	物理療法	アロマ	インソール	合計
試合前	107	33	6	0	0	146
試合中	8	3	8	0	0	19
試合後	0	0	52	0	0	52
コンディショニング	14	202	76	27	3	322
合計	129	238	142	27	3	539

・件数は，1部位へ1アプローチ実施にて1件とカウント
・その他処置は，マッサージ，ストレッチングなど徒手による介入
・投球後のアイシングは，物理療法に含む

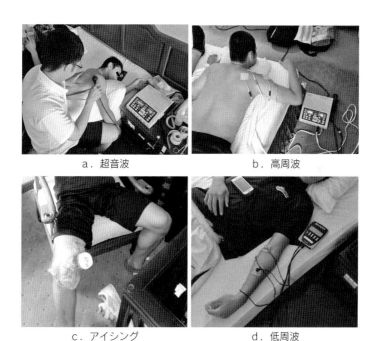

a．超音波　　　　　　　b．高周波

c．アイシング　　　　　d．低周波

図2　物理療法

な目的である．腰部痛や肩・肘痛など治療的な介入が必要な選手もおり，超音波治療器など物理療法の実施件数は142件にものぼった（**表1，図2**）．テーピング実施件数は，上肢が多く全体では129件であった．テーピングによる筋のサポート効果や関節制動効果などを経験したことがない選手もおり，より高い効果を引き出せるよう記録を残し，意見交換しながら行った（**図3**）．

朝は体重測定を日課とした（**図4**）．経時的な体重変化を選手が視覚的にわか

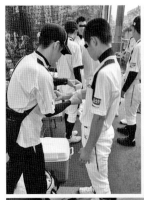 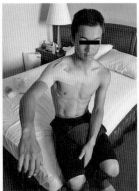 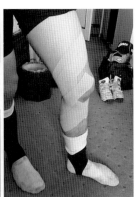

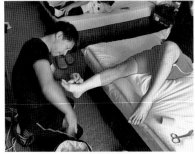

図3 テーピング

るようにして,健康管理の1つとして取り入れている.選手は体重の変化を通して水分の摂取のみならず,食事の内容に配慮する意識が高まる効果もあると考えている.

　ホテルを出発する前の準備として氷の確保が必要である.飲料用とアイシング用の氷が必要となる.飲料用の多くはホテルから搬出したが,アイシング用の氷は球場に製氷機がない場合もあり,量を確保するのが大変であった.

　選手は試合前に球場で食事をとることもあり,球場でのケータリングサービスを利用する際には手指消毒を徹底して行った.ドリンク用のプラスチックカップには背番号を記入し,さらにカップホルダーを使用して衛生面に配慮した(**図5**).

　試合では選手と一緒に理学療法士もベンチ入りし,アクシデントに対し,アイシングやテーピングなどの処置を即座に対応した(**図6**).開催地が台湾であったことから,高温の環境では選手の体温調節も重要であった.ダッグアウ

4. WBSC U-18 ベースボール・ワールドカップの支援

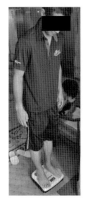
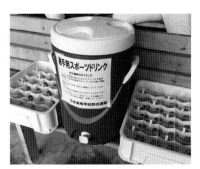
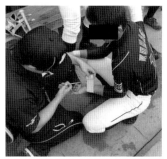

図4　体重測定　　図5　ドリンクのジャグ，カップ，カップホルダー　　図6　試合中のベンチでの対応

トにある大型の扇風機をベンチで利用するなどの工夫が要求された．また救急搬送が必要なアクシデントにも引率し，救急搬送先の病院では，医師へ選手の状態を報告し，診断結果などの情報収集と引き続き試合に出場できるか否かの確認も英語で行った．

　朝から選手と1日中行動を共にすることで，試合前からの様子を確認することができる．そして，試合中の変化に気づくことができ，「念のため」の早めの対応が可能となる．また，疲労が蓄積する選手にとって試合後のコンディショニングは欠かせない重要な位置を占める．

4　心身のコンディショニング

　代表選手の多くは選手権大会の出場選手であり，疲労が蓄積している選手も多い．前述したように，アイシングや超音波治療器，低周波治療器を使用した物理療法を積極的に取り入れている．今回，疲労回復とともに心身のリラクセーションを計ることを目的にアロマテラピーも試みた（**図7**）．

　ホテルの一室をコンディショニングルームとして開放した．無線LAN（Wi-Fi）を使用できるインターネット環境があると，日本の仲間たちからの応援メールや家族との電話も無料で行うことが可能となる．海外という慣れない環境でのストレスや不安の軽減につながると思われる．

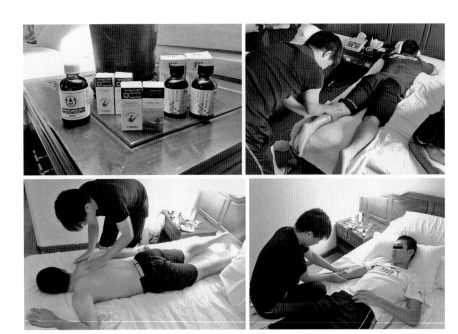

図7 アロマテラピー

　コンディショニングルームが選手の「憩いの場」となることで，理学療法士と選手，そして選手同士がリラックスした状態でコミュニケーションをとることが可能となる（**図8**）．コミュニケーションは，選手のパーソナリティを早期に把握し，訴えを引き出すために重要であると考える．この短期間で信頼関係を築くことは簡単ではなく，選手の表情や動きから変化を見抜き，問いかけていくことも大切であり，選手一人ひとりとのコミュニケーションのとり方へも配慮した結果，良好な関係を築くことができたと考える．その結果，国内合宿では訴えのなかった身体・精神的不安などを聞き出すことができ，対応の幅が広がった．「憩いの場」で物理療法やアロマテラピーを併用することで心身のコンディショニングも可能となった．

　毎日コンディショニングを行うことで，その効果も実感できる．投球時に肘の痛みを我慢しながら1年以上投げていた投手に対して，練習前や試合前の処置では本人の希望から患部を強く圧迫するようにテーピングを巻いた．しかし，コンディショニングを重ねることで，痛みがやわらぎ腕が軽く感じるようになり，投球時の痛みがなくなると，テーピングなしで投球することが可能となっ

4. WBSC U-18 ベースボール・ワールドカップの支援

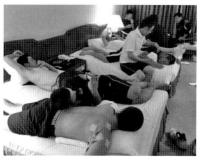

図8　混雑するコンディショニングルーム

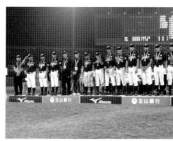

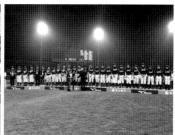

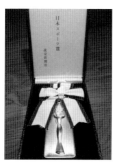

図9　表彰台

図10　日本スポーツ賞 金メダル

た．この例は，試合の有無にかかわらずブルペンを含め毎日100球以上の投球を繰り返していても，練習や試合に並行して約2週間の集中したコンディショニングを行うことで症状が改善するということを実感した貴重な体験だった．

5 チームの一員として

帯同する理学療法士がチームに受け入れてもらうためには，まずはチームの一員として認めてもらうことが必要である．選手とのコミュニケーションを重要視することはもちろん，監督，コーチ，その他のスタッフとの関係も重要である．今回の大会は準優勝という結果で，スタッフの代表という形で選手とともに表彰台に立たせていただくことができた．チームの一員であることを実感できた瞬間であった（**図9**）．

第2章　競技大会の支援

　大会から5カ月が過ぎた冬，手元に金メダルが届けられた（**図10**）．送り主は日本高野連である．同封の送付状には2013年に行われた夏の第26回IBAF U-18野球ワールドカップ日本代表が競技団体別最優秀賞を受賞し，表彰状とトロフィー，そして選手たちにはメダルが授与されたと記されていた．読売新聞が主催する日本スポーツ賞は1年間において顕著な活躍をした選手あるいは団体を表彰するものである．日本高野連からの裏方スタッフへの配慮であった．これは長年の甲子園大会のサポートや以前のAAA世界野球選手権大会帯同からのアスリートケア諸先輩方の努力があってこそ，現在の信頼を得たと強く感じられるものであり，アスリートケアを代表して授与されたものと確信する．

> ### Column
> ### ほっとするひととき
>
> 　ホテルの食事はビュッフェ形式でとることが基本です．世界中から集まる選手のために各国のメニューが用意されてはいますが，どの国の高校生たちも好んで選ぶものはナゲットとポテト．日本選手も同様でした．同じような食事が3食，そして何日も続くと選手の多くが偏った食事になりがちでした．大会も終盤，決勝の前日，対アメリカ戦で負けた後※の夕食のできごとです．ナイターでの試合後はホテルに帰ると22時を過ぎます．翌日の予定を考慮し，ホテルに着くとすぐに食事となりました．普段どおり少し飽きがきた料理を食べていると，大皿に山盛りの「そうめん」が出てきたのです．待ち時間のなにげない会話の中で，「そうめんが食べたい」と選手たちで盛り上がったことがありました．アシスタントコーチのサプライズでした．待機時間を利用してホテル近くのデパートでそうめんとめんつゆを購入して準備してくださったのです．火照った身体に冷たいそうめんののどごしが心地よく，おいしいことはもちろん，疲れた心と身体がホッとした瞬間でした（**図**）．
>
>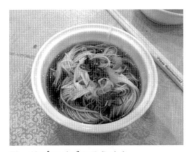
> **図　サプライズのそうめん**
>
> 大阪医科大学附属病院リハビリテーション科　太田善行
>
> ※2次ラウンドの勝敗数の結果で決勝進出が決まる

4. WBSC U-18 ベースボール・ワールドカップの支援

> **Column**
>
> ## アメリカ遠征
>
> 　一般社団法人アスリートケアの前身であるアスリートケア研究会発足当時は，現場のサポートへの参加も少なく，総務部でサポートの裏方のお手伝いをしていましたが，ある日突然，総務部の部長に任命されました．初めて一人で管理業務を行った時には多くの不備があり，多くのスタッフに迷惑をかけたことを覚えています．もっとも精神的に追い込まれたのは，2002年のアメリカ遠征の帯同を行った全米選抜チームエキシビションマッチの準備の時でした．通常の大会準備に加えて帯同で持って行く備品のリストアップ，遠征合宿スタッフの募集，日本高野連との連絡調整などの事務仕事で気持ちに余裕がなくなりました．さらに「将来がある高校生にアメリカで何かあってはならない」と重圧も感じていました．遠征の出発前の空港で「目をつぶって開けたら帯同が終わっていたらいいのに」とつぶやいたことを覚えています．しかし，実際は，選手や監督の生の声を聞くことができ，非常に良い経験となりました．近年は経験者との複数名による，さらに充実したサポートがなされています．
>
> 奈良東病院リハビリテーション科　吉本陽二

5 第10回BFA U-18アジア野球選手権大会の帯同報告

齋藤日出海,松本 剛

1 はじめに

　選手権大会の熱気も収まらない中,2014年8月26日から第10回BFA (Baseball Federation of Asia) U-18アジア野球選手権大会に向けての国内合宿がスタートした.2014年9月1日からタイで開催される大会に向けて帯同するアスリートケアの役割は,選手のコンディションの調整はもちろんのこと,サポートスタッフを含めた健康管理,衛生面やドーピングのチェックを含めた食事面の管理と広範囲にわたるものであった.現地の実際の状況を含めながら今回2名が帯同し,得た経験について報告させていただく.

2 国内合宿・遠征準備

　今回の帯同はアスリートケアを含めたサポートスタッフ13名と選手18名,うち投手6名,野手9名,捕手3名の計31名であった.慢性的な疲労を抱える選手が数名いたものの大きな故障のある選手はなく,夏の選手権大会中のデータと国内合宿時の検査結果をもとに試合に向けて選手のコンディション維持に努めた.また,練習中は水分補給を十分に促し,クーリングダウンは投手と野手に分かれ,それぞれ内容を変えたものを実施した.ウォーミングアップはコーチと相談し担当を分けた.
　ドリンクやサプリメントに関しては,この年より全野球世代が侍ジャパンに統一された影響でスポンサーが変更された.前年度まで使用されていた物品も一新され,同種類の中から選手に合ったものを相談し選択するのに苦労した.ドリンク,ゼリー,サプリメント類,ビタミン剤,その他の補食類,熱中症対策の飴,ビタミン剤,プロテインなどを現地の環境を考えながら一つひとつ選択した(図1).これらは合宿を通じて使用し,選手の好みなども含めながら準備作業を進めた.

5. 第10回BFA U-18アジア野球選手権大会の帯同報告

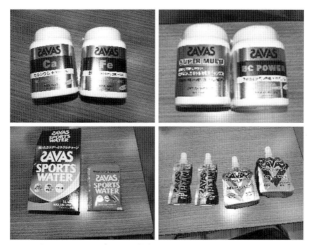

図1　ドリンク・サプリメント類

　また，準備にあたり選手，スタッフ向けに管理栄養士からは食事のとり方，JADA（Japan Anti-Doping Agency）の方々からはドーピングの講義を受けた．ドーピングについて具体的に知ることができたことで，安全な常備薬などの準備をして大会に臨むことができた．

　また，出発にあたり準備した物品が現地に届かないことが懸念されたため，最低限必要なドリンク類などは搬送とは別に選手，スタッフ間で各自の荷物に分散して持参した．実際，合宿で準備した物品はタイの税関を通らず，準決勝まで1つも届かなかった．

3　タイの野球事情や現地の状況

　タイは日本や韓国ほど野球が盛んな国ではないが，現在のタイ代表の監督は日本人で野球スタイルも日本に近く，近年はレベルも上がってきている．しかし基本的にはボールを足で蹴るという文化が根づいており，大会で使用された球場もサッカー場に付属しているグラウンドという印象であった（図2）．会場は都心部から高速道路で1時間程度の距離であったが，タイは交通渋滞が多く2時間以上かかることもあった．グラウンドの状態は，あらかじめ提示されたとおり粘り気のある赤土で雑草やキノコが生えているなど，日本では体験した

ことのないものであった．天候は雨季のため，毎日一度はスコールがあり練習や試合でも多少の雨の影響を受けた．

　本大会は出場国が同じ宿舎に宿泊し共同生活をおくった．選手は他国の選手と触れ合い，レセプションパーティーではお互いに余興を披露し合い異国の文化を肌で感じることができた．タイは非常に親日家が多くボランティアの方々や現地のスタッフにもたいへんお世話になった．

3-1　食事面の対応

　一番大変だったことは選手の食事面の管理だった．宿舎にて用意された食事は選手に合わず，初日はウインナー数本を口にするだけで練習に参加する選手もいた．翌日以降は現地で対応してくださる方々のおかげで，日本食の弁当などをタイ料理と併せてとることで対応できた．しかし「バランスのとれた食事」というにはほど遠いものであった．今回は管理栄養士から受けたアドバイスを生かすまでに至らなかったのが実情である（図3）．

4　遠征・大会期間中

　国内合宿中から遠征中も，選手の体重を毎朝計測し管理した．遠征当初は食事がうまくとれず，体重が減少する選手もいたが，試合が始まるまでには合宿時の状態に戻っていた．練習，大会中は前処置，アクシデントの対応，ドリンクの管理，試合後のクーリングダウン，コンディショニングを担当した．コンディショニングは選手の休憩時間を利用した試合後から就寝時間までの間に

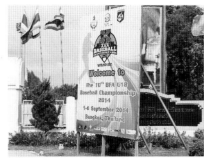 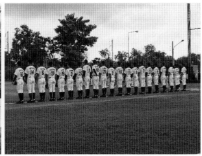

図2　クイーンシリキットスポーツセンター

5. 第 10 回 BFA U-18 アジア野球選手権大会の帯同報告

行った．選手のコンディショニングはコーチを通じて予約をとるという形式で，混雑しないよう，ある程度時間を割り振っていただいた．こうすることでコーチが選手の状態を把握することに貢献できた．内容は超音波機器，低周波機器を用いたものと，ストレッチング，処置，テーピングを行った（**図4**）．前回の国際大会同様 Wi-Fi をコンディショニングルームに導入し，選手の休憩場所としての環境づくりも心がけた．コンディショニングルームにはパソコンを持参し，コーチからの指示のもと相手チームの動画を確認できる環境も整え，コンディショニングのない選手も集まれる場所として活用した（**図5**）．

こうした取り組みにより選手とのコミュニケーションを図ることができ，選

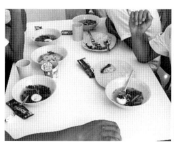
a．試合後昼食

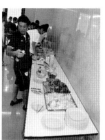
b．試合前朝食

図3　試合日の食事例

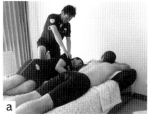
a

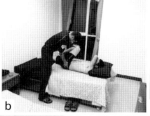
b

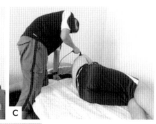
c

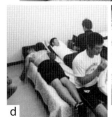
d

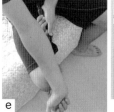
e

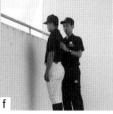
f

a．徒手療法
b．ストレッチング
c．超音波療法
d．低周波治療
e．セルフコンディショニング
f．試合前チェック

図4　コンディショニング

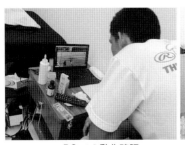 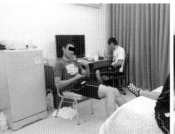 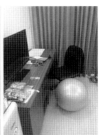

　　　a．PCでの動作確認　　　　　　　　b．部屋の様子
図5　コンディショニングルーム

表1　コンディショニング件数

	テーピング	徒手的介入	物理療法	合計
試合前	35（5）	1	0	36
試合中	2	0	4	6
試合後	0	0	59（19）	59
休息時間	6	164（28）	44（9）	214
合計	43	165	107	315

（　）内は合宿期間中
合宿期間：8/26～30，遠征期間：8/31～9/7

手自身から「ちょっとここが…で…をお願いします」など少しでも気になるところがあれば積極的に相談してくるようになった．遠征中の休憩時間のほとんどは選手と過ごす毎日が続き，大会が終了した最終日も選手がケアの相談に来た．また，コーチの方々もコンディショニングルームによく来られ，一緒にコミュニケーションをとることのできる環境であった．コンディショニングの件数は全体で315件，試合前処置36件（テーピング35件，ストレッチング1件）であった．遠征中は1日15人前後の選手のケアを理学療法士が行った（**表1**）．

　合宿を含め，遠征先での感染対策として，ドリンクは選手個人のスクイズボトルを使用し，大会中も個人で管理させた．ドリンク作りや補充は理学療法士が行い，選手には試合後の洗浄などを促した（**図6**）．

　試合中にはネクストバッターズサークルの選手に打球が当たるなど予期せぬ事態も起こった．投手の半数以上は棘下筋の萎縮を呈しており，国内合宿から低周波治療と併せ投手コーチと相談し，積極的なチューブトレーニングを行っ

5. 第10回 BFA U-18 アジア野球選手権大会の帯同報告

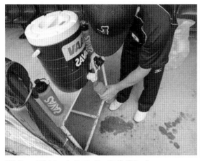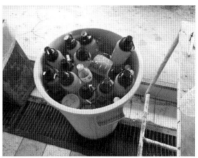

図6　ドリンクとスクイズボトル

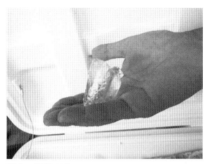

図7　現地の氷

た．ドリンク作りに関して水道水はもちろん使用できず，氷の形状も日本と比べ特有で，飲水用の氷と冷却用の氷2種類を用意しなければならなかった（**図7**）．

　現地ではスタッフの体調不良も多くあり理学療法士がその対応に追われることも多く，日頃経験できない体験もでき よい機会となった．長期間選手と関わることができた経験は非常に貴重な時間であった．

謝辞
　国内合宿でご尽力いただいた理学療法士ならびに甲子園大会中から選手のケアに携わっていただいた方々に感謝いたします．

6 西日本学童軟式野球大会・高野山旗全国学童軟式野球大会の支援

森岡俊行，小柳磨毅

1 学童期軟式野球大会における障害予防活動

　日本において野球は国民的なスポーツとして親しまれ，学童期においても多くの少年が野球を楽しんでいる．しかし，そのなかで投球障害を発症する選手も多く，投球障害の予防が大きな課題となっている．アスリートケアが競技大会支援として行っている大会中の障害予防やアクシデントなどの対応について紹介する．

　まず大会前の取り組みとして，2013年の西日本学童軟式野球大会では，大会前日の監督主将会議後に障害予防の講習会を開催した．内容は野球の運動特性に合わせたウォーミングアップとクーリングダウン，コンディショニングについて実技を交え熱中症予防と応急処置についても講習した．2014年は両大会ともに，選手には事前に投球障害歴（**表1**）や熱中症の経験の有無（**表2**），現在の身体状況についてのアンケートを実施し，指導者にも練習時間や投球数の管理，ウォーミングアップやクーリングダウン，アイシングの実施状況（**表3**）や飲水管理など，障害予防についての取り組みを確認した．その結果を大会中の

表1　肩・肘関節の障害歴（2014年西日本学童軟式野球大会・高野山旗全国学童軟式野球大会前アンケート）

	肩関節の障害歴	肘関節の障害歴
回収数（1,363名）	3.5%（48名）	13.5%（184名）
投手（145名）	12.4%（18名）	26.2%（38名）
捕手（108名）	10.2%（11名）	19.4%（21名）
野手（1,110名）	1.7%（19名）	11.3%（125名）

表2　熱中症経験の有無（2014年西日本学童軟式野球大会・高野山旗全国学童軟式野球大会前アンケート）

	登録選手数	経験あり	経験なし
熱中症経験の有無	1,363名	312名（22.9%）	1,051名（77.1%）

表3 練習前後のケア（2014年西日本学童・高野山旗全国学童軟式野球大会前アンケート）

	毎回行っている/参加チーム数
ウォーミングアップ	82/86（95.3%）
クーリングダウン	55/86（64.0%）
アイシング	19/86（22.1%）

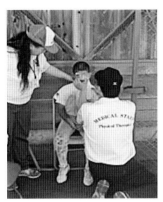

図1 アクシデントの対応

アクシデントの対応やクーリングダウンの指導，肩・肘のチェックに活用しながら障害予防の重要性を選手と指導者に伝えた．

大会中のサポートは試合中のアクシデント対応，テーピング，投手のアイシング，肩関節と肘関節の可動域チェック，クーリングダウンの指導を中心に，希望者に関しては個別に健康相談も行った．

試合中のアクシデント対応に関しては両大会ともに大きなアクシデントの発生はなく，熱中症に関しても事前からの飲水の促しやアンケート結果による重点的な観察により，早期の発見が可能となり，休息，冷却，飲水の対応にて全例の改善を認め，病院への搬送を必要とするような重症例には至らなかった（**図1**）．

テーピングは，医療機関の受診の有無と医師の見解を確認し，テーピングをして試合に参加してもよいとの許可があれば実施した．テーピングは，障害予防のために有効であるが，安易に行うと結果として身体に無理が生じ，障害発生を助長する可能性もあるため，慎重な評価と判断が必要である．状況によっ

第2章　競技大会の支援

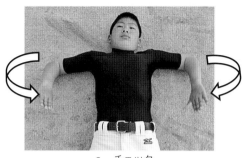
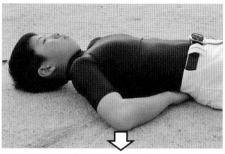

a．チェック　　　　　　　　　　　　　　　b．トレーニング

図2　肩の柔軟性のチェックとトレーニング
a．上向きに寝て両手を肩の高さに広げ手を天井に向けるように肘を直角に曲げる．そこから肘は直角のままで手の平を外側に向けながら親指を地面につけるようにお腹側に倒して，投球側と非投球側の差を比較する．
b．手背を腰にあて肘で地面を5秒間押す．

ては，投手としての出場は困難，出場自体が困難との判断を指導者や主催者に伝えることも重要である．

　投球障害の予防目的で，投球後の投手には肩関節と肘関節に対してアイシングを行った．また，登録全選手の肩関節の内旋と肘関節の屈曲・伸展の可動域を確認し（**図2-a**，**図3-a**），制限を認めた選手はチームの指導者にその選手の背番号を記録してもらい（**図4**），関節可動域確認後に改善のためのストレッチングの指導を行った（**図2-b**，**図3-b**）．指導者とともに選手の状況を確認することができたのは大きな成果であった．なかにはチームの大半に関節可動域制限を認め，自分の肩に触れない，肘がまっすぐ伸びない選手がいることに驚きを隠せない指導者も存在した．このような取り組みは今後も継続し，投球障害予防の認識を広げていきたい．

　クーリングダウンの指導については，登録全選手に対して野球選手の運動特性に応じたメニュー（**図5**）を実際に行いながら指導した．肩や肘だけでなく腰部や下肢の柔軟性の獲得も障害予防のために重要である．選手や指導者にクーリングダウンの重要性を理解してもらい，チームの取り組みとして継続できるようにそれぞれの内容について説明し，質問に答えながら実施した（**図6**）．

　個別の健康相談では，現在，病院で投球障害の診断を受けてノースローとなっている選手の相談が大半であった．選手はチームが戦っているなかで，試合に出られないことによる精神的な落ち込みもあり，一様に暗い表情をしていた．しかし健康相談にて，柔軟性の改善や下半身のトレーニングなどの指導を行う

6. 西日本学童軟式野球大会・高野山旗全国学童軟式野球大会の支援

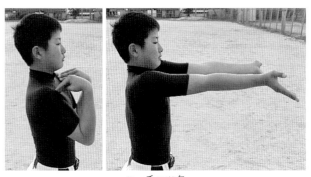

a．チェック
左：肘を曲げて肩を触る，右：肩の高さに腕をあげ肘を伸ばす

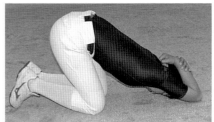 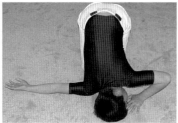

b．トレーニング
左：肘が曲がらなかった時，右：肘が伸びなかった時

図3　肘の柔軟性のチェックとトレーニング
肘を曲げた状態で前方について，肘が伸びないように反対の手で押さえる．そこからお尻を後ろへ引いていく．
胸を地面につけた状態で，手の平を上に向ける．そこから上半身をひねる．

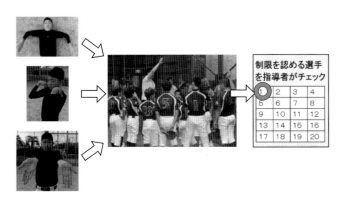

図4　肩関節と肘関節の可動域チェック：制限を認めた選手の背番号をチェック

第2章　競技大会の支援

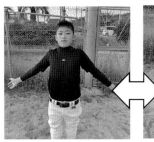

a．深呼吸3回
息を吸いながら胸を広げ，両方の肩甲骨を寄せ合う．（左）
息を吐きながら肩甲骨の間を広げる．（右）

b．腋窩のストレッチ
体の前で手を交差して組む．肘をしっかり伸ばして腕をあげ，体を横に倒す．

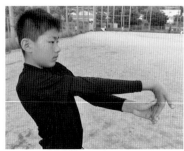

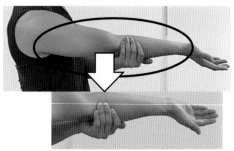

c．前腕内側のストレッチ
手の指をそらし，肘をできるだけまっすぐに伸ばす．

d．前腕外側のストレッチ
伸ばした手の前腕外側を反対の手で持ち，圧をかけながら前腕を外側にひねる．

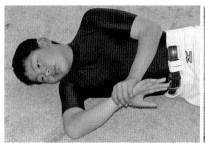

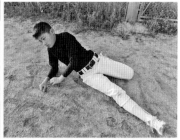

e．肩の後ろのストレッチ
肘を90°に曲げて手首を持ち，内側にひねりながら手を床に近づける．

f．ふとももの前のストレッチ
体をひねりながら後方にゆっくり倒し，ふとももの前を伸ばす．

図5　クーリングダウンメニュー

6. 西日本学童軟式野球大会・高野山旗全国学童軟式野球大会の支援

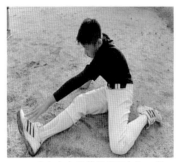

g．ふとももの後ろのストレッチ
膝を伸ばした足の方向へ，胸を膝へ近づけるように体を倒す．

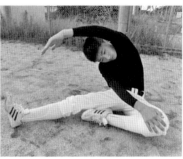

h．腰のストレッチ
片方の足はあぐらをかき，反対の足は伸ばす．体をねじって頭の上を腕が通るようにして，伸ばしている足の爪先を触りにいく．

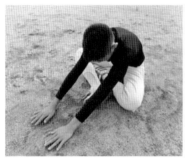

i．お尻のストレッチ
足を少し開いたあぐらの姿勢から体を前に倒す．

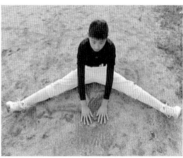

j．ふとももの内側のストレッチ
足を広げ，爪先を内側へ倒した状態から，体を前へ倒す．

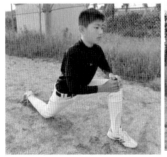

k．股関節前面のストレッチ
片膝立ちの姿勢で両手を膝につき，お尻を前方に出す．

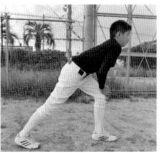

l．ふくらはぎのストレッチ
前方の足に手をつき，足の裏を地面から離さずに体重を前にかけ，膝・股関節を伸ばす．足先が外に向かないように注意する．

図5　つづき

第2章　競技大会の支援

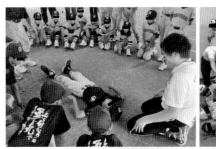
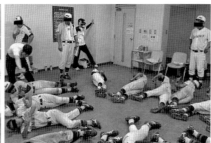
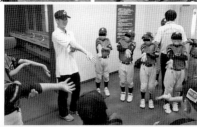
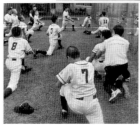
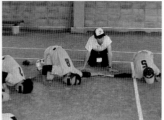

図6　クーリングダウン風景

と，ノースロー中であっても自分にもできることがあることを知り，表情は一変して真剣に取り組む姿が印象的であった．

　大会のサポートを行って，選手の周囲にはこのような機会を準備していただいた大会主催者やチームの指導者，保護者の方々など多くの関係者の存在があり，多くの人々により支援されていることを実感した．この体制のなかで，われわれは医療専門職種としてできるかぎりの支援を行い，関係者すべてがチームとなって障害予防について取り組んでいけるよう，今後もサポートを継続していきたい．

6. 西日本学童軟式野球大会・高野山旗全国学童軟式野球大会の支援

引用文献

森岡俊行, 他:各種競技大会における医療サポート―ジュニアアスリートをサポートするスポーツ医科学ガイドブック. メジカルビュー, 2015, pp130-140

7 熱中症予防・けいれん症状への対策

元脇周也,堀口幸二,野谷 優,小柳磨毅

　その年の選抜大会は全般に平年より気温が低く,寒く感じられた日も多かったが,試合中および試合後に筋けいれん症状が24件発生し,うち明らかに脱水に起因すると思われる2件(いずれも投手)は途中降板となった.けいれん発症の記録は前年の大会にも19件あり,増加傾向にあったことから以下に降板した2投手の経過と他の22件の状況,問題点と対策を検討した.

1 発生時の状況と症状の経過および対応

1-1 A投手

　大会○日目　第3試合　曇後時々晴.
　気温　平均9.3℃　最高12.9℃　最低6.1℃　　風速 平均5 m/s 最大瞬間14.8 m/s.

　6回に手先から肘の異常に気づく.14回表に打席で空振りした時に筋けいれん出現.ベンチに帰ってきてすぐにベンチ裏へ連れられて歩いて階段を降りてきた.訴えは「足がつる,頭が痛い」であった.
　ストレッチングしようとするも,複数箇所が筋けいれんを起こしていたためすぐに嘱託医師の診察を依頼し,到着までにクーリングと補水を行った.体温上昇なし.医師が点滴をして,そのまま車いすで病院に搬送された.
　搬送先病院では血液検査の結果,軽度の脱水と診断された.翌日より通常の生活にもどり,次の試合も完投した(脱水症状なし).
　※翌日には甲子園でコンディショニングを受けた.

1)評価および実施項目と結果
　・右僧帽筋,菱形筋の圧痛および緊張感→ストレッチング・軽運動を実施し軽快した.

7. 熱中症予防・けいれん症状への対策

・両大腿前面筋の圧痛および緊張感→ストレッチングを実施し軽快した．

2）選手への評価内容および後日聴取した調査票（表1）からの特筆事項
　・過去にも運動時にけいれんを起こしたことがある．
　・前日までと当日の体調は良好であった．
　・睡眠時間も著変なし．
　・食事は2時間前にとった．
　・精神的に緊張状態ではあった．
　・試合前（雨天練習場での待機時）の補水は，ミネラルウォーター5杯を飲水した．
　・試合中の補水は，5回まではイニングごとにコップ1杯，6回以降はコップ

表1　調査票回答　A投手

```
Ⅰ 試合までの体調
 1．これまでに脱水症状（けいれん）を起こしたことはありますか？
      はい　運動している時が多い
 2．試合前日までに発熱・下痢・体重減少・その他の体調不良などの症状はありましたか？
      いいえ
 3．前日の食事や睡眠は十分とれましたか？
      はい
Ⅱ 試合当日の体調
 1．試合当日に発熱・下痢・その他の体調不良などの症状はありましたか？
      いいえ
 2．試合直前の食事は何時間前でしたか？　なにを食べましたか？
      ___3時間前　内容　宿舎で用意された弁当　経口摂取用ゼリー
 3．試合開始前（雨天練習場など）に水分補給をしましたか？
      はい
         はいの場合→なにをどの程度飲みましたか？　○をつけ，下に数を記入ください
         （複数回答可）
         ミネラルウォーター・お茶・スポーツドリンク・その他（　　　　　）
         コップ　___3杯　___杯　___杯　___杯
 4．身体の異常に気づいたのは何回でしたか？　どのような症状でしたか？
      ___6回　症状　手先から肘の間がつった．
 5．異常に気づくまでに試合中に水分補給をしましたか？
      はい
         はいの場合→なにをどの程度飲みましたか？　○をつけ，下に数を記入ください
         （複数回答可）
         ミネラルウォーター・お茶・スポーツドリンク・その他（ゼリー1袋）
         コップ　___3杯　___杯　_3杯　___杯
 6．試合後にも症状は続きましたか？
      はい・いいえ
         はいの場合→_24時間　症状　頭痛
```

2杯のスポーツドリンクを飲水した.
・後日の調査票では,試合中はミネラルウォーター3杯,スポーツドリンク3杯,経口摂取用ゼリー1袋の補水の記載があり,頭痛が試合後に24時間続いたとあった.

1-2 B投手

大会○日目　第3試合　晴一時曇.
気温　平均8℃　最高11.5℃　最低3℃　　風速　平均3.9 m/s　最大瞬間12.3 m/s.

4回裏に右母指の筋けいれんを自覚した.5回裏の投球中に右母指対立筋の筋けいれんが出現し,イニング途中にベンチ裏で応急処置.

発汗あり,気分不良なし.前鋸筋の疼痛(熱感,圧痛,安静時痛,収縮時痛を伴う)があり,頚部のクーリング,水分補給,患部のアイシングおよびストレッチングを実施した.その後,筋けいれん様症状は軽快し,再びマウンドへ上がり投球した.

6回裏の投球中に右下腿後面筋の筋けいれんおよび痺れが出現,続いて左下腿後面筋も同様となり,途中降板した.気分不良があり,看護師が血圧・脈拍測定するも特に異常なし.医師に脱水症状と診断され,理学療法士に下肢後面筋のストレッチングが指示された.ユニフォーム・シャツとストッキングを脱がせ,下腿後面のキネシオテープも剥がし,腰のベルトを緩め,水分補給,クーリング(頚部,両腋窩,鼠径部,膝窩)および両下肢後面筋のストレッチングを実施した.

1) 選手への評価内容および後日聴取した調査票(表2)からの特記事項
・過去に筋けいれんの既往はなし.
・調子はよかった(コーチからも,いつもより球が走っているといわれた).
・アンダーシャツはいつもブカブカであるが,この日はポリエステルの伸縮素材を用いたピッタリしたものを着た.
・試合前(雨天練習場での待機時)にミネラルウォーター1杯とお茶1杯を補水した.
・試合中はスポーツドリンクをイニングごとにコップ1杯飲んでいた.

表2　調査票回答　B投手

```
Ⅰ試合までの体調
1．これまでに脱水症状（けいれん）を起こしたことはありますか？
      いいえ
2．試合前日までに発熱・下痢・体重減少・その他の体調不良などの症状はありましたか？
      いいえ
3．前日の食事や睡眠は十分とれましたか？
      はい
Ⅱ試合当日の体調
1．試合当日に発熱・下痢・その他の体調不良などの症状はありましたか？
      いいえ
2．試合直前の食事は何時間前でしたか？　なにを食べましたか？
      ＿2時間前　　内容　ごはん　魚の白身　ひじき　豆など
3．試合開始前（雨天練習場など）に水分補給をしましたか？
      はい
      はいの場合→なにをどの程度飲みましたか？　○をつけ，下に数を記入ください
      （複数回答可）
      ミネラルウォーター・お茶・スポーツドリンク・その他（　　　　）
      コップ　＿1杯　　＿1杯　　＿杯　　＿杯
4．身体の異常に気づいたのは何回でしたか？　どのような症状でしたか？
      ＿4回　症状　右手の指（親指の付け根の付近）がつりはじめた．
5．異常に気づくまでに試合中に水分補給をしましたか？
      はい
      はいの場合→なにをどの程度飲みましたか？　○をつけ，下に数を記入ください
      （複数回答可）
      ミネラルウォーター・お茶・スポーツドリンク・その他（　　　　）
      コップ　＿杯　　＿杯　　＿3杯　　＿杯
6．試合後にも症状は続きましたか？
      はい
      はいの場合→＿5時間　症状　両足のしびれ
```

・調査票では，試合中の補水はスポーツドリンクを3杯飲んだとの記載があり，試合後も両足の痺れが5時間続いたとあった．

1-3　その他の発生状況（表3）

サポート記録用紙およびコンディショニングの申し送りノートから，筋けいれんを訴えた選手を調査したところ，上記の2選手を含めて23名，24件の発生が確認された．選手の内訳は投手5名，捕手1名，内野手8名，外野手9名（うち控え選手3名）であり，比較的運動量の低い野手にも多発していた．もっとも多かったのが6日目の7件であり，7日目の5件がこれに次ぎ，大会後半には減少する傾向にあった．出現時期は試合中が8件，その他は試合終了後のインタビューやクーリングダウン時に発生していた．ほとんどの選手が水分補

第2章　競技大会の支援

表3　筋けいれんを訴えた選手一覧

月日	選手	出現時期	症状	処置時期	対応（処置）	対応後	備考
1日目	投手	CD中	CD途中に右下腿後面筋のつり感訴えた．程度はごく軽度	CD中	水分補給，ストレッチングで症状消失	改善	
	内野手	試合中	守備中（9回）に右下腿後面筋のつり感出現も自身で消失．その後（11回）のベースランニングで同部位の筋けいれん様出現し，ベンチに戻った際にスタッフが水分補給させストレッチング施行で軽減．また守備につくがイニング終了し帰ってきた時に筋けいれんあり，ストレッチング施行も左下腿後面筋および両殿部のけいれん出現があったため医師を呼んだ	試合中	医師診察→軽い脱水と診断にて水分補給，ストレッチング，クーリングするが医師の指示で交代し，以後はベンチで水分補給およびクーリングで症状は軽快する	途中交代	CD中は医師が診察し，問題なしとの診断 野手CD合流
3日目	外野手	守備中～試合後	守備中～CD前に両側殿部・ハムストリングスのつり感出現も自身でストレッチングおよび飲水にて症状改善	CD前	同筋群ごく軽度のつっぱり感のみにて水分補給，ストレッチングで軽快．CD合流	CD合流	
	外野手	CD中	CD中，右菱形筋がつったと訴えあり	CD中	同筋のストレッチングおよび水分補給にて症状改善．そのままCDに復帰	CD合流	
	外野手	CD前	CD前に両下腿後面筋つり感訴えあるが，ごく軽度	CD前	水分補給のみで改善し，CDに合流する	改善	試合中はペットボトル1本程度の水分補給であった
	外野手	試合後	「ベンチで今までにないくらい声を出して酸欠で頭が痛いような感じ」→体温上昇．けいれんなし※酸欠状態？	試合後	水分補給，クーリング	徐々に軽快	
	投手	打撃中	両下肢の筋けいれん	試合中	医師診察→脱水　水分補給，ストレッチング，クーリング，点滴	病院搬送	翌日，コンディショニングに来る
4日目	捕手	試合中・CD前	右下腿後面・殿部筋のつり感も自身でストレッチングおよび水分補給し軽快．CD前に右下肢のつり感訴え，その後右腰部・殿部のつり感を訴える	CD中	水分補給，ストレッチングにて回復	回復にてCD合流	
	外野手	インタビュー中	左下腿後面筋のつり感	CD中	水分補給，ストレッチングで改善	改善	
	投手	投球中（8回より）	右下腿後面筋のつり感出現したが，完投	CD中	水分補給，ストレッチングで改善	改善	
	外野手	CD中	右ハムストリングスけいれん	CD中	水分補給，ストレッチングで改善	改善	
	外野手	CD中	左ハムストリングスのつり感	CD中	水分補給，ストレッチングで改善	改善	
	外野手	CD中	右下腿後面筋のつり感	CD中	水分補給，ストレッチングで改善	改善	
	内野手	CD中	右股内転筋のけいれん	CD中	水分補給のみで改善	改善	
5日目	外野手	CD中	右大腿部（前or後？）けいれんも一時的で，すぐに緩解	CD中	水分補給の実施	症状消失	一時的で，すぐに緩解
	投手	CD中	左外腹斜筋のけいれん	CD中	水分補給，リラクセーション	緩解	
6日目	投手	投球中	両下肢後面筋けいれん・しびれ気分不良（+）→降板	試合中	医師診察→脱水　水分補給，ストレッチング，クーリング	病院搬送	
	内野手	CD中	右腰部筋のつり感	CD中	水分補給，ストレッチングで改善	軽快	
7日目	内野手	CD中	右大腿部（前or後？）のつり感	CD中	水分補給始，ストレッチング，クーリング	改善	よく出現するとのこと
	内野手	CD中	右大腿部前面のつり感出現（軽度）	CD中	水分補給，クーリング，ストレッチング指導	改善	2～3日前より倦怠感(+)喉の痛み(+)，練習で疼痛(↑)，本日走行時に大腿部痛

表3 つづき

7日目	内野手	OD中	腰部ストレッチング中に左腰背部につり感	CD中	水分補給のみで改善	改善	
8日目	内野手	CD中	左内転筋のストレッチングで同部位のつっぱり感および軽度の筋けいれん出現	CD中	水分補給のみで改善し,CDに合流する	改善	毎イニング水分補給した
9日目	内野手	CD中	右腰部筋のストレッチング時に左腰部筋の筋けいれん出現	CD中	水分補給,ストレッチングで消失	改善	
10日目	投手	CD中	CD中に右棘上筋・左大円筋に経度の筋けいれん出現	CD中	水分補給,ストレッチングで消失	改善	元々つりやすい

投手:5名 捕手:1名 内野手:8名 外野手:9名(うち控え3名)　*CD=Cool Down

給とストレッチングにより症状は改善していた.

2 問題点と対策

2-1 水分補給

　B投手が試合前(雨天練習場での待機時)に摂取した水分補給量は,不十分であった可能性がある.また大会開始当初は雨天練習場にミネラルウォータータンクのみが設置されており,塩分の補給が不足した可能性もある.室内練習にもスポーツドリンクタンクを設置して飲水を促した大会7日目(2回戦以降)は,けいれんの発生が減少している.試合中は両投手ともスポーツドリンクを補給しているが,A投手は13回までの投球による体力の消耗,発汗量に対して試合の後半になって補給量が不足したと考えられる.また今大会で使用したスポーツドリンクaの成分(100ml中)は,ナトリウム46mg・カリウム5.4～14mg・ミネラル4.30mgであり,以前に使用していたスポーツドリンクbのナトリウム49mg・カリウム20mg・ミネラル71.6mgと比較すると電解質成分の含有量が少なかった.運動時の水分補給は0.2%以上の塩分を含有した飲料の摂取が推奨されるが,aは発汗に対する電解質バランスの維持には適切ではなかった可能性がある(**表4**).当時の低い気温に伴い,ベンチ内のドリンクも「氷なしのドリンク」を要求する学校もあった.熱中症予防の飲料は暑熱環境を想定して5～15°の冷却水が推奨されるが,低温時の吸収性や体温への影響についての研究結果や専門家の意見を収集して対応するべきである.

　以上より0.2%以上の塩分含有量がある飲料水を雨天練習場とベンチに常設し,両所での水分補給をさらに促すように改善した.

第 2 章 競技大会の支援

表 4 スポーツドリンク成分比較表 2015 年 6 月 10 日現在　100 ml 当たりの成分

		a	b	c	d	e	f	g
内容物（エネルギー，炭水化物，ビタミン，その他）	エネルギー（kcal）	10.8	24	17.9	25	18.6	16	25
	タンパク質（g）	0.3	0	0.95	0	0.05	0	0
	脂質（g）		0		0	0	0	0
	炭水化物（g）	2.4	5.5	3.7	6.2	4.6	4	6.3
	ミネラル（mg）		71.6					
	ナトリウム（mg）	46	49	49		40	23	51
	カリウム（mg）	5.4〜14	20	20		10	2	18
	マグネシウム（mg）		2					2.4
	ビタミン B1（mg）		0.6					
	ビタミン B6（mg）							
	ビタミン B12（mg）							
	ビタミン C（mg）		100			181		
	ビタミン E（mg）		0.2					
	ベータカロチン（mg）		0.6					
	クエン酸（mg）		300	500				
	ナイシン（mg）							
	葉酸（mg）							
アミノ酸	アラニン（mg）							
	アルギニン（mg）	72	200	200	26.7			
	バリン（mg）	42		200				
	ロイシン（mg）	64		400				
	イソロイシン（mg）	52		200				
	アラパラギン酸（mg）							
	リジン（mg）							
	グルタミン酸（mg）	72						11
	プロニン（mg）							
	オルニチン（mg）					73		
	リン（mg）							3

＊ナトリウム 40〜80 mg が 0.1〜0.2％の食塩水に相当（100 ml）

2-2　環　境

　前述したように今大会は気温の低い日が多く，平均気温が 10℃ を上回ったのは 1 日目と 2 日目（雨天中止）の 2 日間のみであった（**表5**）．気温と風速の情

表5 本文で取り上げた大会中の気象状況

	降水量(mm)	気温(℃)			風向・風速 (m/s)			日照時間	天気概況
	合計	平均	最高	最低	平均風速	最大風速	最大瞬間風速	(h)	(神戸)
1日目	--	11.3	16.5	4.9	2	6.1 東北東	7.7 東北東	11	晴後薄曇
2日目	22	15.7	18	12.7	3.9	7.6 南西	14.9 北	0	曇時々雨, 雷を伴う
2日目	0	9.3	12.9	6.1	5	9.7 北	14.8 北東	2.3	晴後時々晴
3日目	--	8.7	12.8	4.7	3.4	7.8 東北東	10 東北東	9.5	晴
4日目	0	8.6	13.2	4.6	5	10.1 北北西	13.4 北北西	2.6	曇一時雨
5日目	0	8	11.5	3	3.9	7.6 西南西	12.3 西南西	7.8	晴一時曇
6日目	0	9.5	13.4	5.6	5.1	8.3 北	12.9 西	5.2	晴一時曇
7日目	--	7.4	10.2	4.3	3	6.7 北	9.1 北	8.3	薄曇
8日目	--	8.1	12.4	5.6	3.8	8.8 北北西	15.9 北東	10	晴
準々決勝	--	9	13.2	5.2	3.2	6.7 東北東	9 東北東	11.8	快晴
準々決勝	--	9.9	13	6.5	2.7	7.4 東北東	9 東北東	5.2	曇後晴
準決勝	1.5	9.4	12.6	6.3	2.9	9.1 北北西	12.7 北北西	5.5	曇り時々雨
	平年の気温	10~11	13~15	6~8					

報のみからは筋けいれん発生との明らかな因果関係は見いだせないが, 低温により試合前のウォーミングアップによる体温上昇の不足や, 気温が上がらなかったために喉の渇きが少なく, 水分補給量が不十分であった可能性がある. 気温や風速のみでなく, 湿度や輻射熱, 気流も反映した湿球黒球温度(WBGT: Wet-Bulb Globe Temperature)を計測し, 環境因子との関連を検討するべきである.

近年, B投手のようにポリエステルの伸縮素材を用いたアンダーシャツを着用する選手が多い. しかし渉猟し得た範囲では, これらの素材がうつ熱効果を示すデータはみられなかった.

筋けいれん発症が1回戦に多発して2回戦以降には減少したことより, 甲子園大会の緊張感などの精神的要因も発生に関与したと考えられる.

以上の情報は今後の調査結果もふまえて指導責任者である監督や部長の集う会議で紹介し, 前述の水分補給と合わせて, 試合前のウォーミングアップと攻撃イニング中の体温維持の励行, 環境温に合わせたアンダーシャツの準備と着替えの必要性などを啓発している.

8 四万十川ウルトラマラソンの支援

町田実雄, 中川誠一, 松浦 康

1 はじめに

　ランニングは誰もが手軽に親しめるスポーツであり，今日ではランニングブームの高まりとともに市民ランナーが参加できる多くの大会が全国各地で開催されている．ランニング愛好者は，健康増進やストレスの発散を目的に始めることが多いが，継続するに従いハーフマラソンや 42.195 km を走るフルマラソンといった長距離を走ることで達成感を得る傾向にある．そのなかでも，フルマラソンを超える距離はウルトラマラソンと呼ばれ，10 時間以上をかけて 100 km の距離を完走する大会はランナーの関心も高く，抽選で当選しなければ出場できない大会も多い．

　高知県の四万十川流域で開催された四万十川ウルトラマラソンでのサポートについて，サポートの内容，ウルトラマラソンにおける障害特性，コンディショニングについて紹介する．

2 四万十川ウルトラマラソンの概要とサポートの経緯

2-1 大会の特徴（図1）

　「日本最後の清流」といわれる高知県の四万十川流域で開催される「四万十川ウルトラマラソン」は 2014 年で第 20 回を数え，毎年多くのランナーから応募がある人気の高い大会である．種目には 100 km と 60 km の 2 部門があり，第 20 回大会では 6,500 名以上の応募者があった．年代別では，40 代がもっとも多く，次いで 50 代，30 代の順となっている．

2-2 サポートの経緯

　2013 年 10 月に開催された第 19 回大会に，協賛企業である日本シグマックス社より依頼を受け，同社のエイドステーション（以下，エイド）としてサポー

8. 四万十川ウルトラマラソンの支援

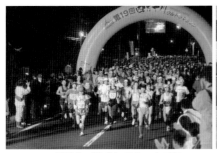
a．早朝5：30分にスタートする

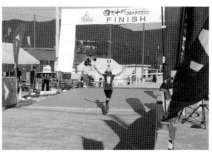
b．14時間の制限時間でゴールを目指す

図1　スタート地点とゴール地点

トを実施することとなった．

2-3　コースの特徴（図2）

　コースは前半の30kmまでに600mの高低差を走り，それ以降は四万十川のパノラマを眺めながら，名物の沈下橋などの雄大な自然の中を走る．早朝5時30分にスタートし，各関門に設けられた制限時間をクリアしながら，100kmを14時間以内にゴールする必要がある．第19回大会の完走率は72.5％であり，優勝者のタイムは男子で6時間44分，女子では8時間4分であった．

2-4　ランナーに対するサポート環境

　コースには5km以降，2.5kmごとに給水ポイントが設置されている．また5kmごとにスポーツドリンクやバナナなど，20kmごとにおにぎりやパン，梅干といった補食も提供されている．61.5km地点にはレストステーションが設置されており，ランナー自身が着替えや栄養補給などあらかじめ準備したものをボランティアから渡してもらったり，ドリンクやおにぎり，バナナなどが大量に準備され，ランナーの後半の走りをサポートする．そのほかに住民による私的なサポートステーションもあり，応援の温かさも多くのランナーを惹きつける魅力の一つである．

　われわれは61.5km地点のレストステーション内にエイドを設営し，ランナーへのサポートを行った（図3）．

第 2 章　競技大会の支援

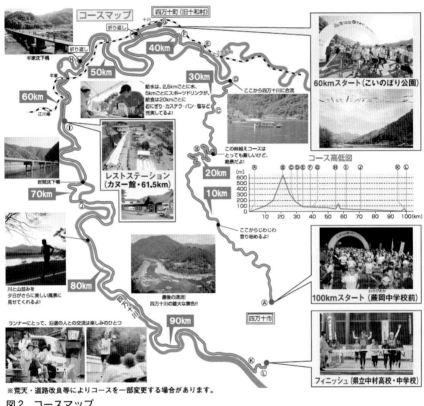

図2　コースマップ

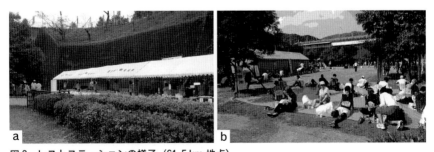

図3　レストステーションの様子（61.5 km 地点）
a．ランナーは左方向から入ってきて，テントで着替えをもらい，給水，補食を行い，右方向に走っていく．
b．レストステーションには更衣室や休息をとるフリースペースも設置されている．

3 サポートの意義

　フルマラソンなどの大会のサポートはレース後のケアを中心とすることも多いが，今回のサポートは 61.5 km 地点であり，ランナーは 100 km の中盤をすぎ，ゴールまではさらにフルマラソンと同程度の距離を走ることになる．このレストステーションは，コース中最大のステーションであり，着替えや栄養補給をすることができ，完走に向けて心身ともにリフレッシュし，後半へのモチベーションを維持・向上させる重要なポイントである．そのためわれわれ理学療法士がいかに短時間で効果的なコンディショニングを提供し，完走に向けてサポートできるかが，この地点でのサポートの意義であると考えられた．

4 大会当日のサポートの実際（表1）

　サポートは芝生上にテントを設営し，5 台の簡易ベッドを設置して行った．前日からの雨で当日も天気が心配されたが，早朝に小雨が降ったもののサポート時には天候も回復し，悪条件でのサポートは避けられた．

4-1 サポートの流れ

　サポートを希望するランナーには，受付後，簡単な調査票を記入してもらい，補助スタッフによって各理学療法士に割り振られ，個別に対応した．
　上位に入賞するランナーは，ウルトラマラソンの経験も豊富でレストステー

表1　サポートの体制および物品

- サポートの流れ
  　受付⇨調査票の記入⇨補助スタッフによる割り振り
  　⇨理学療法士による対応⇨レース復帰
- 理学療法士：5 名
  補助スタッフ：4 名
- 物品：簡易ベッド 5 台，タオル
  　テーピング各種
  　キネシオロジーテープ
  　ホワイトテープ，アンダーラップ，ハサミ
  　弾性包帯
  　コールドスプレー，氷，アイスバッグ
  　創傷処置用品
  　ワセリン，使い捨てグローブ

ションにはほとんど滞在することなく走り続け，ウルトラマラソンに対する身体面，精神面，環境面での準備，対応が十分になされていた．しかし多くのランナーは身体になんらかの症状を有しており，わずかでも休息をとって更衣や補食，セルフストレッチングなどをして再スタートを切っていく．そのため，エイドには時間の経過とともに利用するランナーが増え，迅速な対応が迫られた．どうしても同時間帯に利用するランナーが重なってしまうために，気がつけばエイド内のベッドが埋まり，数名のランナーに待機してもらう時間帯もあった．

各ランナーはおのおのが目標タイムを設定していたり，制限時間が迫っていたりと必ずしも時間的，精神的に余裕があるわけではない．そのため調査票の記入は最小限にし，短時間で終えられる内容にした．調査票で症状のある部位，希望する内容を確認したうえで，各ランナーに必要と思われる内容を理学療法士が説明し，了解を得て実施した．

4-2　サポートの内容（図4）

われわれのエイドを利用したランナーは65名であり，症状としては，主に腰部から下肢を中心とした筋の張りや疼痛，けいれん，関節痛が大半を占めていた．関節症状は膝関節の訴えがもっとも多く，筋症状は膝関節の運動と関連の深い下腿三頭筋，ハムストリングス，大腿四頭筋に多くみられた．少数ではあるが，上肢帯の症状を訴えるケースもあった．

長距離のランニングでは，その筋収縮は数万回にも及び，特に遠心性収縮が

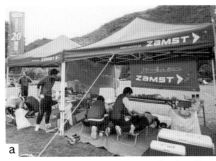

図4　エイドステーションでのサポートの様子
a．テントを設置し，ベッド，アイシング用品，テーピングなどを準備する．
b．時間が限られているため，立位で対応することもある．

8. 四万十川ウルトラマラソンの支援

多いとされるランニング動作では，筋に対する負担は計り知れない．また100 kmでは下肢に加わる荷重ストレスも20万トン近くになるといわれており，それらのストレスによって局所の血流障害と筋・筋膜の炎症による張りや疼痛を生じていると推測できた．それらの症状には，徒手によるストレッチング，筋・筋膜リリース，関節モビライゼーション，マイオチューニングアプローチ（MTA：Myotuning Approach）など，各種手技を用いて疼痛の軽減や筋機能の改善を図った．それでも症状が残存するランナーには，筋サポートのテーピングも実施した．また荷重ストレスによる関節症状を訴えるケースには，アイシングと関節の安定化を図るテーピングなどで対応した．

そのほか足底部の水疱形成や皮膚剥離の症状には，看護師のエイドと連携して応急処置として患部の保護を実施した．捻挫などの外傷は少なかったが，足関節内反捻挫の受傷後2週間で大会に出場した選手が強い荷重痛によりランニング困難となって途中棄権したケースがあり，RICE（Rest, Ice, Compression, Elevation）処置を実施した．

サポート中，ランナーに大会出場のスケジュールを聴取すると，驚異的なスケジュールで参加しているランナーも少なくなかった．あるランナーは，2週間連続でウルトラマラソンを走ったり，またフルマラソンの大会に参加したりと，身体のダメージが十分に回復しないままで次のレースに挑んでいるケースもあることに驚かされた．フルマラソンでも体の回復には1カ月程度かかるといわれており，ダメージが回復しないままではなんらかの不調が出やすいことは容易に予想できた．

またウルトラマラソン初心者や経験の少ないランナーには100 kmが未知の世界であり，ランニングフォームが未熟であったり，距離に対して身体の諸機能が順応しておらず，栄養面も含めたセルフコンディショニングが不十分であるため，各部位の炎症症状や疼痛発生が多いのではないかと考えられた．

今回のサポートはレース途中地点であり，また4時間ほどの間に多くのランナーが通過していくという慌ただしさのなかでは時間的余裕が少なく，1人にかけられる時間は多くて15分程度であった．そのため，詳細な評価が難しく，訴えのある部位に対応しながら筋連結を考慮したり，運動連鎖に関与する部位にアプローチするなど臨機応変に対応する必要があった．そのうえで選手のニーズに応えるためには，ランニングのメカニズムや運動連鎖などを十分理解したうえで短時間に評価し，サポートする側には即効性のある技術を提供することが

重要であることを痛感した．また実際にランナーに触れる際は，不用意に圧痛や筋緊張を確認しようとして強い刺激を与えると，急激な筋けいれんを生じることもあるため，ファーストタッチは手掌全体でゆっくり触れるなど常に細心の注意が必要であった．

5 今後の課題

　この地点ではわれわれのエイド以外にも医師が待機する救護所と看護師のエイドがあり，症状に応じて役割分担できるようになっていた．しかし，必ずしも十分な横の連携ができておらず，今後の課題であると考えられた．

　マラソンのサポートでは，サポートにかけられる時間がかぎられているためマンパワーの充足が必須である．制限時間のことを考えると，可能なかぎりロスタイムを生じないような体制づくりが望まれる．さらに，より多くのランナーの完走をサポートするためには，コースの途中で数箇所サポートを提供できるエイドを設置することで，軽い症状のうちに対応でき，コンディションの低下を予防できると考える．

　今回，われわれのサポートのエイドは初めての設置であり，今後は選手へ周知させる必要性を感じた．

6 ランニング動作の特徴と障害特性

　ランニング動作は，幼少期より自然に習得したまま続けている場合が多く，個人差が大きい[1]．また力学的に立脚期には体重の3〜4倍の負荷が膝関節に加わり，これが何千回以上と繰り返される．

　今大会でも，特徴のあるランニング動作のランナーやミスユース（誤用），オーバーユース（過用）などが原因で腰部から下肢にかけての症状を有するランナーが多かった．ここではランニング動作中の注意点を中心に解説していく．

　ロードランニングでは，日本人上位走者ほど矢状面からみると骨盤が起きて（ニュートラルポジション）脊柱は良肢位を維持している．ランニング動作の姿勢指標としては，足底接地時期に，耳垂より垂直に，一直線上に膝関節外側中央部と外果が位置する（**図5**）．

　動作の確認部位としては，頭部（目線），頸部（顎の位置），肩関節（腕の振

8. 四万十川ウルトラマラソンの支援

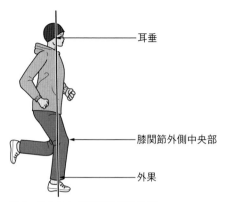

図5　ランニング動作の姿勢指標
耳垂，膝関節外側中央部，外果が一直線上にあるか確認する．

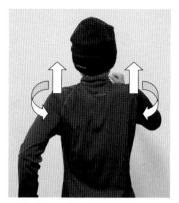

図6　胸部〜肩甲帯の過緊張
胸を張る意識が強すぎることで，肩周囲の筋緊張が高まり，肩甲帯挙上，後退が出現しやすくなる．

り），肘関節（軽度屈曲），手指（軽く握る），胸椎（過度の前・後弯），骨盤（下方への落ち込み），股関節（伸展運動），膝関節（下方への落ち込み），足関節（着地方法）を観察する．そのうえで各部位の位置関係や運動連鎖を確認する必要性がある．目線は進行方向の約5m先方向に合わせる．それにより頭部の位置が定まりやすく，頸部も生理的前弯を維持しやすくなる．顎は，口元を緩めた状態で軽く引き保持する．顎が上がると頸部と胸部が前傾しやすいため，腕の振りが小さくなる．また腰部の後弯と骨盤の後傾が助長され，重心が後方に移動する．これにより腰部と股関節，膝関節への負担が増え，腰部の張りや膝関節前面のトラブルにつながりやすい．

　胸部は，立位にて両肩の力を緩めて，ゆっくりと息を吸い込むことにより，剣状突起が上前方に移動し目線と平行になる．胸を張る意識が強いと肩関節周囲の緊張が高まり，肩甲帯の挙上と後退が出現しやすい（**図6**）．上部体幹の過緊張は，胸郭の動きを制限するので呼吸機能低下をきたす可能性がある．

　上肢は，いわゆる「腕振り」の機能を担うが，前方に出す動きよりも肩甲帯を後方に引き込む動きが重要とされる．体幹を軸とした一側肩甲帯の後方への引き込み動作と反対側の骨盤帯の前方への押し込み動作の体軸内回旋により，過剰な体幹部の上下移動と重心の後方化を防ぎ，下肢への負荷も軽減できる．山野を走るトレイルランニングの場合は足部の地面キャッチを効率よくするため，腰はフルマラソンより低めの位置を保持する．体幹の安定性は上下肢の連

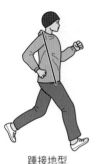
図7 足部接地タイプとミスユース

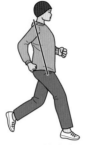
図8 前額面の指標
骨盤帯,膝関節の位置関係を確認する.

動には不可欠な機能であり,障害予防にも重要な役割を果たしている.ランニング動作では体幹の十分な安定性とリラックスした「腕振り」ができているか確認する.

　股関節の伸展運動が少ないと,蹴り出しとその直後の膝から足部の巻き上げ運動が短くなり,膝関節が伸展しないまま着地する.膝関節伸展が不十分だと後方にブレーキをかけるような動きになり,膝蓋腱と腸脛靱帯および鵞足への負荷が生じる.

　足部の接地は,踵接地型と前足部接地型に分けられる(**図7**).両者ともに進行方向への意識が強くなりすぎると合理的なフォームから逸脱する.前者は膝関節を伸展させて踵を地面に突き刺すように接地する動作になり,推進力は後方へ働き,踵から膝関節への負荷も加わる.後者は,前足部での先行接地を意識しすぎるために,体幹を後傾させる動作になる.

　最後に前額面での確認ポイントは,足底接地時の骨盤帯と膝関節にある(**図8**).骨盤帯の支持性低下によるトレンデレンブルグ徴候やデュシェンヌ徴候が生じ,膝関節では,外反・外旋(knee in)もしくは内反・内旋(knee out)が生じやすく,膝関節周辺の障害発生につながる.

　坂道ランニング動作の注意点として,上り坂の場合は目線をやや下向きで体幹を軽度前傾した姿勢で平地の歩幅よりやや短くとると腰部や膝関節への負担が少ない.また肩の後方振り出し時に両拳を交互に意識して握ることにより,体幹の前傾が行いやすくなる.下り坂では,速さを調整しようとして,前足部

接地型の体幹の後傾がみられる．これは足先行になり足部への負荷が強くなるので斜面に対して体幹を垂直に維持し，足底接地（フラット接地）を意識することにより腰部と膝関節への負担を軽減できる．

7 ウルトラマラソンにおけるコンディショニング

ウルトラマラソン参加者にとっての達成目標は，まずゴールすることである．完走のためには，ランナー自身が心理的因子や身体的因子，環境的因子をレースする状態へと整え，ゴールまで状態を保つことが重要になる．

7-1 心理的因子

ウルトラマラソンでは心理的に不安定になりやすく，緊張や状況把握のバランスを崩してパフォーマンスが低下したり，ゴールまであと数kmという地点でリタイアする例がある．ランナー自身が現時点の体調を自覚し，安定した精神状態を維持することも重要である．糖質の不足は脳疲労による集中力・モチベーションの低下を生じる可能性があるため，レース中にも積極的に摂取する必要がある．ウルトラマラソンのようなロングランの大会では，地域の方々の手厚いサポートや沿道の応援の声に助けられるランナーは多いと思われる．

7-2 身体的因子

フルマラソンやウルトラマラソンでは，ゴール地点や途中のポイントに設置されたエイドでランナーに対するケアが行われている．ここでは，ランナーの疲労回復を目的に行うサポートの内容と，身体的因子で注意すべきことについて紹介する．

1）マッサージ

疲労や張りが強い部位は下腿部・腰部・大腿部であり，特に下腿の張りを訴えるランナーが多いため，徒手的なスポーツマッサージやストレッチングが多用される．スポーツマッサージの目的は疲労回復であり，刺激量としては軽擦法からはじめ皮膚・筋肉に刺激を入れて，揉捏法により対象部位の張りを揉みほぐしていく．注意点としては筋肉を緩めすぎないように刺激量に注意し，あくまで筋疲労を回復する目的で行う．筋の張りを軽減させる際，拮抗筋の筋出

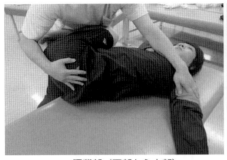
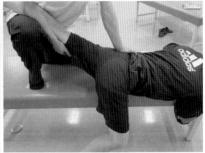

a．腰背部（下部から中部）　　　　　　　b．腸腰筋

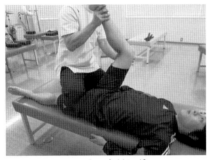

c．ハムストリングス

図9　パートナーストレッチング
a．実施者は対象者の下肢を大腿部に乗せ，体幹の回旋に合わせて下方に下げながら，腰椎部を屈曲回旋させる．
b．実施者は骨盤が浮かないように上から固定する．伸張側の大腿遠位部を把持し，股関節を伸展させる．
c．伸張側の股関節を最大屈曲させた後，膝関節を徐々に伸展させていく．

力が低下している場合には，当該筋だけではなく拮抗筋の筋出力を向上させるアプローチが効果的なこともある．

2）ストレッチング（図9, 10）[2]

　ストレッチングはレース中に緊張が高くなった骨格筋に対し，緊張の緩和や関節可動域の増大，末梢循環の促進による疲労物質の除去に対して有効である．中枢部の運動性の低下が末梢部に影響を及ぼしている場合があるため，限られた時間内では症状を訴える部位を中心に，中枢部の筋や筋連結のある筋にもストレッチングを実施する．

8. 四万十川ウルトラマラソンの支援

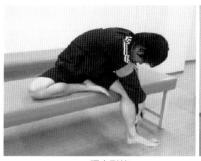

a．腰方形筋

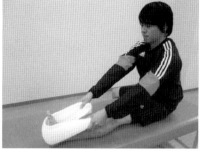

b．腓腹筋

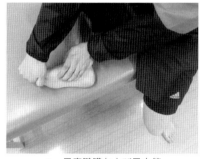

c．足底腱膜および足内筋

図 10　セルフストレッチング
a．伸張側の股関節を屈曲，外転，外旋位，膝関節屈曲位とする．体幹を対側へ側屈して伸張する．
b．伸張側下肢を伸展し，伸張側の足底にタオルを掛け，体幹を前傾しないよう上肢でタオルの両端を引き込む．
c．足関節を背屈しながら足趾を伸展する．

3）テーピング（図11）[3]

　レース中の疲労によって筋出力が低下した場合や疼痛がある場合に，関節運動の誘導や筋機能の補助を目的としたテーピングを実施することが多い．経験豊富なランナーやロングランを走るランナーは，予防的に日頃からケアを要する部位や疲労しやすい部位に貼付していることが多い．テープの種類は，皮膚の伸縮率に近い伸張性の高いテープを用いる．筋のサポートを目的とする場合は，基本的に筋の走行に沿って貼付するが，皮膚を誘導することで筋の促通や抑制も可能であり，筋緊張を低下させたい場合は，起始部から停止部に向けて貼り，筋出力を高めたい場合は停止部から起始部に向けて貼る方法もある[4]．

第2章 競技大会の支援

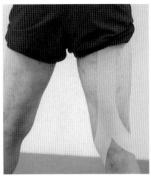 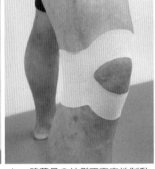 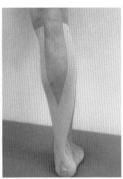

　　　a．ハムストリングス　　　b．膝蓋骨の外側不安定性制動　　c．背屈制限＋下腿三頭筋
　　　　　　　　　　　　　　　　　　　　　　　　　　　　　　　　　　のアシスト

図11　テーピング
a．Gerdy 結節より開始し，テープを最大限に引っ張って大腿遠位 1/3 の部分に貼付する．残りのテープは強く引っ張らずに，筋の走行に沿ってテープを坐骨結節まで貼付する．
b．膝関節外側から開始し，テープを膝蓋骨の外側に貼付する．膝蓋骨を内側に移動させた状態で，スプリットしたテープを内側に引っ張り，大腿骨顆部と脛骨内側に貼付する．
c．足底面内側〜踵骨のやや外側〜内外果レベルの高さを中心に 5 cm 程度テープの張力を強めて貼付する．腓腹筋内側頭の走行に沿って強く引っ張らず，大腿遠位部まで貼付する．
同様に足底面外側〜踵骨のやや内側（内外果レベルの高さを中心に 5 cm 程度張力を強めて）〜腓腹筋外側頭の走行に沿って強く引っ張らず，大腿遠位部まで貼付する．

7-3　環境的因子

1）栄養補給

a. 競技前の栄養補給

　ウルトラマラソンは早朝に行われることの多い競技であり，グリコーゲンの枯渇と脱水の危険性が高く，一度生じると完走の可能性はきわめて低くなる．競技前の食事は，選手個人の消化状態によって個別に対応する必要がある．競技の約 3 時間前に高脂肪，高タンパク質を含む食物は除外し，150〜300 g の炭水化物（3〜5 g/kg 体重）を摂ることが推奨されている．

b. 競技中の栄養補給

　今回のウルトラマラソンのように長時間，特に 1 時間以上の運動を行う場合の炭水化物摂取は，血糖値を維持し，筋グリコーゲン消費の節約を助け，完走率を高める．ウルトラマラソンでは，体重 60 kg のランナーで 5,000 kcal ものエネルギーを消費する．体内のグリコーゲンが枯渇した状態を「ハンガーノック」と呼び，レース中の糖質摂取は非常に重要である．自分で固形やゼリータ

イプのものを用意したり，給水と同じく途中のエイドで積極的に補食を行うなど，こまめに補給しておく必要がある．

2）環境温度

　人間は広い範囲の環境状態において，比較的一定に内部温を維持することができる．しかし，体内深部温の狭い安全範囲を超えると，重大な身体機能が失われる．45°以上になると身体のタンパク質の変性が起き，32°以下では循環器系，神経系の機能に重度の障害が起こる．ランニングではどちらの障害も発生する危険性があり注意が必要である[5]．

a. 熱中症

　マラソンやロードレースはほかのスポーツよりも熱中症の発生する危険性が高いとされる．熱中症の発生には，気温，相対湿度などの環境的因子とランニングペースや水分摂取量，ウェアなどの個人因子が関与する．

　熱中症の予防には環境温の把握と状況に合わせた水分補給が重要になる．ランニングによって体内で発生する熱量は，エリートランナーでは1時間に1,160 kcal以上，市民ランナーでも500 kcal程度といわれている．その熱量を体外に排出するためには大量の発汗が必要であり，走りながら排出した水分，塩分，電解質などを不足しないように摂取する必要がある．

　長時間のレースでは，3％の糖質，0.2～0.3％の電解質を含むスポーツドリンク摂取が血管内の水分量保持，体温調節にとって効果的である．マラソンでは2～3 kmごとに給水所があるため，15～20分ごとに給水ができ，1時間で1 l の発汗があれば，給水所ごとに100～200 ml 程度の水分を摂取することで，必要量の摂取が可能である．また，熱中症は遅発的に発症することもあり，レース終了後は500～1,000 ml の水もしくは適度に薄めたスポーツドリンクを飲み，上昇した体温を低下させるように心がけ，疲労回復にも努める．

　水分摂取の注意点はほかのスポーツ活動と同様に，水分だけを摂取しすぎることで起こるめまいや吐き気の症状である低ナトリウム血症（水中毒）には十分注意する必要がある．重症の場合は頭痛，意識障害が出現し，昏睡状態に陥ることがある．対応としては，4時間を超えるレースの場合，「塩飴」などを持参して途中でなめることが望ましい[5]．

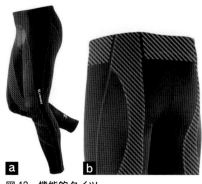
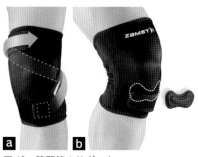

図 12 機能的タイツ
a．大腿，下腿後面の筋をサポートすることで関節運動をスムーズにする．
b．骨盤前傾により重心を前方に導く構造となっている
（日本シグマックス　ZAMST Z-20 トレーニングタイツ）．
出典：http://www.zamst.jp/product/z-20-training-tights/

図 13 膝関節のサポーター
a．下腿の内旋制動ストラップにより膝関節外側へのストレスを軽減するタイプ（日本シグマックス　ZAMST RK-1）．
b．パッドとストラップによる圧迫によって膝蓋骨下部へのストレスを軽減するタイプ
（日本シグマックス　ZAMST RK-2）．
出典：http://www.zamst.jp/product/rk-1/
　　　http://www.zamst.jp/product/rk-2/

b. 低体温症

　寒い環境で長時間運動したり，悪天候で濡れた衣類のままでいると気化熱などにより低体温症を生じることがある．寒い天候で運動する能力は温度に依存するといわれている．ウルトラマラソンでは長い距離を走るので薄着になりがちだが，天候や気温の変化があるため，急激に身体から熱を奪われると深部温が低下する．

　低体温症の予防としては，熱産生のエネルギー源になる糖質摂取がポイントになるため[5]，補食，給水は可能なかぎり行う．また，気温や天候に応じて荷物に着替えを準備して対応する．もし低体温症が疑われた場合は，軽度で意識があれば温かい場所に移動し，毛布などで身体を温める．意識障害などの進行が認められた場合は，医療機関への緊急搬送が必要になる[5]．

　気温はそれだけで身体へのストレスとなり，環境温度に十分注意して準備を行うことにより，パフォーマンスを維持し完走する可能性は高くなる．

3）ランニングギア（図 12, 13）

　昨今のランニングブームの高まりと相まって，ランナーの身体を外側から支持するツールとして機能的タイツやサポーターなど多くの製品が開発されてい

る．タイツの目的は，保温，関節・筋肉のサポートであり，サポーターとテーピングの役割を兼ねているものもある．また段階着圧機能のあるコンプレッションタイプのものは，血行改善や体の無駄な動きを抑制することで正しいランニングフォームを誘導し，疲労を軽減する効果が期待されている．

　サポーターには，代表的なランニング障害である膝関節周囲のトラブルに特化したものも多く，下腿の回旋抑制や膝の内・外反抑制，膝蓋下の圧迫などが可能となっている．

　これらのツールはランニングには欠かせないものとなっており，日頃のトレーニングから体調に気を配り，自分に合ったものを選択することは完走への有益な手助けになる．

引用文献

1) 中尾聡志，他：愛媛マラソン完走を目指して—愛媛県理学療法士会からのご提案　第1版．愛媛県理学療法士会　スポーツ支援部，2011
2) 小柳磨毅，他（編）：井上　悟（監）：アスリートケアマニュアル—ストレッチング．文光堂，2007，pp162-163，p216，pp236-237
3) 中江徳彦，他（編）：小柳磨毅（監）：アスリートケアマニュアル—テーピング．文光堂，2010，pp200-201，pp214-215，pp240-241
4) 福井　勉：皮膚テーピング—皮膚運動学の臨床応用．運動と医学の出版社，2014，pp120-132
5) 山澤文裕：熱中症と水分補給．低体温症の管理．臨スポーツ医　**31**：844-850，2014

資料1　野球選手のための Conditioning（大会配布資料）

1．肩のコンディショニング

1）柔軟性チェック

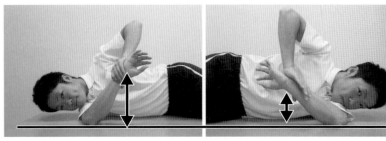

親指と地面の距離の左右差をチェックする．投げる側の方が地面につきにくい（写真は右投げ）．

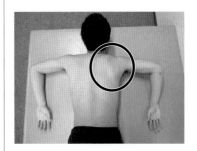

うつぶせになり床に手の甲をつけたまま脇を開いていく（肘関節は直角に曲げ，肩関節も90°くらい開く．痛みがあれば痛みのない範囲をチェックする）．

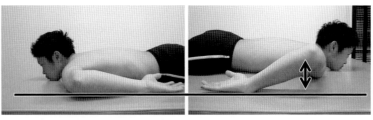

肘と地面の距離や肩甲骨の浮き上がり方の左右差をチェックする（写真は右投げ）．
左右の差が大きい選手ほど肩関節後面の軟部組織が硬い可能性がある．

資料1　野球選手のための Conditioning（大会配布資料）

2）ストレッチング

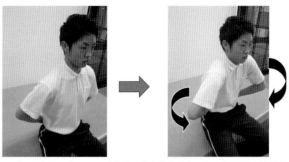

両手の甲を腰にあてる．肘を前に突き出すようにして肩後面を伸張する．（5秒間×5回×3セット）

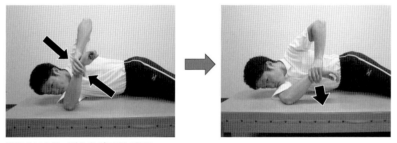

横向きになり，肘をあごの前に出す．
肘を90°曲げ，下側の手首を持って，両手で軽く押し合う．（5秒間×5回）
その後，肘が動かないようにして腕を内側に捻り，肩後面を伸張する．（30秒）
（交互に3セット）

3）筋力チェック＆トレーニング

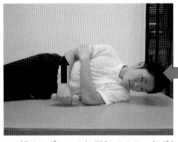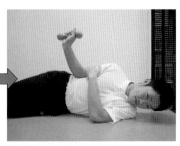

軽めのダンベルか 500 m*l* のペットボトルに水を入れたものを用意する．
左手（非投球側）で右肩（投球側）が動かないように固定する．
右肘を身体につけ，わきを開かないようにする．
右手でダンベル（ペットボトル）を持ち，おなかの前から肩より高く持ち上げる．
肘を身体より後ろに引かないようにする．
（20 回×3 セット）

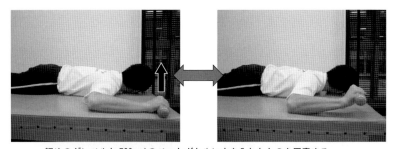

軽めのダンベルか 500 m*l* のペットボトルに水を入れたものを用意する．
右肘（投球側）は耳の高さまで上げ，直角に曲げる．
右肩は地面から浮かないようにする．
右手でダンベル（ペットボトル）を持ち，地面から頭より高く持ち上げる．
（20 回×3 セット）

資料1　野球選手のための Conditioning（大会配布資料）

4）肩甲骨セッティングエクササイズ

*①〜③：肩甲骨の動きを意識しながら腕を上げて5秒間止める運動を5回繰り返す．
*④：背中を反る運動と丸める運動を交互に5回行う．

①
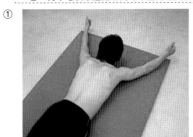
親指を上にしてバンザイの姿勢をとる．

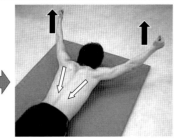
あごを床につけたまま，腕全体を持ち上げ肩甲骨を引き寄せる．

②
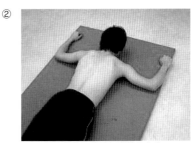
肘を直角に曲げた姿勢をとる．

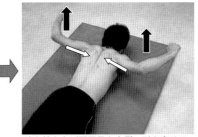
腕を持ち上げ肩甲骨を内側へ引き寄せる．

③
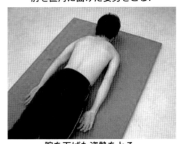
腕を下げた姿勢をとる．

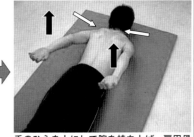
手のひらを上にして腕を持ち上げ，肩甲骨を内側へ引き寄せる．

④
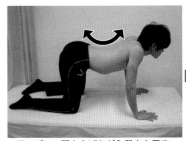
四つばいで頭を上げながら背中を反る．

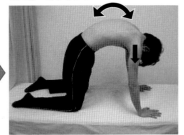
頭を下げながら背中を丸め肩甲骨の外側への動きを意識する．

2．肘のコンディショニング

1）柔軟性チェック

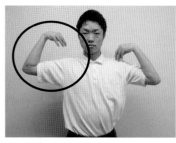 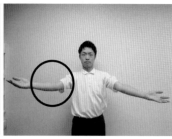

肩と指先の距離・左右差をチェックする．　　肘の伸び具合・左右差をチェックする．

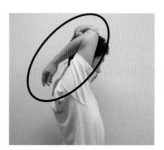

指先で肩を触ったまま反対の手で肘を引き，耳より後ろまで上がるかチェックする．

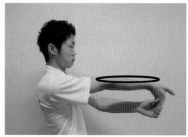 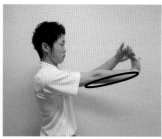

手首のそり具合や左右の肘のつっぱり感の左右差をチェックする．

資料1　野球選手のための Conditioning（大会配布資料）

2）ストレッチング（上腕）

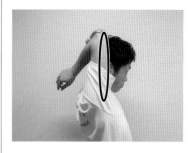

肘を曲げて指先で肩を触り，反対の手で肘を持つ．
前をみて，しっかり胸を張る．右肘を耳の後ろまで上げる．
(30秒×3回)

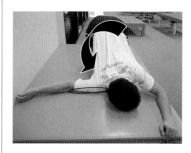

手のひらを上に向けて肘を伸ばし，身体を捻って上腕前部を伸ばす．
伸張感が少なければ腕を頭の方向へ移動させる．
(30秒×3回)

3）ストレッチング（前腕）

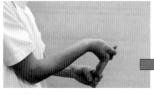
肘を曲げた状態で手のひらを上に向け，示指・中指を下に引っ張り手首を反らします．

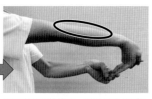
そのままの状態で，肘だけを伸ばしていく．（30秒×3回）

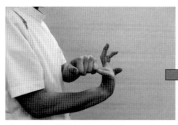
肘を曲げた状態で手のひらを下に向け，小指・環指を上に引っ張り手首を反らす．

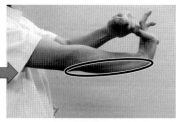
そのままの状態で，肘だけを伸ばしていく．（30秒×3回）

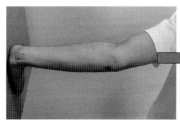
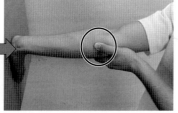
手のひらを壁について手首を反らし，肘を伸ばした状態（完全には伸びないようにすること）で肘内側の膨隆した筋を圧迫する．

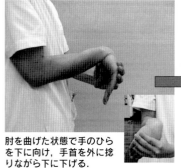
肘を曲げた状態で手のひらを下に向け，手首を外に捻りながら下に下げる．

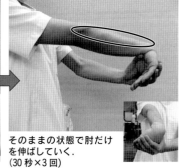
そのままの状態で肘だけを伸ばしていく．（30秒×3回）

資料1　野球選手のための Conditioning（大会配布資料）

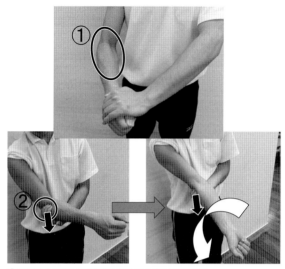

①親指を上に向けて抵抗をかけると筋が膨隆する．
②その筋のすぐ外側を圧迫した後外側へ引っ張りながら手のひらを上に向けて肘を伸ばす．

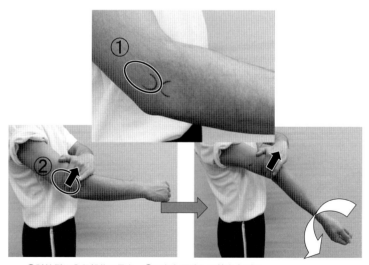

①肘外側の○印部分の骨を，②下から圧迫して持ち上げる．
③持ち上げたまま固定し，手のひらを上に向けて肘を伸ばす運動を反復する．

4）筋力チェック＆トレーニング

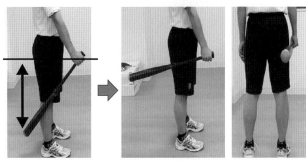

バットを水平まで上げることができるかチェックする．
真後ろからみて，バットのヘッドが横にズレないようにする．
トレーニングは，筋力チェックの方法を繰り返す．
（10回×3セット）
※重さの調整はバットの持ち位置で調整する．

バットを水平まで倒すことができるかチェックする．
トレーニングは，筋力チェックの方法を繰り返す．
（10回×3セット）
※重さの調整はバットの持ち位置で調整する．

資料1　野球選手のための Conditioning（大会配布資料）

3．体幹-股関節のコンディショニング

1）体幹の筋力チェック＆トレーニング

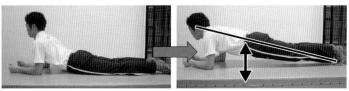

うつ伏せで両肘をつく．腰を浮かせ，つま先と肘で支持する．頭-体-足を一直線に保ち，1分間とめることができるかチェックする．
筋力トレーニングはチェックと同様の姿勢を保持する．（1分×3セット）

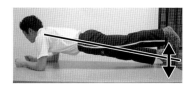

上記のトレーニングが可能になったら，片足を上げたり横に振るなどするとさらに難易度があがる．
また，その姿勢で1分間とめることができるかチェックする．
筋力トレーニングはチェックと同様の姿勢を保持したり，挙上した足を左右に振ったりする．

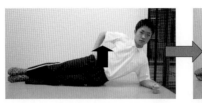 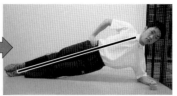

腰をついた体勢で横向きになり，肘をついた状態から頭-体-足を一直線になるように腰を浮かせていく．

腰を浮かせ，足部と肘で支持する．頭-体-足を一直線に保ち，その姿勢で1分間保持することができるかチェックする．筋力トレーニングはチェックと同様の姿勢を保持する．（1分×3セット）

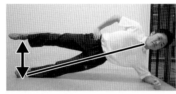

上記のトレーニングが可能になったら，上側の下肢を挙げたり前後に振るなどするとさらに負荷を増やすことができる．
その姿勢で1分間保持することができるかチェックする．
筋力トレーニングはチェックと同様の姿勢を保持したり，挙上した足を前後に振ったりする．
（保持：1分×3回）（前後：10回×3セット）

資料1　野球選手のための Conditioning（大会配布資料）

2）股関節の柔軟性チェック

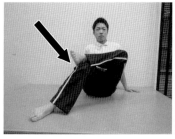 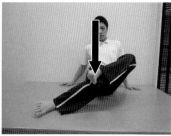

上にあげた足で下の足をおさえ，お尻を浮かさずに，下の足の膝が地面につくかチェックする．

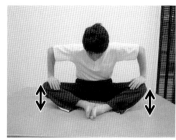 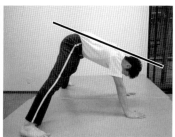

膝と地面の距離が開きすぎていないか，また，左右差はないかチェックする．　両手を地面につくことができるか，さらに背中がまっすぐになっているかチェックする

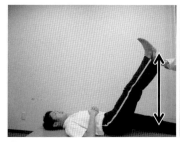 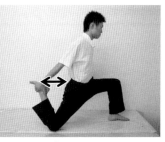

地面から踵の距離と左右差をチェックする．　お尻と踵がつくかチェックする．

3）股関節のストレッチング

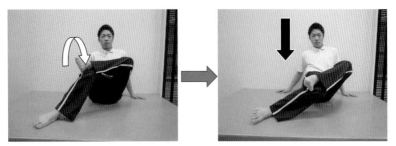

地面に座り膝を立て身体の後ろに手をつく．足を組み下になった足の膝を内側に倒す．
（30秒×3回）

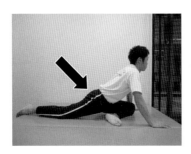

前後に足を開き前足は膝を曲げ床につける．
そのまま姿勢を正し，骨盤を下げてくる．
（30秒×3回）

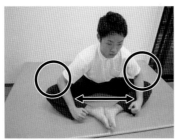
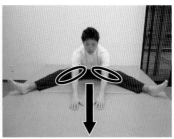

足の裏を合わせ膝を開く．
肘で膝を押さえるようにして前傾する．
（30秒×3回）

脚を広げて座る．
つま先を内へ倒した状態から，身体を前方へ倒す．
（30秒×3回）

資料1　野球選手のための Conditioning（大会配布資料）

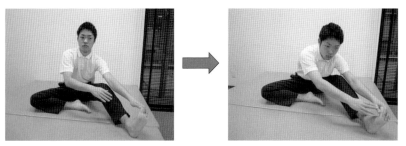

片側あぐらの姿勢をとり，伸ばした足の膝は少し曲げる．胸を張ったまま身体を前方へ倒す．
(30秒×3回)

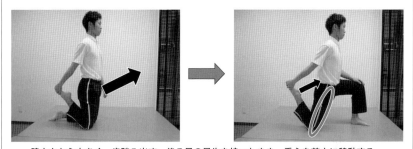

膝立ちから大きく一歩踏み出す．後ろ足の足先を持ったまま，重心を前方に移動する．
(30秒×3回)

4）バランスチェック＆トレーニング

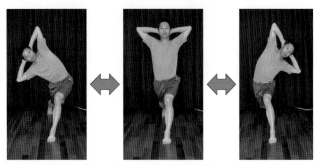

バランスをくずさずに，身体を左右に倒すことができるかチェックする．
トレーニングはチェックと同様の動き（最大限まで）をくり返す．
（10往復×3セット）

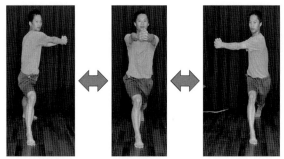

バランスをくずさずに，身体を左右に回すことができるかチェックする．
トレーニングはチェックと同様の動き（最大限まで）をくり返す．
（10往復×3セット）

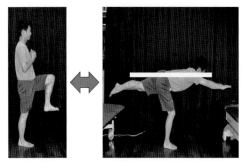

バランスをくずさずに，手-体-脚を一直線にできるかチェックする．
トレーニングはチェックと同様の動き（最大限まで）をくり返す．
（10往復×3セット）

4．甲子園大会でのクーリングダウン

1）野手

> 全て両側行う．ストレッチングは20秒行う．

①深呼吸（3回）

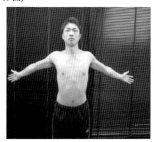
息を吸いながら胸を広げ，両方の肩甲骨を寄せ合う．

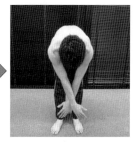
息を吐きながら丸くなり，肩甲骨の間を広げる．（手の力は抜く）

②腋窩部のストレッチング

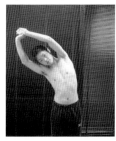
身体の前で手を交差して組む．肘をしっかり伸ばして腕を挙げ，身体を横に倒す．（身体が前に倒れないよう注意する）

③肩前面のストレッチング

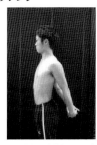
腰の後で手を組み，胸を張りながら手を挙げる．（10秒間ストレッチング）

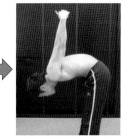
左図よりおじぎをし，手をさらに挙げる．（10秒間ストレッチング）

④ふくらはぎのストレッチング

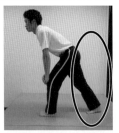

前方の足に手をつき,足底全体を床から離さずに体重を前方にかけ,膝・股関節を伸ばす.
※足先が外に向かないように注意する.

⑤股関節前面のストレッチング

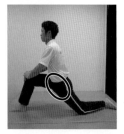

片膝立ちの姿勢で両手を膝につき,身体が反りすぎないようにお尻を前方に出す.

⑥ふともも前面のストレッチング

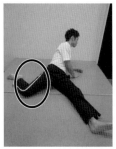

身体を捻りながら後方にゆっくりと倒し,ふとももの前面を伸ばす.

⑦ふともも前面のストレッチング(2)

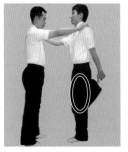

2人一組で行う場合.

⑧腰部のストレッチング

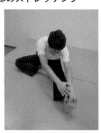

一側の足はあぐらをかき,対側の足は伸ばし,伸ばした足の方へ身体を倒す.

⑨おしりのストレッチング

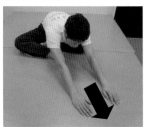

脚を少し開いたあぐらの姿勢から身体を前に倒す.
(前脚側のお尻が伸張される)

資料1　野球選手のための Conditioning（大会配布資料）

⑩ふともも後面のストレッチング

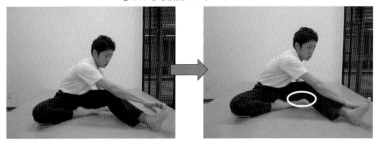

一側の足はあぐらをかき，反対側の足を軽度屈曲しふともも後面を伸ばす．

体がかたくて反対側の手が届かない場合は伸ばした足の側の手でもよい．

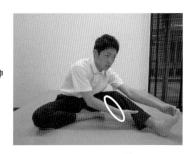

⑪腰部のストレッチング（1）

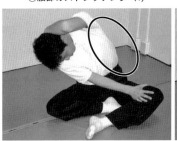

脚を少し開いたあぐら姿勢から前脚を抑えながら，反対側に身体を倒す．

⑫腰部のストレッチング（2）

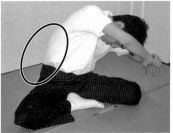

片足はあぐら姿勢，反対の足は外側に開く．腕を伸ばし外側へ曲げた足のほうへ身体を倒す．

⑬ふともも内側のストレッチング (1)

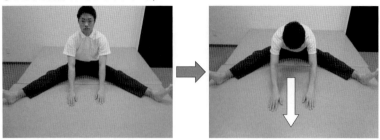

足を広げ，つま先を内側へ倒した状態から，身体を前方へ倒す．

⑭ふともも内側のストレッチング (2)

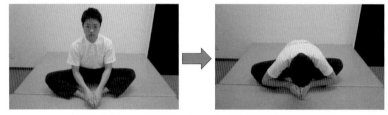

足の裏を合わせて手で固定し，膝を開いたまま身体を前方へ倒す．

資料1　野球選手のための Conditioning（大会配布資料）

補助種目

⑮足裏のマッサージ

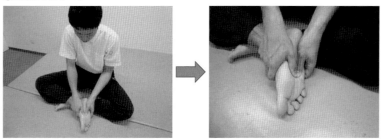

足底全体を 10 秒間揉みほぐす．

⑯足裏のストレッチングとマッサージ

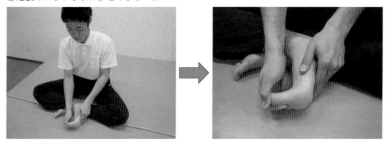

足の指を反らした状態で足底全体を 10 秒間揉みほぐす．

2）投手

全て両側行う．ストレッチングは20秒行う．

必須種目

①肩後方のストレッチング

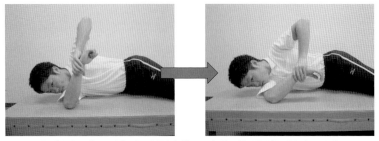

肩にあごを乗せ肘を 90°曲げ，手首を把持し，内側に捻りながら手を床に近づける．

②前腕前面のストレッチング

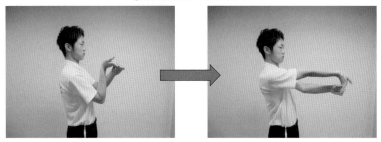

肘を曲げた状態から手首を反らしゆっくり肘を伸ばしていく．

資料2　熱中症の対策とその対応

甲子園サポート部　2015年7月

1）はじめに

　熱中症とは，熱に中る（あたる）という意味で，暑熱環境によって生じる障害の総称である．病型は，「熱失神」「熱けいれん」「熱疲労」「熱射病」などに分類される．重症な病型である「熱射病」を起こすと適切な措置が遅れた場合，高体温から多臓器不全を併発し死亡率が高くなる．それぞれ病態が異なるため，その症状と発生機序の理解が必要となる．また，症状は徐々に悪化をたどるため，各病型を明確に分けることはできない．よって，症状を発見した段階で，重症度を把握し的確な処置を施すことが重要となる．

　学校の管理下における熱中症死亡事故はほとんどが体育・スポーツ活動によるもので，それほど高くない気温（25～30℃）でも湿度が高い場合に発生（**図1**，運動時熱中症発生時の相対温度と気温の関係）している．また，スポーツ種目別発生傾向においては「野球」がもっとも多く発症している（「熱中症を予防しよう―知って防ごう熱中症―」より）．暑い中では，体力の消耗が激しく，トレーニングの質も低下し，効果も上がらない．熱中症予防のための運動方法，水分補給などを工夫することは事故防止の観点だけでなく，効果的なトレーニングという点においても大変重要となる．

　甲子園大会における熱中症対策の最大の目的は，「予防」および「重症化の抑制」である．試合前の室内練習場での熱中症に対する注意喚起や試合中の選手の観察（表情，顔色，発汗量，動きなど）であり，早めの声かけやドリンクの補給・クーリングの促しを積極的に行うことが重要である．

　そこで，熱中症の症状と病態，対処方法について基本的な知識をまとめる．

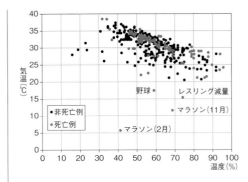

図1 運動時熱中症発生時の相対温度と気温の関係
(環境省:熱中症環境保健マニュアル2014より)

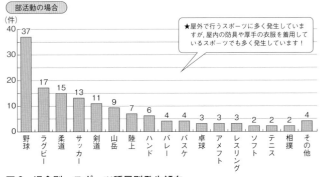

図2 場合別・スポーツ種目別発生傾向
(「熱中症を予防しよう―知って防ごう熱中症―」より)

2) 熱中症の病態別分類（病型）と対処法

①熱失神（軽度）

運動や暑さのために体温が上昇することで，放熱のため皮膚血管を拡張させ，皮膚への血流量を増やし皮膚温を上昇（顔面紅潮）させる．また，立位をとっていることで血液が下肢に貯留するため血圧が低下し，脳血流が減少することで一過性の意識消失である「熱失神」を引き起こす．

症状は，頭痛，めまい，立ちくらみ，顔面蒼白，徐脈となり，体温は正常なことが多い．

【対処法】

涼しいところで衣類をゆるめ，下肢挙上位の安静臥床をとることで回復しやすい．また，スポーツドリンクなどの水分（薄めの食塩水）を摂取さ

資料2　熱中症の対策とその対応

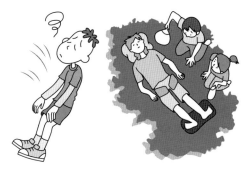

図3　下肢挙上位での安静肢位

せる．

②熱けいれん（軽度～中等度）

　多量の発汗にて，水分とともにナトリウムが失われる．この時，お茶や水，塩分濃度の低い飲料などで水分だけが補給されると，血中の塩分濃度（ナトリウム濃度）が低下し水と塩分のバランスがくずれ，筋の興奮性が亢進して四肢の筋群や腹筋に痛みを伴った筋けいれん（こむら返り様症状）が起こり，これを「熱けいれん」という．

　症状は，頭痛，めまい，立ちくらみ，筋けいれんおよび筋痛が起こり，体温は正常なことが多い．

【対処法】

　涼しいところで衣類をゆるめ安静にして，スポーツドリンクなどの水分（薄めの食塩水）を摂取させる．通常，点滴でも回復する．

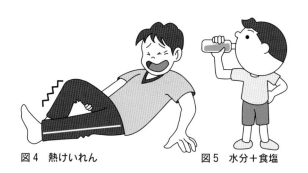

図4　熱けいれん　　　　図5　水分＋食塩

③熱疲労（中等度～重度）

　熱放散のために血液が皮膚表面に貯留することでさらに発汗が進み脱水

となる.また,運動の継続により筋への血液供給が増え,心臓に還流する血液が減少し,心拍出量も減少することで脳や内臓への循環血液量が減少する.結果,全身脱力感・倦怠感が強くなり,高度の脱水と循環障害が生じ「熱疲労」となる.

症状は,強い全身脱力感・倦怠感,血圧低下,頻脈,強い頭痛・めまい・吐き気,下痢,軽度の意識障害(錯乱)が起こり,体温は少し上昇するものの40℃を超えることはない.

【対処法】

すぐに医療機関に運ぶ必要がある.

体表の大血管の通る部分である「頚部,腋窩部,鼠径部など」に氷をあて,一刻も早く身体を冷やす.薄い食塩水やスポーツドリンクなどを摂取させたいが,気分が悪いために飲めないことが多く,医療機関で点滴を行う必要がある(誤嚥の可能性があるため無理やり飲ませてはいけない).

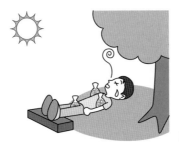

図6　安静肢位とクーリング

④熱射病(重度)

熱疲労からさらに脱水と循環障害が増悪すると,発汗と皮膚血管拡張(熱放散)ができなくなり,体温が40℃を超え,脳を含む主要臓器の機能が障害される.そのため,体温調整不全による高体温,意識障害が発症し「熱射病」となる.意識障害の診断は重要であり,昏睡(重症レベル)だけでなく,「応答が鈍い」「なんとなく言動がおかしい」「日時や場所がわからない」など軽度のレベルのものもあるので注意が必要である.また,多臓器不全により止血機能に異常を来し,脳などで出血を起こしたり,腎機能障害から血液透析が必要となる場合もある.そのため迅速かつ適切な救急救命処置を行っても救命できないこともある.

症状は，重度の意識障害（昏睡など），高体温（40℃以上）となる．
【対処法】
　大至急，救急車で集中治療が行える医療機関に運搬する．
　救急車を待つ間も「頚部，腋窩部，鼠径部など」に氷をあて，できるだけ身体を冷やす．

3）熱中症の症状と重症度分類

　実際のスポーツ現場では，熱中症の「症状とその重症度」の迅速な把握および判断，そして適切な措置が重要となる．まず確認すべきことは，「意識がしっかりしているか」であり，「少しでも意識に異常がある」場合，重症度Ⅱ度（**表1**）以上と判断し病院への搬送が必要となってくる．「意識がしっかりしている」場合は重症度Ⅰ度（**表1**）と判断し，現場での安静肢位の確保，クーリング，水分補給などで状態の経過観察を行う．「意識がない」場合は重症度Ⅲ度（**表1**）となり，救急救命措置が必要となるため救急病院への迅速な搬送が必要となる．

表1　熱中症の症状と重症度分類
（環境省：熱中症環境保健マニュアル2014より）

熱中症の症状と重症度分類

分類	症状	症状から見た診断	重症度
Ⅰ度	めまい・失神 「立ちくらみ」という状態で、脳への血流が瞬間的に不十分になったことを示し、"熱失神"と呼ぶこともあります。 筋肉痛・筋肉の硬直 筋肉の「こむら返り」のことで、その部分の痛みを伴います。発汗に伴う塩分（ナトリウムなど）の欠乏により生じます。 手足のしびれ・気分の不快	熱ストレス（総称） 熱失神 熱けいれん	
Ⅱ度	頭痛・吐き気・嘔吐・倦怠感・虚脱感 身体がぐったりする、力が入らないなどがあり、「いつもと様子が違う」程度のごく軽い意識障害を認めることがあります。	熱疲労 （熱ひはい）	
Ⅲ度	Ⅱ度の症状に加え、 意識障害・けいれん・手足の運動障害 呼びかけや刺激への反応がおかしい、身体にガクガクとひきつけがある（全身のけいれん）、まっすぐ走れない・歩けないなど。 高体温 身体に触ると熱いという感触です。 肝機能異常、腎機能障害、血液凝固障害 これらは、医療機関での採血により判明します。	熱射病	

【症状の観察ポイント】

1．意識レベルの確認

○開眼しているか？　呼びかけに応じるか？

○正確な会話ができるか？　名前，住所，生年月日，自分がいる場所，日付などを正確に答えられるか？

○手を握る，口をあけて舌をだすなどの簡単な命令に正確に応じるか？

　⇒症状が悪化し，意識レベルが低下すると，つじつまの合わない会話がみられたり，日付がわからなくなったり，周囲の人や自分の名前などが答えられなくなったりする．呼びかけてもすぐ目を閉じたり，呼びかけに対する反応が鈍いときなどは，さらに意識障害が進んでいる．非常に危険な状態で，このような症状がみられた場合は一刻も早く身体を冷やし，救急車で医療機関に運ぶ必要がある．

2．身体的変化の確認

○めまい，立ちくらみ，こむら返り，筋肉痛（四肢，腹筋）はないか？

　⇒上記症状が認められる場合，「重症度Ⅰレベル」と判断し，安静肢位（下肢挙上位），クーリング，ドリンク（OS-1含む）の補給を行い，経過観察を行う．症状が軽快すれば，試合に復帰可能かも常時観察を要する．「3部位以上の筋けいれんまたは反復する筋けいれん」が起きた場合，医師の診察を必要とする．

○脱力感，頭痛，吐き気，嘔吐はないか？

　⇒上記症状が認められる場合，「重症度Ⅱレベル」と判断し，安静肢位（下肢挙上位），クーリング，ドリンク（OS-1含む）の補給（可能な範囲で）を行い，医師の診察を必要とする．また，軽度でも意識レベルに低下が認められる場合，病院への搬送が必要となる．

○顔色は？

　⇒顔面蒼白，唇の色が悪い場合，筋肉や皮膚に血液が多く流れ，脳の血流が減っている「熱失神の徴候（重症度Ⅰ度）」であり，これらは「熱疲労（重症度Ⅱ度）」にも共通する症状である．安静肢位（下肢挙上位）をとるなど，状況に合わせてクーリングや水分補給を行う．

○汗をかいているか？　皮膚が乾燥していないか？

　⇒大量の発汗は正常な体温調整機能が働いている証拠であり，運動による身体内部（内臓など）および筋肉の温度上昇を調整している反応で

ある．しかし，激しい運動や厳しい環境下での運動の継続により，この体温調整機能が低下し発汗量が低下してしまう場合がある．その場合，顔面が紅潮し，体表面が熱くなり，熱放散量より生産量のほうが上回り，体温（身体内部）が上昇してきている恐れがある．顔や胸が熱いうえに皮膚が乾燥しているようであれば，十分な発汗ができない．また，顔，首，胸などが熱いのに手や足では皮膚の色も悪く，冷たくなってきているときは，手足など末梢の部分で循環障害がはじまっている．身体を冷やし，すぐに医療機関に運ぶ必要がある．

○体温の変動はないか？

⇒通常，重症度Ⅰレベルであれば体温は正常であり，重症度Ⅱ度となると軽度上昇し，重症度Ⅲ度になると高体温となり，40℃を超える場合もある．正常より体温が上昇している場合は，熱放散量が熱生産量を下回っていることが考えられるため，体温調整機能の低下を疑う．そのまま，激しい運動や暑熱環境下での運動を継続すると，「運動に必要な筋への血流量」と「熱放散に必要な皮膚への血流量」が増大し，「心臓や内臓への血流量」が低下することでバランスが崩れ，循環器系や中枢神経系の機能不全が起こり，生命を脅かすこともある．

> 熱放散経路は，皮膚表面からの輻射，伝導，対流による「非蒸発性」と皮膚表面から汗が蒸発することによる「蒸発性」がある．「非蒸発性」は外気温が皮膚表面より低ければ放散するが，35℃を超える場合，逆に体内に熱が流れ込み体温が上昇してしまう．しかし，発汗（蒸発性）により，皮膚表面から気化熱を奪って温度を低下させるため，暑熱環境でも体温を一定に保つことができるのである．

4）水分補給について

　スポーツ中，過度な脱水にならないように発汗量に見合った水分を摂取する必要があり，同時に飲み過ぎにも注意をしなければならない．体重の3％以上の水分が失われると体温調整に影響するといわれており，運動前後の体重減少が2％以内におさまるように水分補給を行うとよい．よって，運動前後の体重を測定することで水分補給が適切であるかが判断できる．補給量は，「喉の渇き」に応じて自由に補給することが適量であり，体重減少が2％以内におさまるといわれている．

　また，厚生労働省と日本体育協会が推奨する水分の成分は，「**塩分濃度：**

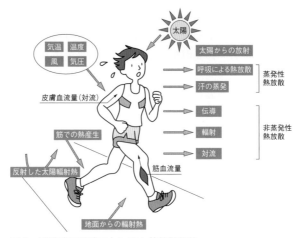

図7 運動時の環境ストレスと熱放散経路
(「スポーツ活動中の熱中症予防ガイドブック」日本体育協会より)

0.1〜0.2％」であり，ドリンク 100 ml 中に「40〜80 mg のナトリウム量」が含まれていることとなる．また，腸管での吸収率・速効性および疲労回復の観点から，「糖質（特にブドウ糖）が含まれるもの」がよく，果糖中心のものは腸管吸収が遅く腹部に貯留しやすいため下痢などの腹部症状をきたす可能性がある．そして，ドリンクは 5〜15℃ が理想と言われている．

甲子園におけるドリンクの塩分濃度の調整

【成分含有量】
　○スポーツドリンク 100 ml 内 ⇒ Na 量：49 mg＝食塩：0.12 g
　○スポーツドリンク 10 l（＝10,000 ml）内 ⇒ Na 量：4,900 mg＝食塩：12 g
【食塩および Na 含有量】
　○食塩 1 g＝Na 量：約 400 mg ⇒ 食塩 12 g＝Na 量：約 4,800 mg
　●スポーツドリンク
　　　　　　10 l（食塩 12 g＝Na 4,800 mg）＋食塩（小さじ 2 杯＝12 g＝Na 4,800 mg）
　　　　　＝食塩 24 g（Na 9,600 mg）
【甲子園ドリンクの塩分濃度】
　「食塩 12 g」を追加することで「Na：約 4.8 g」が加わり，全体の塩分濃度は「0.24％」となる．推奨されている濃度より少し多めではあるが，水を加えることから妥当な量であると考える．

資料2　熱中症の対策とその対応

≪ドリンク摂取の促し≫
●試合前処置
　室内練習場に設置してあるドリンクを試合前の段階で「15～20分ごとにコップ1杯」を補給するようすすめる．また，熱中症の症状が疑われる選手には「経口補水液」の補給をすすめるなど，試合前から積極的に水分補給をすることで熱中症予防に努めるよう促す．
＊経口補水液：「塩分濃度を0.3％」に設定しており，腸管吸収を早めるためにNa濃度とブドウ糖濃度のモル比を約1：1～2に調整している．
●試合中
　イニングごとに「ベンチでコップ1～2杯」の水分補給を促す．特に，発汗量の多い選手や顔面紅潮している選手などは積極的に補給するよう促す．明らかに気分不良や筋けいれんを訴える選手（熱失神や熱けいれん）には，経口補水液を摂取させ，重症化を防ぐ．
●試合後のクーリングダウン
　試合後の取材中に選手の様子を伺い，熱中症症状の有無を早期に確認する．気分不良（熱失神）がある場合，早急にドリンクを補給させ，ユニフォームを緩め，安静位（下肢挙上位）をとる．筋けいれん（熱けいれん）がある場合は，経口補水液を補給させ，クーリングおよびストレッチングを行わせる．

> 熱中症の重症化を防ぐには，ドリンク類の中で「経口補水液」が効果があると言われている．重症化の疑いがある選手には，積極的に補給させる．

5）暑さ指数（WBGT）について

> ～暑さ指数（WBGT）とは～
> 　WBGT（Wet Bulb Globe Temperature：湿球黒球温度）は，熱中症を予防することを目的として1954年にアメリカで提案された指標である．単位は気温と同じ摂氏度（℃）で示されるが，その値は気温とは異なる．WBGTは，人体と外気との熱のやりとり（熱収支）に着目した指標で，人体の熱収支に与える影響の大きい①湿度，②日射・輻射（ふくしゃ）など周辺の熱環境，③気温の3つを取り入れた指標である．

【文献情報】
○WBGTの7割は湿球温度であるためおおよその目安としてよい．また，

熱中症の発生には湿度の影響が大きいため,気温だけを基準にすべきでない. (川原 貴:熱中症予防運動指針,日本臨床 70 巻 6 号,2012)
〇熱中症事故現場の最寄り気象台データから推定した WBGT より,21℃以上で事故が起きており,25℃,28℃を境に事故例が急増する.
(McArdle ら,1986)
〇WBGT 22℃,26℃,30℃,32.5℃の 4 条件で運動をさせ体温変化をみた結果,運動強度が高い場合には 26℃と 30℃の間で体温上昇が大きくなった. (森本ら:暑熱応答に及ぼす運動強度の影響,1993)

【WBGT 値とその運動指針—日本体育協会】

表 2
熱中症予防のための運動指針(財団法人日本体育協会)

温度基準 WBGT	参考気温	熱中症予防のための運動指針	
31℃以上	乾球温度 35℃以上 湿球温度 27℃以上	運動は原則中止	WBGT 31℃以上では,皮膚温より気温のほうが高くなり,体から熱を逃がすことができない.特別の場合以外は運動は中止する.
28〜31℃	乾球温度 31〜35℃ 湿球温度 24〜27℃	厳重警戒 (激しい運動は中止)	WBGT 28℃以上では,熱中症の危険が高いので,激しい運動や持久走など体温が上昇しやすい運動は避ける.運動する場合には,積極的に休息をとり水分補給を行う.体力の低いもの,暑さになれていないものは運動中止.
25〜28℃	乾球温度 28〜31℃ 湿球温度 21〜24℃	警 戒 (積極的に休息)	WBGT 25℃以上では,熱中症の危険が増すので,積極的に休息をとり水分を補給する.激しい運動では,30 分おきくらいに休息をとる.
21〜25℃	乾球温度 24〜28℃ 湿球温度 18〜21℃	注 意 (積極的に水分補給)	WBGT 21℃以上では,熱中症による死亡事故が発生する可能性がある.熱中症の兆候に注意するとともに,運動の合間に積極的に水を飲むようにする.
21℃まで	乾球温度 24℃まで 湿球温度 18℃まで	ほぼ安全 (適宜水分補給)	WBGT 21℃以下では,通常は熱中症の危険は小さいが,適宜水分の補給は必要である.市民マラソンなどではこの条件でも熱中症が発生するので注意.

財団法人日本体育協会「熱中症予防のための運動指針」(1994 年)より転記

【WBGT 値とその運動指針―日本気象協会】

表3
熱中症のランク〈熱中症予防情報コメント〉(財団法人日本気象協会)

ランク	WBGT (℃)	対　応
運動は原則中止	31℃以上	WBGT 31℃以上では，皮膚温より気温のほうが高くなる． 特別の場合以外は運動は中止する．
厳重に警戒	28〜31℃	熱中症の危険が高いので，激しい運動や持久走などは避ける． 体力の低いもの，暑さになれていないものは運動中止． 運動する場合は積極的に休息をとり，水分補給を行う．
警　戒	25〜28℃	熱中症の危険が増すため，積極的に休息をとり水分を補給する． 激しい運動では，30分おきくらいに休息をとる．
注　意	21〜25℃	熱中症による死亡事故が発生する可能性がある． 熱中症の兆候に注意しながら，運動の合間に積極的に水分を補給する．
ほぼ安全	21℃まで	通常は熱中症の危険は小さいが，水分の補給は必要． 市民マラソンなどではこの条件でも熱中症が発生するので注意する．

財団法人日本気象協会 http://www.n-tenki.jp/HeatDisorder/より転記

★環境省熱中症予防情報サイト (http://www.wbgt.env.go.jp/) にて，「暑さ指数」の実測値と予測値を観覧することができる．熱中症リスクについて確認しておくことで，注意喚起を促す指標のひとつとして有用である．

6) 甲子園大会でのサポートにおける熱中症対策

　過去の選抜大会，選手権大会にて熱中症様症状の発症時期は「1回戦」が特に多い (**図8**)．また，気温や湿度が高い日，WBGTが高値な日に症状を訴える選手が多いが，選抜大会のような気温がそれほど高くならない時期にも発症する傾向がある．よって，「大会1回戦（初戦）」は特に熱中症に注意が必要であり，予防を目的とした出場校への注意喚起が重要となる．夏の選手権大会では，厳しい暑熱環境下であるため熱中症発症リスクが常にあることを認識しておく．そして，実際に現場で熱中症様症状を確認した場合の決まりごととして，スタッフ1名は選手の容体を確認し症状に合った処置を迅速に行う．また同時に別のスタッフは，チーム付き役員および大会本部へ報告し，必要であれば医師への連絡を依頼する．「3部位以

上の筋けいれんまたは反復する筋けいれん」が起きた場合には，必ず医師に診察を依頼する．

そこで，われわれ理学療法士が実施できる具体的な措置方法とその物品を挙げる．

①涼しい環境の準備

一塁側トレーナー室・ベンチ裏，三塁側ベンチ裏，クーリングダウン室を「24〜28℃」の室内環境を整えておく．

②クーリング物品の準備

氷嚢，手動式真空パック（EBP），ジップロックで製氷機の氷を利用し，試合中，試合後のクーリングダウン中にクーリングを実施できるよう準備する．氷嚢は試合出場選手に配布できるよう準備し，積極的に選手に使用するよう促す．体表の皮膚温を下げる必要があるときのために，創処置用の霧吹き（赤バッグ内）を準備しておく．

③ドリンクの準備

スポーツドリンク（スポーツドリンク 10 l ＋食塩 10 g ＋氷）を室内練習場およびベンチ内のジャグ，またストック用タンクに準備しておく．また，クーリングダウン時には準備してあるペッドボトルの水をスポーツドリンクに入れ替えて持ち込む．経口補水液は，熱中症発症時または既往のある選手に補給させるため，試合前から準備しておく．ドリンクの温度は5〜15℃になるようバケツ内にて氷水で冷やしておく．

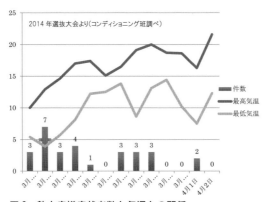

図8　熱中症様症状者数と気温との関係

④バイタルの確認

いつでも測定できるよう体温計，血圧計（赤バッグ内）を準備しておく．

＜参考・引用＞
1) 環境省：熱中症環境保健マニュアル 2014
2) 環境省熱中症予防情報サイト（http://www.wbgt.env.go.jp/wbgt.php）
3) 松本孝朗，他：熱中症の病態と分類．日生気誌 **50**：5035，2013
4) 「熱中症を予防しよう―知って防ごう熱中症―」独立行政法人日本スポーツ振興センター学校災害防止調査研究委員会資料（http://www.jpnsport.go.jp/anzen/default.aspx?tabid=114）
5) 「スポーツ活動中の熱中症予防ガイドブック」公益財団法人日本体育協会
6) 田畑　泉：市販糖電解質飲料中の糖組成の違いが水分補給効果に及ぼす影響．体育の科学　**62**：538-543，2012
7) 第86回選抜高等学校野球大会メディカルサポート反省会資料（コンディショニング班報告），2014年4月

第2章　競技大会の支援

資料3　甲子園大会サポートマニュアル

I　朝の業務（準備）

1）集合時間
　○班長・副班長：第1試合（初日は開会式）開始時間の2時間前
　○その他スタッフ：第1試合（初日は開会式）開始時間の1時間前
　◎決勝戦：後日連絡
　※前日，当日に中止が決定した場合：班長（1人），副班長（2人），早出スタッフ（2人），理事（1人）は集合する

2）ID・鍵（高野連診療所）の受け取り
　・入り口横の窓口にてスタッフ，理事，見学者などすべての人数を報告し，IDを受け取る．
　・本部にて女子用更衣室の鍵を受け取る．
　※前日のスコア（公式記録）のコピーをお願いし，受け取る

3）全体および選手に関する申し送りの確認
　・全体への申し送り：メーリングリストにて配信された申し送りを事前に確認しておく．
　※パソコンにWord文書あり
　・選手に関する申し送り：出場校および選手別にファイリング（サポート記録ファイル）されているものを確認する．

4）テーピングバッグ（黄色），処置用バッグ（赤色），アイシング用品の確認
　　前日のスタッフがテーピング類を補充することが原則になっているが，試合の進行やコンディショニングの予約状況によっては十分な確認ができていないことがある．再確認をして足りないものは在庫（プラスチックボックス，ダンボールなど）より補充する．また，処置用バッグの内容，アイシング用品の数など確認する．

5）第 1 試合目出場校の試合前処置

　第 1 試合目出場校は，雨天練習場またはグランドで練習しているため，テーピングバッグ（処置用バッグ入り）を持参し，処置の希望があれば対応する．同時に，<u>室内練習場用ドリンクも作成し運搬する</u>．

⇒テーピングの留意点については 192 ページ参照

6）ドリンク作成と運搬

　第 1 試合目出場校の練習に合わせ，室内練習場用のジャグにドリンクを作成し，カップホルダーと共に運搬する．氷の発注が間に合わない場合は，氷なしの状態で運搬し，氷が納品されれば入れに行く．

　ベンチ内ドリンクは全スタッフ集合後，第 1 試合前に作成し設置する．

　ドリンクの作成は，「1 塁側」で行い，3 塁側への運搬は「シェイク用タンク（青色）」にて行う．

【ドリンク作成手順】

①手洗いを行い，アルコールジェルにて消毒する．

②ジャグ，シェイク用タンク，ザル，ひしゃくを水洗いし，ジェスパ（除菌スプレー）を噴霧する．

③シェイク用タンク（青色）に，3 l ほどミネラルウォーターを入れ，スポーツドリンク粉末を 1 袋（10 l 用）と食塩（小さじ 2 杯：10 g）を入れてシェイクする．

※粉末が溶けにくいので必ずすべて溶けたことを確認する

④溶ければ 10 l までミネラルウォーターを入れる．

⑤設置用ジャグに移し替える．

※3 塁側へはタンクのまま運搬し，ベンチ内および室内練習場のジャグに移す

⑥適量の氷を入れ，ひしゃくでかき混ぜる．

※氷の衛生環境によっては氷をザルにて水洗いしてからジャグに入れる

【備考】

・ベンチ用の大きなジャグは 20 l（5 ガロン）用だが，冷えたドリンクを選手に提供できるよう，<u>10 l ずつ作るようにする</u>．室内練習用のジャグは 10 l 用である．

・清潔のためジャグを直接地面に置かないよう準備されている「台」と

第2章　競技大会の支援

　タオルを利用する．
・スポーツドリンクと別に，冷水機の水も無くなっていれば新しい容器に替える．
・試合前処置の際に，水分補給について各チームに説明する．また，感染予防を目的に回し飲みを避けるため，紙コップに背番号を書いているか確認する．
・室内練習場からコップはカップホルダーごとチームが運ぶ．
・試合終了後，ベンチ内にあるカップホルダーを速やかに回収に行きすぐ水洗いし，室内練習場に運ぶ．

7）パソコンおよび物療機器の準備

・1塁スタッフルームにあるロッカーを開錠し，パソコンおよび物療機器を取り出す．
・パソコン：入口すぐのデスクに設置する．※モバイルWi-Fiルーターも接続し環境を整える．
・物療機器：コンディショニングの予約が入っていれば，ホットパックの加温器に水を入れ温めておく．使用前にアクアゲルパックを入れ，使用後はアクアゲルパックを取り出しておく．ダイナトロン，コンペックスは使用できるか動作確認をしておく．

8）スタッフとの合流

・正面球場入口（6番ゲート）までスタッフを迎えに行く．
　⇒「理学療法士」「見学学生」のIDを忘れないようにする．
・男性は1塁側トレーナー室，女性は女子用更衣室にて速やかに着替えを行う．
※女子用更衣室の鍵を本部から預かり，使用するごとに開閉する
　鍵は，審判員控室へ返却する場合もあるため，大会初日に確認する
※見学者（日本高野連理事・医師・チーム専属の理学療法士など）については，理事と相談する
　⇒見学コースは，「Ⅶ　見学者の対応について」を参照

9）スタッフミーティング
・自己紹介を行いスタッフ間での連携をとりやすいようにする．
・前日からの申し送りや注意点など業務内容を説明する．
・当日のスタッフの役割分担を決定し，伝達する．
※個人情報については絶対にマスコミ関係者へ情報を流さないよう徹底する

10）クーリングダウンの指導
・1塁側，3塁側に分かれてコンディショニング班班員を中心に，実演を含めて指導する．
⇒特にストレッチングについてはスタッフ同士で十分に練習し準備しておく．

11）嘱託医との顔合わせ
・バックネット裏の嘱託医控室へ出向き，挨拶を行う．
※1塁ベンチ横の階段
・サポート用物品一覧（クリアファイル）を渡し，医師に確認を依頼する．

12）朝食
・早出スタッフ（班長，副班長含む，計5名）は食堂で朝食をとる．
※初日は6名
※他スタッフ合流までに済ませるようにする
※食券は，本部の連盟の方にもらいに行く

13）スタッフの名札
・手書き，名刺など所属と氏名がスタッフ間でわかるよう名札入れに入れ，身につける．
※プリンターでの打ち出しはなし

第2章　競技大会の支援

II　試合に関するサポート業務

1）試合前の処置
- 試合が始まると，次の試合の出場校は室内練習場でウォーミングアップ，練習を開始するため，1塁側，3塁側の各室内練習場へ処置の有無を確認に行く（クーリングダウン終了直後，2回終了時）．

<注意点>
①外からみえる部位にテーピングをした場合は，審判の確認が必要となる．
　→前試合の5回時点で行われるコイントスの際に審判の確認があるため，それまでに処置を終える．該当する処置を行った際には，選手自身にも審判の確認が必要であることを説明し，コイントスにキャプテンと一緒に行くように伝える．
②投手に対しては，手関節以遠の手掌面にはテーピングができない．ただし，爪・まめ処置に関しては，役員に確認をして処置を行う．
　※処置後，サポート記録に記録する．審判への処置を行った場合も同様に記録する．
- 処置用品の入った「黄色のテーピングバッグ」と「経口補水液」を持参する．第1試合目は，ジャグも運搬する．
- 経口補水液は，「熱中症既往者リスト」を確認し，必要数準備し，希望する選手に渡す．また，室内練習場用ジャグのドリンクの残量を確認しておく．

2）試合中のアクシデントへの対応（試合中の処置）
- 試合中にデッドボールやクロスプレーなどでなんらかの外傷が生じた際にはアイシングやテーピングなどで対応する．
- 対応は，状況をチーム付き役員に説明し処置のタイミングを相談した上で実施する．
　※処置にどれくらい時間がかかるのかなど含めて相談をする
- 医師の判断を必要とする場合，まず1, 3塁側ベンチ横のチーム付き役員に連絡し，役員から嘱託医師へ連絡を依頼する．
- 処置後，そのままゲームに出場した場合，ベンチに戻ってきた時に症

状を確認し，経過観察をする．
・状況報告については，本部のスタッフに連絡する．
 ※ベンチに入る時は目立たないように後ろから声をかける
・バックネット裏で観戦するスタッフに連絡し，処置した選手の状況確認と報告を依頼する．
 ※連絡手段は，スタンドスタッフ専用の携帯電話にて行う
・試合前ノックでのアクシデントに備え，試合前からバックネット裏にて観戦スタッフを配置する．
 ※特に，第一試合前のノックに間に合うようにミーティングを終え，配置する
・処置した選手において，試合後のクーリングダウン時に必ず再確認をする．
 ※処置担当者が代わる場合，申し送りを行う

＜頭部外傷があった場合＞
・デッドボールやクロスプレーなどで頭部外傷があった場合，医師の診察と本部の判断を仰ぐ．
・試合に戻った場合は，スタンドおよびモニターにて選手の状態を観察し，ベンチに戻るごとに気分不良などがないかを確認する．
・脳震盪症状を発症する可能性もあるため試合後のクーリングダウン時に「頭部外傷後について」の用紙をチーム関係者に説明し，配布する．

3）ドリンクの確認と摂取の促し
・ジャグ内ドリンクの残量確認を徹底する（夏の大会の場合，毎イニングや2イニングに1回は確認する）．
・5回終了時のグラウンド整備の際，水分補給を促す．また，試合中のドリンク摂取の確認をしておく．
・ベンチ内および室内練習場用ドリンクの不足に備え，シェイク用タンク（青色）に作り置きをしておく．
・試合終了直後にベンチ内のカップホルダーを回収し，水洗い・ジェスパ噴霧後，室内練習場に運ぶ．
・試合終了後，ベンチ内ジャグのドリンクを補充し，氷嚢の氷も変え，次試合の準備をする．

4）投手へのアイシング

- 登板投手に対して，投球後のクーリングダウンを目的に投球側肩，肘のアイシングを施行する．
- 継投にて複数の投手が投げた場合，投球数に関係なく実施する．
  ※アイシングは，絶対ではないため，必ず投手に確認をする
  　→実施を希望しない投手やチームがあれば「選手に関する申し送り」に記録しておく．
- アイシング用の氷は，製氷機を利用し，手動式真空パック「イージーフードバッグ（EFB）」にて真空のアイスパックをクーラーボックスに作り置きしておく．
- フードバッグは，破損しやすいので注意して使用する．
  　⇒破損，水漏れにはくれぐれも注意することをスタッフに周知する．
- 降板または試合終了しキャッチボール後，ユニフォームとアンダーシャツを脱がせて実施する．
  　⇒選手は名前で呼び，あらかじめ投球側を把握しておく．

①試合終了後に実施する場合：
　キャッチボール終了後，ベンチ裏（外野側）で速やかに行う．
　取材終了後，速やかに取り外す．

②試合途中で降板した場合：
　キャッチボール終了後，ベンチ裏に呼んで実施する．
　選手には15～20分程度ではずす旨を伝え，声をかけるようにする．

5）クーリングダウン

- 試合終了後，両チームに対しマスコミの取材があり，その後片付けを含め「20分間」で実施する．
- 選手に「マット」を引くよう指示し，協力し合って迅速に設営を行う．

(1) 投手クーリングダウン

　取材が終了した後，肩，肘のアイシングを外し，疲労部位（順位付け）などの評価を実施する．

　○勝利投手
- 班長および副班長，または経験のあるスタッフがマンツーマンで対応する．

→選手の疲労回復を第一に考え，評価-治療（方法は自由）-効果判定を行う．
　　評価および実施内容をコンディショニング班担当者に申し送る．
○敗戦投手
　・肩3rd内旋，前腕屈筋ストレッチングは必ず実施する．
　・その他，選手の疲労部位に対し，2～3種類の必要なメニューを実施する．
(2) 野手クーリングダウン
　投手と同じタイミングで，集団に対し**「軽運動およびセルフストレッチング」**をクーリングダウンマニュアルに沿って実施する．
　※クーリングダウンマニュアルは別紙参照
＜留意点＞
・1塁トレーナー室にある「保冷バッグ」に，アイシング用品（処置用），スポーツドリンク，経口補水液など準備し運搬する．※スポーツドリンクは，水入りペットボトルの中身と入れ替えておく
・熱中症症状の選手がいないかどうか，ダウン開始時・途中も声かけも含めて必ず確認する．
・熱中症様症状が認められた場合，準備してあるスポーツドリンクを飲ませる．
・**両チームならびに投手と野手の終了時間に差が出ないよう徹底する．**
・投手担当のスタッフは，検診や前回クーリングダウン時の所見を確認し，疲労回復が必要と思われる箇所に対して実施する．
・コンディショニングが必要と思われる選手がいた場合，状態を監督，部長に説明のうえ，コンディショニングの利用を勧める．
・準々決勝より主戦投手の医師による診察があるため，検診班員を中心に対応する．
　※検診は，1塁側トレーナー室で実施され，クーリングダウンもその場で行う
・クーリングダウン中に次試合が開始されるため，1，3塁側に「2名ずつ」スタッフを配置する．
　※内，1名は急なアクシデントに対応できるスタッフを配置する（最優先）

第2章　競技大会の支援

＜記録＞
- 投手担当スタッフは，「COOLING DOWN CHECK シート」に詳細を記入する．
  → 記入した「COOLING DOWN CHECK シート」は所定のファイルにファイリングする．

＜終了後＞
- 選手と共にマットを片付け，荷物の準備と廊下での整列を促す．
- 次々試合チームの試合前処置を行うため，担当者は速やかに室内練習場に向かう．
- 次試合が開始されているため，各スタッフは迅速に次の配置につくよう行動する．

6）クーリングダウン時の処置（試合後の処置）
- 処置担当者は試合前処置を実施した選手や試合中にデッドボールや交錯プレーのあった選手，熱中症様症状などの訴えのある選手の確認をクーリングダウン中に実施する．
- クーリングダウン前に，各スタッフや前試合での処置内容など情報収集を必ず行う．
- 処置バッグ（赤色），テーピングバッグ（黄色），保冷バッグを持ち運ぶ．
- 処置した場合，処置内容を「サポート記録」に記載する．

＜留意点＞
- 重度の創傷や骨折の疑いのある場合，役員に報告し，嘱託医の診察を依頼する．
- コンディショニングが必要な場合，選手，監督，部長に説明のうえ，コンディショニングをすすめる．

7）熱中症症状の確認
　ドリンクの補充の際や，テレビモニターでの選手の動き方，クーリングダウン時の様子を観察しながら，以下の熱中症症状がないかどうかを確認する．※詳細については別紙資料参照
- めまい，脱力感，頭痛，吐き気，嘔吐はないか？

- 顔色はどうか？（顔面蒼白，唇の色が悪いなど）
- 身体をさわってみて，顔や胸が熱くなっていないか？　手足が冷たくなっていないか？
- 汗をかいているか？　皮膚が乾燥していないか？

※異常がある選手（3部位以上の筋けいれんや反復する筋けいれん）については，大会役員に連絡し嘱託医の診察をあおぐ．状況については大会本部に連絡する．また，医師の診察を受けた場合，「熱中症問診表」にある内容の聴取および記載を行う．問診表は所定のファイルへファイリングする

※1塁側トレーナー室のホワイトボードへ，両校の熱中症様症状の既往のある選手の背番号を書き出す

※名前の記載は禁止

※リストは検診班にて作成されたものを確認する

8）サポートスタッフの待機場所
- 1塁側トレーナー室での待機は必要最小限にとどめ，交代で休憩を取るようにする．
- バックネット裏の役員席へ大人数で座るのは避ける．
    ※球場内やスタンドは散策可能であるが，節度ある行動をとる（IDで球場関係者とすぐわかるため）．

Ⅲ　コンディショニング

1）予約の取り方
- 電話または直接の来室で予約を受け付ける．
- コンディショニング予約表を参考に，必要事項を確認する．

＜留意点＞
①「1時間に3名まで」とする．
②同時刻に複数の学校が重ならないようにする．
③部位や症状についても大まかな情報を収集しておく．
④必ず連絡のつく電話番号を聞いておく（部長や監督など）
　→誰の連絡先かわかるよう記載しておく（○○監督，××部長など）

⑤予約時間は，当日の試合展開により前後する可能性があることを伝え，予約時間の変更がある場合は連絡が入ることを伝える．また，宿舎から阪神甲子園球場までの移動時間を確認しておく．

＜予約および実施時間＞
- 予約：午前9時から最終試合終了まで（雨天中止の場合は午前11時まで）
- 実施：第1試合開始1時間後～最終試合終了後1時間まで（雨天中止の場合は午後2時まで）

※朝一および試合間（試合終了後の時間帯）は，準備やクーリングダウンなどで慌しいので避ける

※1日の試合数によって第1試合目の開始時間が変わるため，予約時間を注意する

＜備考＞
- コンディショニングの予約が入っている日が雨天中止になった場合
  →連絡を入れるよう責任教師・監督会議で伝達されているが連絡がない場合には，こちらから連絡を入れ，日程および時間の再調整を行う．当日スタッフが対応できる時間であればその日でも可能．
- 翌日の予約状況（選手＋引率者の人数）を本部に報告する
  →最終試合終了後～クーリングダウン開始までの間とする
  →予約表を本部へ提出する（本部の方がコピーし，原本を返却してくれる）．
  また，翌日に予約が入っていない場合は，口頭での報告を行う．

2）コンディショニングの実際

疲労の蓄積した部位や傷害部位に対して，物理療法やストレッチング，PNFなどの能動的治療を中心としたコンディショニングを施行する．必要に応じて，トレーニングやストレッチングの指導も行う．コンディショニング内容については，班長や経験者，理事と相談の元，実施する．また，終了後は当日業務に支障のない範囲で，知識・技術の向上を目的とした簡単な報告会を実施する．

3）医療機関の紹介について

　医療機関の紹介依頼があった場合は，必ず日本高野連に連絡し対応を依頼する．

4）記録

　コンディショニングを行った場合は，処置を行った人が責任を持って「チェックシート」に記録する．

IV　サポート終了後業務（1日のおわりに）

1）サポート物品の確認と整理（翌日の準備）
- 3塁側サポート物品は，基本的にすべて1塁側トレーナー室に持ち帰る．
  ※モニター（本部備品）については，取り外し可能であれば持ち帰る．設営状況によって判断する
  ※ベンチ内クーラーボックスは，中身を回収，水洗い後，そのまま設置しておく
- 1塁側トレーナー室にて各種物品の清掃，整理，準備などを実施する．
  ※詳細は以下を参照

2）アイシング用品の手入れ
- アイシング用の肩・肘サポーターは，汚れや悪臭があれば，水洗い（洗剤使用可）し，1塁側トレーナー室の物干しにて乾燥させる．
  ※汚れや臭いがひどい場合，タオルと一緒に大会本部（連盟の方）に提出し，洗濯をお願いしてもよい．このとき，残りのサポーターの数をみて洗濯数を判断する（最大3セットまで提出可）
- 氷嚢（アイスバッグ）は，水洗いし，乾燥させる．
  ※タオルを敷いて立てておく
- ドリンク用の氷を保管するクーラーボックス（深緑色）は，中身を空にし，水洗いして乾燥させる．
- 使用したEFB（手動式真空パック）やジップロックは，物干しにて乾燥させる．

- ベンチ内クーラーボックスは，中身（アイスパックやバンデージなど）を回収し，水分を除去しておく．
- クーリングダウン用保冷バッグ内は，中身を空にして，乾燥させておく．

  ※冷やしておいた経口補水液は，バケツに氷・水を入れ，翌日すぐ使用できるよう冷やしておく．

3) ウォータージャグの後片付け
- 食器洗い用洗剤にて，ジャグを洗浄する．
  ※このとき，パッキンは絶対に外さない
- 次に，ハイターにて浸け置きをする．
  ※ハイター使用マニュアルを参照
- 浸け置き後，しっかり水洗いし，ジェスパ（殺菌水）を噴霧し，清潔区域にて乾燥させる．

  ※清潔区域用バスタオルは，最終試合終了前に取り換えて，大会本部（連盟の方）に毎日提出する
- ウォータージャグを置く場所は，手を触れたりもたれかかったりせず，常に清潔に保つ．
- カップホルダーは，洗剤にて洗浄後，ジェスパを噴霧して清潔区域に干しておく．

  ※洗浄前は必ず手洗いを行う

4) パソコンおよび物療機器など電子機器の後片付け・保管
- 1塁側トレーナー室に設置してあるロッカーへ入れ，施錠，保管する．
  ※ホットパックの加温器は，電源を切り，お湯を捨て乾燥させておく．

5) テーピングおよび処置用バッグの整理と補充
- テーピングバッグと処置用バッグの内容を点検し，足りない物があれば在庫（ボックスやダンボール）から補充する．在庫が少ない場合，<u>物品班</u>に連絡する．

6）スタッフミーティング（反省会）
・1日の業務を振り返り，感想，意見交換などを行い，「反省シート」に入力する．

7）翌日への申し送り（班長業務）
・「全体申し送り」をメールにて配信し，「選手に関する申し送り」は直接用紙に記載する．
・「翌日の班長」と「統括責任者」へ電話で直接連絡を取り申し送る．

8）ID・鍵（女子用更衣室）の返却
・IDと鍵は専用の入れ物に入れ，帰るときに球場正面出入口（6号門）にいる警備員へ返却する．

V　サポート記録

　選手に対して行ったサポートの内容を正確に記録しておく．後日同じ選手に処置する場合の重要な資料となるため，記録の際には，以下の点に留意する．
①同一選手に複数部位の治療を行った場合は，部位別に記録用紙を分ける．
②同一選手に複数回処置を行った場合，記録用紙を別にする．
③複数枚になる場合は，1枚目に氏名や背番号等詳細を記入し，2枚目は氏名，高校名，日付のみ記入．
④記入したサポート記録は，指定のファイルに学校別にファイリングする．

VI　パソコン入力作業について

・「全体申し送りシート（Word文書）」に，入力後，班長副班長メーリングリストに配信する．
　→「全体申し送りマニュアル（デスクトップ）」を参考にして行う．
・「反省ファイル（ファイルメーカー）」を開き，入力する．

第2章　競技大会の支援

Ⅶ　見学者の対応について

● 学生の場合：当法人理事が対応する．**※学生見学マニュアル，予定表あり**
● 理学療法士の場合：当法人理事が対応する．
　　各都道府県の地方大会でサポートを行っている理学療法士の見学の場合は，各都道府県のサポート内容のレベルアップを目的として行う．対応は理事と相談する．

　＜見学内容＞
　①室内練習場　②1塁側トレーナー室　③3塁ベンチ裏　④チェック用紙などの説明　⑤バックネット裏（来賓席）⑥クーリングダウン
　※配付資料：当会の活動記録などの文献（コピー）を配布し説明を行う

● チーム専属の理学療法士・トレーナーの場合：
　・検査票やサポート記録などの選手に関する情報漏れには充分注意する．
　・見学内容は設備のみとし，選手との接触や情報を閲覧することは禁止する．
　・専属の出場校が敗退した後であれば，通常の見学者の対応を行う．

Ⅷ　熱中症の対策とその対応

　第2章資料2を参照．

　われわれの仕事は，「選手が全力を出して最高のプレーができるようお手伝いすること」です．スタッフの一人ひとりが自分の役割を果たし，チームとしてスタッフが協力し合うことで，このサポートは成り立っています．
　わからないことがあれば，その都度，班長・副班長や経験あるスタッフに質問してください．そして，「自分が選手のためにできること」を把握し，積極的に実施していきましょう．

　　　　　　　　　　　　　　　　　一般社団法人　アスリートケア

資料4 軟式大会サポートマニュアル

資料4 軟式大会サポートマニュアル

I 朝の業務（準備）

1）申し送りの確認

甲子園大会のサポート用紙を用意しています．申し送りの記録内容を確認してください．前日のみではなく，それ以前の申し送りにも目を通してください．

[25日　サポートスタッフのみ]　**明石トーカロ球場**
　1日目，2日目の明石トーカロ球場の情報→2日目終了後，FAXでウインク球場に送る．（勝利チームのみ）

[26日（2日目）　サポートスタッフのみ]　**ウインク球場**
　1日目，2日目のウインク球場の情報→2日目終了後，FAXで明石トーカロ球場に送る．（勝利チームのみ）

[27日（3日目）　サポートスタッフのみ]　**ウインク球場**
　3日目のウインク球場の情報は連盟の方にお渡しし，明石トーカロ球場へ持っていっていただく．

2）第1試合出場校の処置確認（図1）

テーピングバッグを持参し，処置の希望があれば対処してください．
　　　　第1試合は開始の1時間前までに，試合前処置の確認を行ってください．
　　　　第2試合は，第1試合の2回終了後に，試合前処置の確認を行ってください．
＊　決勝は取材前後，午前10時までに処置確認を行ってください．

①外から見える部位にテーピングをした場合は，審判の確認が必要となります．
②投手に対しては，<u>手関節以遠の手掌面</u>には処置ができません．

3）ドリンク作り（図2）

氷の手配：売店で購入（クラッシュアイス）

第2章　競技大会の支援

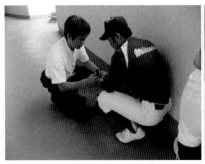
a．手指のテーピング

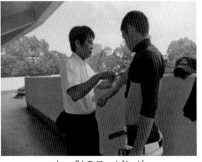
b．肘のテーピング

図1　試合前処置

医務室でドリンク作りを行ってください．（売店の隣）
今回も，ドリンクの作り方を甲子園大会と同じ方法で行います．

第一試合前に1塁側・3塁側ベンチに設置するドリンクを作ります．
①しっかりと手洗いをする．
②ジャグとウォータータンクを水洗いし，除菌スプレーを噴霧する．
③作成用のウォータータンク（緑の蓋）に，3 lほどミネラルウォーターを入れ，ドリンク粉末を1袋（10 l用）と食塩（小さじ2杯）を入れてシェイクする．
※粉末が溶けにくいので必ずすべて溶けたことを確認する
④溶ければ10 lまでミネラルウォーターを入れる．
⑤設置用ジャグに移し替える．
⑥最後に氷を入れる．
⑦クラッシュアイスは溶けるのが早いので，こまめにチェックしてください．
⑧作成用のウォータータンク（緑の蓋）を使用して，ドリンクの追加を行ってください．適宜氷の追加を行う．
・アイスボックスは，1つしかないのでアイシング用に使う．
・ドリンク用は，そのままロックアイスを使用する．
※　試合前処置の際に，水分補給について各チームの状況を確認する
※　試合中，特に5回終了時のグラウンド整備の際，水分補給の状況や気分

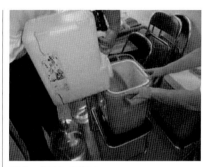
図2 ドリンク作り

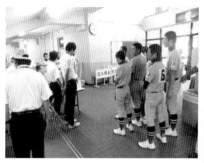
図3 試合前 攻守決定

不良の選手などの有無を確認する
※ 衛生面に留意しドリンク作りを行ってください
※ 試合中の処置や水分補給の重要性について簡単に説明してください
※ 試合中は各ベンチ裏の扉が盗難防止のため施錠されていることがあります．ドリンクの確認やアイシングをする場合ボールボーイに声をかけ解錠し行ってください（**事前に役員に確認すること**）．事前にボールボーイの位置を役員の方より確認してください

※ 氷とドリンクの使用数（袋）を毎回申し送りノートに記載してください

4）その他
試合前のトスの時に役員によっては理学療法士からの熱中症や試合中の外傷の対応などについて説明を要求されることがあります（**図3**）．

Ⅱ 試合に関するサポート
1）試合中のアクシデントへの対応
・試合中にデッドボールやクロスプレーなどでなんらかの外傷が生じた際には，アイシングやテーピングなどの対応を行います．
・外傷の程度が軽度で，そのままゲームが続行された場合は，受傷した選手がベンチに戻ってきた際に後方から声をかけて無事を確認してください（試合後は必ず再確認をしてください）．

2）投手へのアイシングとストレッチ（図4）
- 待機場所（図5）で作成してください．
- 登板投手に対して，投球後のクーリングダウン目的にアイシングを施行します．
- 継投策をとった場合は投球数に応じて要否を判断してください．
- <u>ユニフォームとアンダーシャツを脱がせて</u>行います．
- 試合途中で降板した投手に行う際には，ベンチの後方から声をかけ，ベンチ裏まで降りてもらって行ってください．
- アイシングサポーターの数が足りない場合は，<u>アイシング用ラップを使用し代用してください</u>．手際よく巻けるよう事前に練習してください．
- 15～20分程度で外すように告げ，時間をみて声をかけてください（だいたいは試合に熱中してしまい，選手自身は時間などみていません）．
- 試合終了後に行う場合は，キャッチボール終了後速やかに行います．
- <u>アイシング終了後，選手に痛みや疲労の部位を確認してください．必要に応じて，コンディショニング冊子を参考にストレッチングを実施または指導をしてください．</u>

3）**熱中症対策**
<u>①スポーツドリンクとミネラルウォーターの補水</u>
- 試合中は積極的な補水を毎イニング行うように働きかけてください．特に投手，捕手は注意してください．

<u>②試合前の熱中症様症状の既往のある選手の把握</u>
- 全チームの初戦のコイントスの際に，<u>今年の試合（練習試合，地方大会）や練習中に熱中症様症状を呈した選手</u>がいなかったかどうか尋ねる．いた場合，背番号を確認し申し送りノートに記載しておく．

<u>③熱中症様症状者に対する対処方法</u>
- 異常がある選手（**複数部位の筋けいれんや反復する筋けいれん**）については，大会役員に連絡し，大会役員と一緒に責任教師，監督へ病院への受診を勧めてください．状況については日本高野連本部に連絡してください．
- 以下の症状がみられる場合は，大会役員に連絡し，**救急車を手配しても**

資料4 軟式大会サポートマニュアル

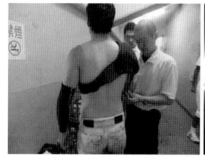
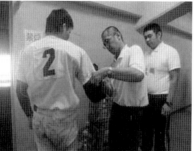

図4 投球後アイシング（希望があれば捕手にも実施している）

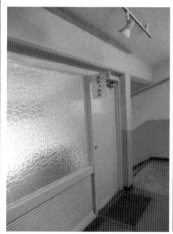
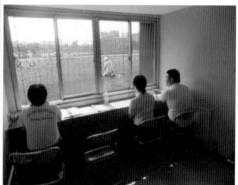

図5 待機場所：来賓室の隣（バックネット裏ブースで最も一塁側）

らう（選手，観客とも）．
- めまい，吐き気，意識障害がある．
- 自分で水分補給ができない．
- 水分補給をしていても，繰り返し筋けいれんが起こる．

・熱中症様症状者に対しては，症状が出てきた時の日時，状況（症状が出てきた時の経過），周りの環境，脈拍，などを書き留めておく．

III　1日のおわりに

1）アイシング用品とウォータージャグの後片付けの手入れ
- アイシング用のサポーターは工夫して干してください．
- アイシング用のビニール袋は裏返さないでください！（ジッパー部分が裂けて水漏れの原因になります）
- ウォータージャグは，水洗いした後，翌日まで自然乾燥させてください．

2）トレーナーズバッグの整理

3）翌日への申送り
- 用紙にわかりやすく記入してください．
- 書面では伝わらない内容で電話連絡の必要がある場合は，名簿を参考に翌日の担当者へ連絡してください．

※決勝戦担当の先生へ　決勝戦終了後，ウインク球場と明石トーカロ球場の申し送りファイルを事前に準備してある郵送用の封筒に入れて投函してください

- 私たちの仕事は，選手が全力を出して最高のプレーができるようお手伝いすることです．
- スタッフ一人ひとりが自分の役割を果たして，みんなが協力し合えるよう，よろしくお願いいたします．

第3章

高校・大学部活動の支援

1 高校部活動の支援 硬式野球部 (1)

濱田太朗, 中尾英俊, 稲葉考洋, 髙橋孝輔, 来田晃幸, 松本和大, 山口元太朗

1 はじめに

われわれは, 医療機関に勤務する傍ら, 勤務時間外で定期的にスポーツ現場に出向き, トレーナーおよびコンディショニングコーチとして活動を継続してきた. 今回は, われわれが活動支援する高校野球チーム, 大阪桐蔭高校と福井工業大学附属福井高校への関わり方について紹介する.

2 介入のきっかけと支援体制

2-1 大阪桐蔭高校 硬式野球部

当時の勤務先で担当患者であった選手が2007年の選抜大会に出場するため, 依頼を受けたことがきっかけだった. 当初は担当選手のみへの関わりであったが, 徐々にチーム全体のトレーナーを務めるようになった. 11期目となる現在は, 理学療法士が3名体制で週1回定期的に, 選手のサポートやトレーニング指導にあたっている.

2-2 福井工業大学附属福井高校 硬式野球部

前述の大阪桐蔭高校の野球部コーチが2013年春に当校へ赴任したことがきっかけで, コンディショニングコーチとして招かれた. トレーナーの役割に加え, トレーニングや投手を中心としたフォームチェック(動作分析)など, チームにおける強化およびコンディショニング全般の業務を担っている. 5期目となる現在は, 理学療法士6名が交代で月に数回, 定期的に選手の指導にあたっている.

3 スポーツ現場でのサポート

　スポーツ現場での選手(患者)との関わりにおいて医療現場と大きく異なるのは,医師による診察および画像所見の確認がその場ではできないことである.そこでもっとも大切になるのが,初期評価時のスクリーニングによる障害・程度の把握である.処置に急を要する急性外傷は即時に医療機関への受診を促すが,慢性障害の場合,判断が困難になる.改めて症状の聴取および触察や整形外科的徒手検査の技術の正確性が問われる.スクリーニングによる障害の評価に加え,機能評価・動作分析によって選手の問題点をまとめ,仮説・検証作業を行う.その場でのコンディショニング(**図1**)に加え,次回サポートまでのコンディショニングプログラム(**図2**)や必要に応じて,動作指導およびテーピング方法(**図3**)などの指導も行う.また,選手自身が障害を管理していくことが,最終的には再発予防につながるため,障害に至ったプロセスの説明とわれわれが提示する目標設定が重要である.

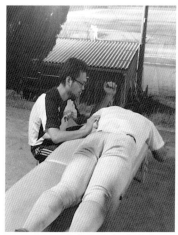 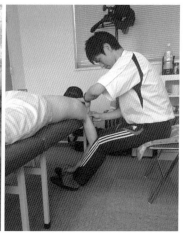

a. カフエクササイズ:挙上位の外旋運動で棘下・小円筋を促通

b. ストレッチング:腹臥位/3rd内旋位で棘下筋を圧迫伸張

図1　コンディショニング

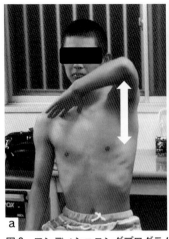
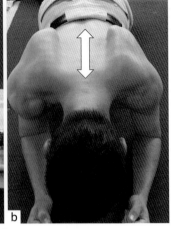

図2 コンディショニングプログラム
a．肩甲骨面上での外転運動：棘上筋の筋機能および自動運動での内旋可動域改善を図る．
b．セルフ肩甲骨モビライゼーション：肘とつま先をつけた状態で肩甲骨外転位を維持し，胸部を床面に近づけていく．

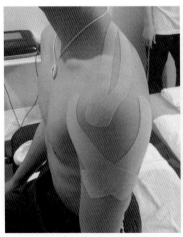
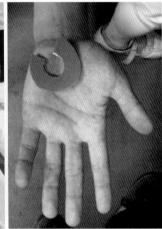

a．テーピング：三角筋＋棘上筋アシスト
b．パッド：有鉤骨骨挫傷に対し，圧迫負荷を軽減

図3 テーピング・パッド

1. 高校部活動の支援　硬式野球部（1）

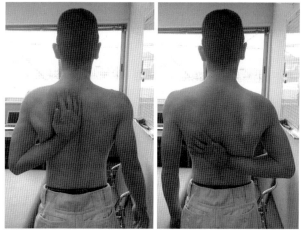

　　　a．非投球側　　　　　　　b．投球側

図4　セルフチェック
アプレー・スクラッチテスト：肩伸展・内旋および肩甲骨内転運動．

4　投手のコンディションチェック

　故障者のコンディショニング指導に加え，指導者から依頼のあった主戦投手のコンディションチェックを毎回実施している．試合期では主戦投手にかかる身体的負担が大きくなるため，障害予防を目的に肩・肘を中心に全身のコンディションチェックを行う．以前はチェックシートを用いコンディションを点数化していたが，現在はわれわれトレーナーの客観的評価に基づき肩・肘の病態評価および全身の機能評価を行っている．特に疲労のたまりやすい肩後方軟部組織の柔軟性（**図4**）や，投球に必要となる体幹および股関節回旋の可動域などは選手自身でチェックをさせ，セルフコンディショニングを促している．

5　トレーニング

　指導者が選手に獲得させたい，または選手が獲得したいパフォーマンスを具現化する役割があると考えている．そこで，目的とする動作を獲得するために，トレーニングメニューを機能面から段階的に設定して考案している．一般的には公式戦が終了する毎年11月頃に指導者とミーティングを行い，補強部位お

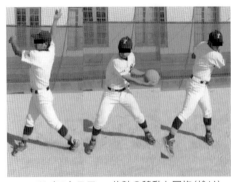 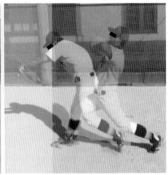

a．ツイストスロー：体軸の移動と回旋（捻り）を意識する
b．チェストパス：胸部の動きと肩甲骨内外転を意識する

図5　メディシンボールトレーニング

よび獲得したい動作の擦り合わせを行う．フリーウエイトを使用したスクワットや，ベンチプレスなどの上下肢の筋力強化プログラムは常駐コーチが作成し，われわれが動作改善を目的としたプログラムを立案する．近年は投球および打撃動作に必要な身体機能を獲得する目的で，メディシンボールを使用したプログラム（**図5**）や肩甲骨-胸郭-股関節の機能改善を図る動作トレーニングのプログラム（**図6**）を提供している．

6 投球フォーム指導

依頼があった投手の投球フォーム指導を実施している．フォームチェックにはデジタルカメラを使用して前後・側方から三方向の動画撮影を行う．フォーム指導において，選手個々に機能的または器質的な問題がある場合，口頭指導のみでは選手から思うような反応（成果）を得るのは難しいケースがある．われわれは，指導者の方針および選手の希望を聴取して，フォームを獲得するための各関節の機能改善プログラムおよび分習法を用い，フォームを分節的に捉えたボディワークや段階的なフォームの指導をしている（**図7**）．また投球のみならず回旋動作を伴う動作指導には，二軸回旋の意識と肩甲骨-股関節ラインを結んだ体幹四隅の動き，足部の安定による回旋軸形成を重要視し，指導にあたっている．

1. 高校部活動の支援　硬式野球部（1）

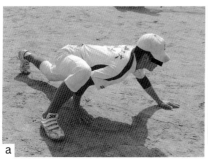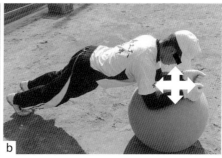

図6　動作トレーニング
a．四足歩行：股関節・胸郭運動性改善
　股関節屈曲・外旋と体幹側屈を組み合わせて前進する．
b．プランクサークル：骨盤帯安定性・肩甲帯運動性改善
　骨盤帯を安定させた状態で，肘で円を描いたり，前後左右に動かしてバランスボールを転がす．

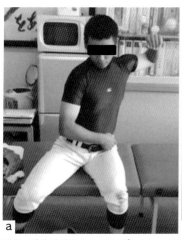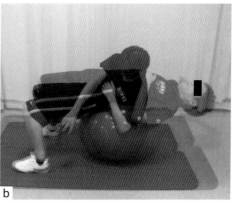

図7　動作改善トレーニング
a．シッティングツイスト：アーリーコッキング期の骨盤前傾・軸脚股関節内旋に伴う胸椎回旋・肩甲骨内転．
b．バランスボール上でのクロスクランチ：下位胸椎を支点にして体幹の対角屈曲．レイトコッキング～フォロースルー期をイメージ．

7　介入効果

　両校共に契約制をとっており，学校が望む選手・チームへの責任が果たせなければ契約は終了となることもあり得る．そのためわれわれの役割は，シーズン中の選手の故障者数の減少やパフォーマンス改善に加え，最終的にはチーム

の目標達成（成績）に役立つことである．2017 年春現在，大阪桐蔭高校ではサポートを開始して 10 年間で全国大会出場が 11 回，うち全国制覇 5 回などの成績を残している．福井工業大学附属福井高校においては，2016 年，2017 年と二年連続で選抜高校野球大会への出場を果たすことができた．両校ともまだまだ十分なサポート体制とはいえないが，指導者からは一定の介入効果を評価され，契約を継続できている．

8 今後の展望

われわれは複数の理学療法士でトレーナーチームを組んで，高校部活動に対しトレーニング・動作指導のサポートを 10 年以上継続してきた．高校部活動支援は選手およびチーム指導を通して，われわれも学ぶことが非常に多く，トレーナーとしての知識・技術・コミュニケーションスキルの向上を感じられる貴重な場である．現在，選手のコンディションおよびチームとしての目標達成における取り組みは，成果を上げつつある．今後はチーム全体としての障害予防への取り組みや，さらなるパフォーマンスの向上を視野に入れた関わりが求められると考えている．

2 高校部活動の支援 硬式野球部（2）

森岡俊行

1 野球（橋本高校　四日市高校）

　甲子園大会のスポーツ現場でのサポートを積み重ね，大会ごとに改善点を検討し，大会支援として高校球児の障害予防の一助となることを目指してきた．しかし，大会支援は限られた期間で参加選手が毎年入れ替わるため，障害予防としての関わりには限界がある．そこで，毎年継続して特定の2校の高校野球部に対して，障害予防の指導を行う取り組みを開始した．

　サポートを開始するにあたり，もっとも大切にしたことは，チームの指導者の方針や考え方を十分に確認し，理解することである．そのうえで，指導者が希望する内容とわれわれが支援できる内容について話し合い，サポート内容を決定するようにしている．

　サポート開始当初は手探りの状況で，投手全員の肩や肘障害の有無や関節可動域をチェックし，ウォーミングアップやクーリングダウンの指導と健康相談を行った（図1）．指導者からは，チームに腰痛を有する選手が多かったことから「腰痛の予防方法と投手の肩と肘障害の予防方法を教えてほしい」という要望があった．腰痛予防に対しては，腰部の簡単な解剖と野球の運動特性からくる負担についての講義を行い，その後にストレッチングと筋力トレーニングおよび動作指導などの実技を行った（図2）．肩と肘の投球障害予防に対しては，

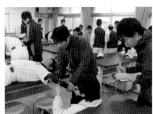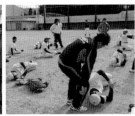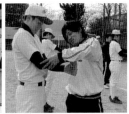

図1　肩・肘関節の関節可動域チェックとウォーミングアップやクーリングダウンの指導

第3章 高校・大学部活動の支援

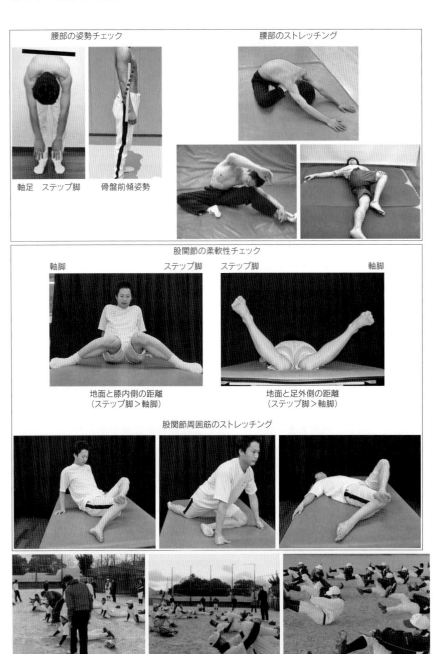

図2 腰痛予防を目的としたストレッチングとトレーニング指導

2. 高校部活動の支援 硬式野球部（2）

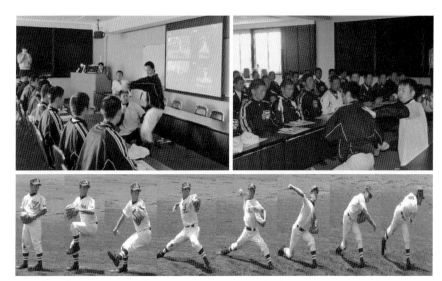

図3 投球障害予防のための投球フォームのチェックと指導

　投手一人ひとりの投球フォームをデジタルカメラのハイスピードモードで撮影し，その映像をスクリーンに映写して，選手と投球フォームを確認しながら個別指導を行った（**図3**）．
　実際にサポートを行って，肩や肘に痛みがある，もしくは投球障害の既往がある選手は，障害予防の講義や実技に対して多くの質問や相談があるが，痛みや投球障害の既往のない選手からは質問が少ないと感じた．こうしたサポートを実施していく最大の目標は，選手が可能なかぎり，スポーツ損傷に悩まされることなく，好きなスポーツを納得するまでやり遂げられることにある．これを実現するためには，痛みや投球障害の既往のない選手の関心も高める必要があると考えた．この経験をふまえ，翌年のサポートから，すべての選手に関心をもってもらえるように「野球が上達するにはどのようにすればよいか」というテーマに変更した．
　運動効率のよい打撃，走塁，投球について，その中で運動効率が悪いフォームであれば障害につながりやすい実例を示した．また，なぜそのようなフォームになってしまうのかを自覚するため，デジタルカメラのハイスピードモードで撮影してフィードバックした．打撃，走塁（**図4**），投球フォームと選手の関節可動域，筋力，姿勢アライメントなど分析と解説を行い，改善方法について

第3章 高校・大学部活動の支援

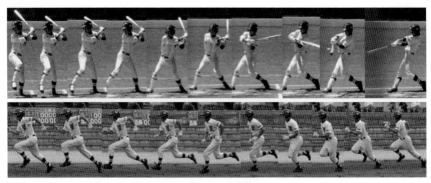

図4　運動効率を考慮した打撃・走塁のチェックと指導

表1　高校球児のための食事に関する指導

```
消費エネルギーの目安
  Q. 高校球児の1日の消費エネルギーは？（3〜4時間の練習）
              ※体格・体調，季節，練習量・内容・ポジションによって変動
  A. 約4,500 kcal
    data：4,531〜5,313 kcal
          プロサッカー選手　3,532 kcal
          一般男子　2,600〜2,700 kcal＝約1.7倍
●食事内容に関係なく，足りなければやせる！
  4,500 kcal＝…
    ・ご飯（丼）7.7杯（茶碗）17.9杯
    ・ラーメン　9.8杯
    ・ミートソーススパゲティ　7.6杯
    ・カレーライス　5.9杯　　　……
```

の説明と指導を行う形式に変更した．このような方法で行うためには，われわれも知見を深め，対応できる人材を育成することが重要であり簡単なことではないが，講義終了後も多くの選手の質問があり10名のスタッフで対応しても，2時間を超過するといったうれしい誤算を経験することができた．

　以降は，基本的にこのスタイルを継続し，指導者や選手の要望に応じた講義を行いながら障害予防の指導を行うことができた．信頼関係も徐々に深まり，指導した内容はチームで確実に実行されるようになった．そのなかの1つのエピソードを紹介すると，指導者から「練習は一生懸命行っているが，体重が減少することなどで細身の選手が多い」との相談を受けた．そこで高校球児の1日の消費カロリーなどの栄養学についての知識を深め，指導したところ（**表1**），

2. 高校部活動の支援　硬式野球部（2）

翌年の4月には同じ選手1人あたり平均6 kg，チーム全員で約240 kgの体重増加を達成していた．

　このような取り組みに対して両校での保護者の関心も高まり，講義に参加し投球障害の簡易なチェックと，必要な食事量や栄養について学んでいただいたことにより，受診の促しなどの健康管理や，食事管理について協力が得られるようになった．

　現在サポートしている両校は，卒業後に教員となる選手も多い．これらのサポートが選手にとって障害予防を受講した経験のみにとどまることなく，深い理解のもとに自らの障害予防を行い，さらに教育者や指導者となった際に次世代の選手の障害予防に活用されることを期待している．それにより，すべてのスポーツ選手が可能なかぎりけがや障害を予防し，スポーツ障害に悩まされることなく，好きなスポーツを納得するまでやり遂げられるという目標の達成に近づくと考える．そのための大きな一歩として，今後も障害予防の普及活動を継続し，拡大したい．

第3章　高校・大学部活動の支援

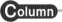

感謝御礼

　理学療法士である濱田太朗先生との出会いは，本校OB中田翔（北海道日本ハムファイターズ）が高校2年生の春に肘を故障した際，病院にてリハビリを担当していただいたことがきっかけです．それまでけがをしたことのなかった中田に対し，いろいろなお話をしていただきながら，根気強くお力添えをいただき，投げられるようになるまでサポートしていただきました．

　いろいろな角度からアプローチされる手法や，なにより，選手の気持ちを理解し熱心にサポートしてくださる真摯な姿勢に惹かれ，チームの一員になっていただきたくサポートをお願いいたしました．週に一度グラウンドで故障箇所がある選手を順番にみていただき，それぞれに適したアドバイスをいただいております．受診が必要な選手にはその部位の専門医をご紹介いただき，相談したうえで復帰へのプログラムを作成していただいています．

　選手にとって故障は避けて通れない問題です．時には休ませプレーさせないことが必要なのかもしれませんが，選手には休まずプレーを続けたいという気持ちも強くあります．プレーしながら治していくということが大切になってきます．そこで，テーピングなどの予防や身体のバランスを重視しながらの強化の方法を教えていただき，選手たちは懸命に努力をしております．なぜこの箇所が故障しているのか，身体の前後左右上下のバランスから柔軟性，そしてフォームのチェックまで，選手たちにいろいろな角度からアプローチし，教えていただき，毎回勉強になっております．ウォーミングアップからクーリングダウンまで，選手たちも身体に対する意識が変わってきました．身体を鍛えると共に，バリエーション豊富なストレッチングを教えていただくことで身体のバランスや柔軟性への意識が高まり，「柔らかく強く鋭い身体」をつくることを目標に，技術のベースとなる身体づくりを目指してトレーニングしております．

　濱田先生のご指導により故障箇所が治りプレーが向上した選手はたくさんおり，卒業生を含め携わっていただいた選手は皆「濱田信者」となっていきます．それは理学療法士としての技術のみならず，お人柄に魅了され，心から信頼を寄せているということです．私個人としての濱田先生とのいちばんの思い出は，2008年選手権大会決勝戦前夜のことです．準決勝戦の横浜高校との戦いを終え，エース福島由登選手（青山学院・HONDA）を翌日に備え調整していただきました．その後，私に「信じてもらえないかもしれませんが，この1年間福島選手のコンディショニングを担当してきて肩や肘など，今がいちばんよい状態です」とご報告をいただきました．全国高校野球選手権大阪大会，そして甲子園大会での連投の後ですから，私は「？」でした．きっと明日の決勝戦に向け

2. 高校部活動の支援 硬式野球部 (2)

て私自身にエールを送ってくれているのだと解釈し,「じゃ,明日はやってくれますね」と返すと「やってくれると信じています」といってくださいました.決勝戦は17対0,完封勝ち.3年間の集大成のような見事なピッチングでありました.そして私も「濱田信者」となりました.

　濱田先生にチームの一員となっていただいてから5回の甲子園大会優勝を達成しました.選手たちの頑張りはもちろんですが,大会後半になるにつれて逆にコンディションが上がっていくようなサポートをしていただいたおかげと心から感謝しております.今後もさらなるご指導を賜れれば,と切に願います.

大阪桐蔭高等学校 硬式野球部監督　西谷浩一

3 高校部活動の支援 サッカー部

井上直人, 橋本雅至, 髙本晴輝, 田頭悟志, 木下和昭

1 はじめに

われわれは私立高校サッカー部のサポートとして7年間継続的に関わっている. この活動が始まったきっかけは, 同学校の野球部の身体機能評価を依頼され実施しているところに, サッカー部の監督から「サッカー部もこのような機会を作ってほしい」と依頼されたことであった. 最初に, 腰痛を訴え練習を休む部員が多いと相談があった. そこで, まず状況を把握するためにサッカー部全員を対象に身体機能評価を実施した. その後, 全部員を対象に運動時の腰痛予防を目的としたトレーニングを立案し, 継続的に実施させた. トレーニングの効果判定のため, おおよそ6カ月ごとに身体機能評価を実施し, 選手へのフィードバックとトレーニングやストレッチングの指導を行ってきた.

2 身体機能評価

学校に出向いてサッカー部に所属するすべての部員に身体機能評価を実施するため, チェックする項目や使用できる機器は限られている (**図1, 2**). また, スタッフの人数も必ずしも十分でないため, チェック項目はなるべく簡便で機器を使用せずに実施できるものを採用した.

身体機能評価を行う目的は, 高校サッカー選手の身体特性を知ることと, 運動時腰痛の改善とした. 身体機能評価の実施項目は今まで何度か再考している. 開始時には体幹筋機能に着目して実施していたが, その後股関節周囲の可動性の項目を追加した.

2-1 体幹筋機能検査

体幹筋機能検査としてクラウス・ウェーバーテスト大阪市大変法 (KW: Kraus-Weber test, **図3**) を採用した[1~3]. スポーツ選手や重労働者の腰痛との

3. 高校部活動の支援　サッカー部

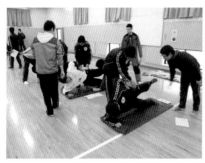
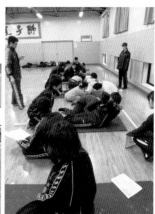

図1　身体機能評価（体幹筋機能検査）

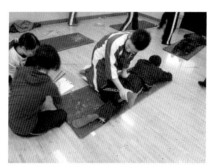

図2　身体機能評価（関節可動域測定）
実施時期により，参加する選手の人数に違いはあるが，およそ30〜60人くらいの選手の計測を行う．検者は理学療法士が10〜20人程度，理学療法学科の学生が5人程度参加し，今まで延べ50人以上の理学療法士が参加した．

　関連が数多く報告されており，この検査はスポーツ活動を行ううえで必要な負荷量が段階的に設定されている．われわれは，スポーツ選手を対象としているため，重錘にて体重の10%を負荷している．KWは体幹の腹筋群と背筋群の瞬発力と筋持久力を評価する検査であり，われわれはさらに総合的な体幹筋力を計測するためにサイドブリッジテスト（SB：Side Bridge test）を考案した．
　SBは**図4**の姿勢のように，支持側（下側）の肩関節90°外転・肘関節90°屈

— 225 —

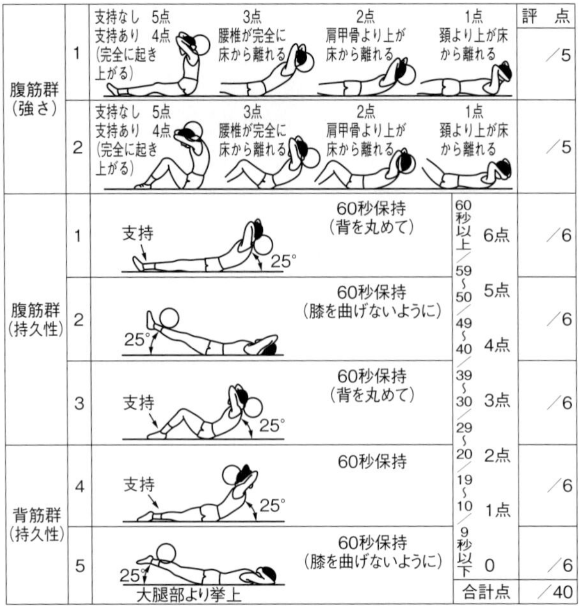

第3章 高校・大学部活動の支援

		5点	3点	2点	1点	評点
腹筋群(強さ)	1	支持なし 5点 支持あり 4点 (完全に起き上がる)	腰椎が完全に床から離れる	肩甲骨より上が床から離れる	頚より上が床から離れる	/5
	2	支持なし 5点 支持あり 4点 (完全に起き上がる)	腰椎が完全に床から離れる	肩甲骨より上が床から離れる	頚より上が床から離れる	/5
腹筋群(持久性)	1	支持 25°	60秒保持(背を丸めて)	60秒以上 6点 59〜50 5点 49〜40 4点 39〜30 3点 29〜20 2点 19〜10 1点 9秒以下 0		/6
	2	25°	60秒保持(膝を曲げないように)			/6
	3	支持 25°	60秒保持(背を丸めて)			/6
背筋群(持久性)	4	支持 25°	60秒保持			/6
	5	25° 大腿部より挙上	60秒保持(膝を曲げないように)			/6
					合計点	/40

腹筋群瞬発系2項目(10点満点),腹筋群持久系3項目(18点満点),背筋群持久系2項目(12点満点),
※合計7項目40点満点
負荷量:体重の10%
[負荷部位]上半身挙上:頚部後方　下半身挙上:足関節直上

図3　クラウス・ウェーバーテスト大阪市大変法（文献1）より引用）

曲位・下肢は中間位に保持する．上側の股関節は軽度外転位とし，骨盤上に重錘を把持する．片側60秒ずつ姿勢を保持し，10秒保持にて1点，片側6点，左右で12点満点とする．重錘負荷は体重の10％とする．

SBも体重の10％を重錘負荷することによりKWと相関が認められ，運動時腰痛との関連が示唆された[4)~6)]．また，筋電図解析を行ったところ，SBは姿勢保持することで，体幹筋だけでなく股関節外側に位置する筋の筋活動が認められた．さらに，骨盤へ負荷を加えることで，体幹のローカルマッスルである内腹斜筋・多裂筋，股関節外側支持機構として働く中殿筋の活動が有意に増加した．体幹のローカルマッスルとアウターマッスル，さらに股関節周囲筋の同時収縮が必要とされることが示唆され（**図5**），体幹筋機能検査として有用だと考えられた[8)~10)]．

3. 高校部活動の支援　サッカー部

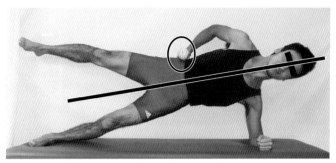

図4　サイドブリッジテスト（文献6）より引用）

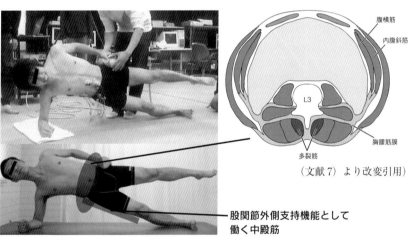

（文献7）より改変引用）

股関節外側支持機能として
働く中殿筋

図5　サイドブリッジテスト（SB）の筋電図解析

2-2　股関節可動性

　股関節の可動域（ROM：Range Of Motion）として屈曲・伸展・外転・内転・外旋・内旋に加え，サッカー選手の運動特性を考えて，股関節伸展0°位での内旋（以下，0°内旋）・外旋（以下，0°外旋），股関節屈曲90°位での外転（以下，水平外転）・内転（以下，水平内転）を追加して計測した．0°外旋と0°内旋の和を total rotation として算出した（**図6**）．

　さらに，タイトネステストとして指床間距離（FFD：Finger Floor Distance），踵殿間距離（HBD：Heel Buttock Distance），下肢伸展挙上テスト（SLR：

第3章 高校・大学部活動の支援

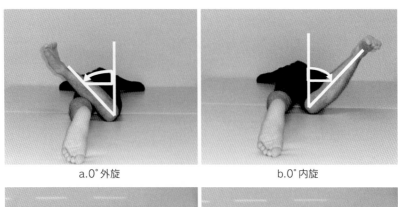

a. 0°外旋 b. 0°内旋

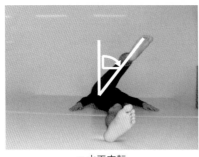
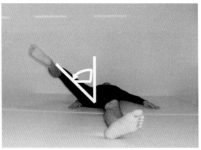

c. 水平内転 d. 水平外転

図6 股関節可動域
股関節の可動域として屈曲・伸展・外転・内転・外旋・内旋に加え，サッカー選手の運動特性を考えて，股関節伸展 0°位での内旋・外旋，股関節屈曲 90°位での外転・内転を追加して計測した．0°外旋と 0°内旋の和を total rotation として算出した．

Straight Leg Raise test）を計測した（**図7**）．FFD は床から中指までの距離を，HBD は踵と臀部の最短距離をメジャーにて計測．SLR は床と水平な線を基本軸とし大腿骨を移動軸として，ゴニオメータにて角度を計測した．

3 トレーニング

　身体機能評価を実施した後，トレーニングを指導した．トレーニングを考案する際，複数名のスタッフで身体機能評価の結果を集計し，チームに必要なトレーニングを相談して立案した．個別のトレーニングを指導するか，トレーニングに段階をつけるかなどさまざまな意見が出たが，最終的に器具などを使用せず簡便にスポーツ現場にて行えることを重要視し，さらに継続して実施する

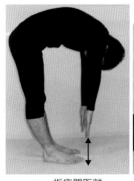 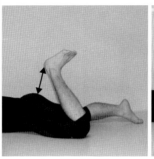 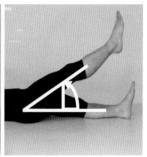

a．指床間距離　　　　b．踵殿間距離　　　　c．下肢伸展挙上テスト

図7　タイトネステスト

ためにシンプルなトレーニングメニューを考案した（**図8**）．サッカー部のサポートを始める際，運動時腰痛の軽減を目的としていたため，体幹筋機能のトレーニングを中心とした．**図8**のサイドブリッジとフロントブリッジは1分間続けて姿勢を保持させた．個人の能力に合わせこの姿勢がとれない選手は両足で支持する，また両足支持でもできない選手は膝支持で行うなど，トレーニング指導のたびに個人の負荷量を調整した．レッグツイスト，腹筋の瞬発系は10回，腹筋の持久系は1分間の保持を目標とした．各3セットを監督，コーチの指導のもと週4〜5回実施した．

　ストレッチングは，チーム全体でウォーミングアップやクーリングダウンの時に実施させた．トレーニングと違いストレッチングは選手の意識の低さが感じられた．ストレッチングはトレーニングよりも目的の筋肉がはっきりすること，姿勢を真似るだけでは目的とする筋が伸長されない場合があることなどを理解してもらうために，頻回に指導が必要であった．ストレッチングは大腿四頭筋，ハムストリングス，下腿三頭筋，腸腰筋，大殿筋，中殿筋など下肢が主であり，簡便に実施できるよう立位で行えるものを多く取り入れた．しかし，ストレッチングに関しては，すべての選手が同じ方法で行うだけでは不十分であり，必要に応じて個別に実施するストレッチングを指導した．また，パートナーストレッチングなども指導したが，練習の合間などにも積極的に行わせるため，基本的にはセルフストレッチングを指導することが多かった．

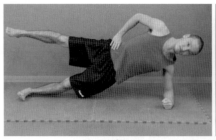

a. サイドブリッジ　　　　　　　　b. フロントブリッジ

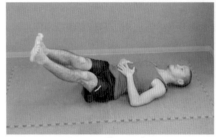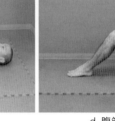

c. レッグツイスト　　　　　　　　d. 腹筋(持久系・瞬発系)

図8　トレーニング（文献6）より引用）

4　個別相談

　チーム全体には以上のように身体機能評価，トレーニング指導，ストレッチング指導を中心に関わるが，サッカーという競技において運動時腰痛だけが主たる障害ではない．やはり下肢にも多く障害が発生し，また高校生であることから成長期に起こりやすい障害も多く認められた．具体的には，シンスプリントやオスグッド・シュラッター病，腰椎分離症，足関節内反捻挫，肉離れ，さらに疲労骨折（上前腸骨棘や足趾中足骨）を起こしている選手もみられた．これらの障害を発症した選手のなかには，病院に行くこともなく練習を休むだけで，痛みがなくなったら練習を再開する者もいた．しかし根治治療を行っていないため，すぐに再発してまた練習を休む，という繰り返しが多くみられた．そこで不定期であるが月に1回程度，われわれが学校へ出向き，練習の合間に個別相談を受け，重篤な障害が疑われる選手は近隣の病院に協力を得て，積極的に受診をするように勧めた（図9）．そこで問題があれば病院で適切な治療を受け，メディカルリハビリテーションを受けることもあった．問題がなければ

3. 高校部活動の支援　サッカー部

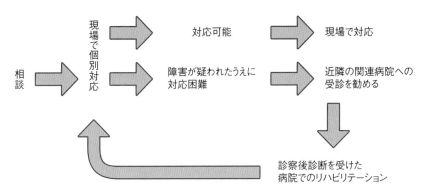

※障害が少しでも疑われれば，躊躇なく医療機関の受診を促す．
図9　個別相談の流れ

トレーニングやストレッチング，テーピングなどを現場にて指導し，再発することなく練習に復帰できるように医療機関と連携して関わった．なかには医療機関にて骨腫瘍がみつかった選手もおり，医療者側からみれば明らかに問題であることも，高校生としては休んでいれば治るものと考えている選手も多い．学校の部活動において，受診などの適切な対処を教えることができ，相談できる理学療法士の存在は非常に重要だと考えられる．

5　介入結果

図10は，介入当初1年生であった選手（13人）の3年間の介入結果である．継続的にトレーニングを行った結果，体幹筋機能は向上し，運動時腰痛の保有者は減少した[11]．しかし，すべての選手の運動時腰痛は改善されず，残存する者も認められた．さらに，図11は2007年（7人），図12は2008年（11人），図13は2009年度（11人）に入学した学年の3年間の結果である．2007年度は運動時腰痛保有者が2回目の身体機能評価から減少し，KWの点数に変化は認められないが，SBの点数は1回目の身体機能評価に比べて有意な向上が認められた．2008年度は2回目の身体機能評価時には運動時腰痛保有者が軽減したが，最終的には腰痛保有者が増加した．KW・SBはともに有意な増減は認められない．2009年度は介入後2回目の身体機能評価にて腰痛保有者はいったん軽減するが，その後増減を繰り返した．KW・SBともに有意な向上が認められた．

第3章　高校・大学部活動の支援

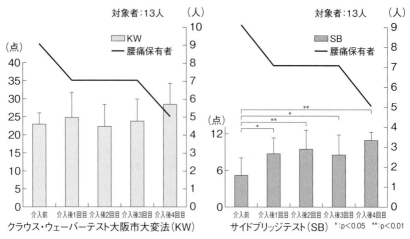

図10　体幹筋機能と運動時腰痛保有者数の推移

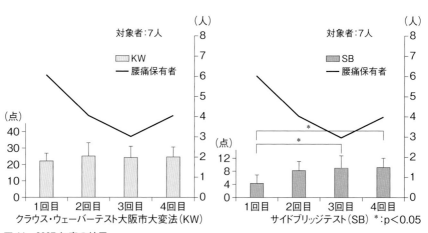

図11　2007年度の結果

すべての年度において介入後，ある程度の体幹筋機能の向上が認められ，一度は運動時腰痛の軽減が認められるが，各年度によって異なった傾向を示した．橋本ら[12]は今まで体幹筋機能を向上させるトレーニングを行ったことがない成長期のスポーツ選手がトレーニングを継続することで，一定の水準までは体幹筋機能を向上させることができると考察している．

3. 高校部活動の支援　サッカー部

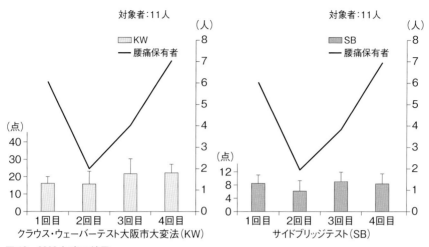

図 12　2008 年度の結果

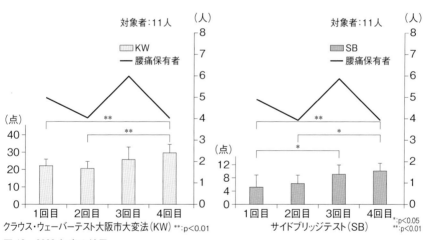

図 13　2009 年度の結果

　さらなる運動時腰痛の改善のため，体幹筋機能以外の要因として股関節周囲の可動性と筋タイトネスに着目した．身体機能評価において，前述した股関節 ROM とタイトネステストを計測した結果，運動時腰痛保持者の軸足股関節 0°内旋が蹴り脚に比べ有意な減少が認められた[13]．さらに股関節 0°内旋と外旋の和を total rotation として比較した結果，運動時腰痛保有者の軸足の total rota-

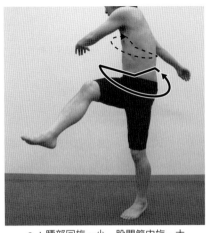 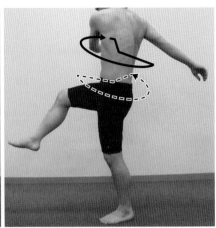

a:腰部回旋---小,股関節内旋―大　　　b:腰部回旋―大,股関節内旋---小

図14　キック動作における股関節回旋角度と腰部回旋の一考察（文献13）より引用）
aは股関節の内旋角度が大きく（相対的に骨盤の回旋が大きい），腰部の回旋角度が小さい．
bは股関節の内旋角度が小さい（相対的に骨盤の回旋が小さい）ため，腰部の回旋が大きくなり，ストレスが強くなる．

tionが蹴り足に比べて減少傾向にあった[14]．以上のROMの差について，われわれは以下のように考察している．サッカーにおけるキック動作は軸足の股関節を中心として骨盤が相対的に外旋位から内旋運動していると考えられ，蹴り足がフォロースルーを行っている間，軸足の股関節外旋筋は遠心性収縮をしていると予測される．このストレスが繰り返されることにより，軸足0°内旋の減少につながったのではないかと考えている．また，股関節0°内旋のROMが低下することにより腰部の回旋ストレスが増加する可能性があり，運動時腰痛の一因になっていることも考えられた（**図14**）．サッカーのキック動作は股関節伸展0°付近で行われるため，股関節回旋のROMは伸展0°位で測定することが，サッカー選手の特性を知るうえでは有用であると考えられた．さらに，大腿骨には前捻角があるため，より正確に股関節回旋のROMを測定するためには大腿骨の捻転を考慮し，今後キック動作の解析を進めていくことが必要である．従来の大腿骨の前捻角の測定方法をさらに再現性を高めるため，超音波画像を利用し測定する方法を考案中である[15]（**図15**）．

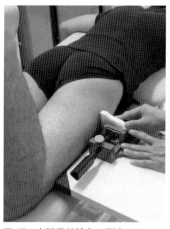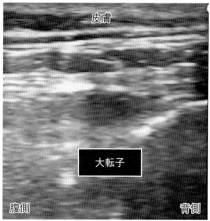

図15 大腿骨前捻角の測定
股関節の回旋運動に影響を及ぼすと考えられる大腿骨前捻角の把握方法を検討した.被検者を腹臥位とし,超音波画像診断装置のプローブを大転子にあてたまま,他動的に股関節を内旋させる.大転子が最外側に位置したところで内旋角度を測定する.

6 今後の展望

　以上のように,われわれは体幹筋機能と股関節周囲の可動性に着目し,高校サッカー選手の運動時腰痛を軽減できるよう関わってきた.しかし,まだまだ課題も多く,サッカー選手の体幹筋機能についてさらなる調査を進めるため,フロントブリッジやバックブリッジ[16],座位体幹荷重支持機能テスト[17]など,今までと違った方面からも解析を進めている.また,われわれのグループでは別の高校サッカー部への介入も行っている.身体機能評価やトレーニング指導,個別相談も積極的に行っており,障害予防だけでなくパフォーマンスとの関連を調査しながら継続的に関わっている[18].

　われわれの活動はトレーナー活動を主たる仕事として行っているわけではなく,有志者が集まって継続できている.さらに現場での活動だけでなく,研究活動を並行することで新たにわかったことも多く経験し,それを現場に還元することもできている.1つのサッカーチームに1人の理学療法士で関わることは業務量が多く,さまざまな角度からのアプローチが困難であるため,複数名での関わりが望ましいと思われる.今後もこの活動を継続していくためにはさらなるマンパワーが必要である.

7 まとめ

われわれの理学療法士を中心としたグループは,高校サッカー部の障害予防,特に運動時腰痛の予防と改善を目的として縦断的に関わっている.体幹筋機能はトレーニングを行うことで,ある一定のレベルまで向上させることができた.しかし,すべての選手の腰痛を改善することはできなかった.そのため,体幹筋機能以外に股関節周囲の可動性の改善が必要であることが考えられた.介入初年度に1年生であったチームは,体幹筋機能の向上に伴い運動時腰痛保有者の減少もみられ,このチームとしての戦績は今までで最高の成績を残すことができた.部活動に参加するすべての選手が休むことなく練習に参加することは,障害の予防だけでなくチーム全体のパフォーマンス向上につながり,チーム成績にも関与すると考えていたが,それを実践することができた学年であった.

高校生はまだ成長期であり,成長に伴う障害や過用(overuse)と考えられる障害が多くみられた.全体の指導だけでなく個別の相談を受ける機会が重要であり,適切に医療機関への受診を促すことや,コンディショニングを行うことが必要である.現在,学校の部活動に運動器の障害に関して相談する専門のスタッフが配置されているところは少ない.学校に常勤する養護教諭のような存在で,運動器の相談ができるスタッフがいれば,部活動における成長期の障害はもっと少なくなるのではないかと考えている.

引用文献

1) 大久保衛,他:腰椎分離・辷り症.臨スポーツ医 **18**:134-140,2001
2) 大久保衛,他:腰椎分離・辷り症のアスレティックリハビリテーション.臨スポーツ医 **16**:176-184,1999
3) 大久保衛,他:腰椎椎間板ヘルニアに対する運動療法の効果判定に関する検討―集中的ダイナミック運動療法の臨床成績から.臨スポーツ医 **10**:791-798,1993
4) 田頭悟志,他:Side-bridge test の体幹機能評価法としての検討―Kraus-Weber test 変法との比較から.関西臨スポーツ医研会誌,**18**:25-28,2008
5) 田頭悟志,他:Side-bridge test の有用性について.理学療法学 **35**:304,2008
6) 井上直人,他:高校サッカー選手における体幹筋トレーニングが腰痛発生予防へ与える効果.日臨スポーツ医会誌 **18**:504-510,2010
7) Donald AN(著),嶋田智明,他(監訳):筋骨格系のキネシオロジー.医歯薬出版,2005,p345
8) 田頭悟志,他:Side-Bridge の負荷量変化に伴う体幹筋活動について.理学療法

学　36：95，2009
9) 木下和昭，他：Side-Bridge 動作での運動条件変化に伴う体幹筋・股関節周囲筋の筋活動．関西臨スポーツ医研会誌　19：49-52，2009
10) 木下和昭，他：Side-Bridge の姿勢保持における筋活動の経時的変化について．関西臨スポーツ医研会誌　20：5-8，2010
11) 河野詩織，他：高校男子サッカー選手における体幹筋機能と運動時腰痛発生の経時的変化．日臨スポーツ医会誌　19：551-557，2011
12) 橋本雅至，他：高校サッカー選手の腰痛予防に対するコアエクササイズの効果．スポーツ傷害　17：44-47，2012
13) 井上直人，他：高校男子サッカー選手の運動時腰痛について―股関節可動性と周囲筋タイトネスの検討．日臨スポーツ医会誌　21：5-10，2013
14) 古川博章，他：高校サッカー選手における股関節周囲筋のタイトネスと運動時腰痛発生との関連性．理学療法学　36：2-186，2010
15) 新谷　健，他：超音波画像を用いた大腿骨前捻角の測定方法．日臨スポーツ医会誌　21：5167，2013
16) 高嶋厚史，他：Back Bridge 動作における体幹・股関節周囲筋に関する筋電図学的分析．日臨スポーツ医会誌　22：5157，2014
17) 木下和昭，他：座位体幹荷重支持機能テストと体幹筋機能．理学療法科学　31：49-52，2016
18) 田頭悟志，他：高校男子サッカー選手における体幹筋機能とランニング能力の関係．日臨スポーツ医会誌　20：229，2012

4 学校保健の支援

野谷 優,加来敬宏,堀 寛史,
山本啓太,北浦佑樹,小柳磨毅

1 はじめに

　2010年から縦断的なスポーツ活動への支援活動の一環として大阪府下の公立高校を対象に,健全な成長期のスポーツならびに運動の支援を目的とした健康相談・指導事業を実施している.開始当初は4名の理学療法士が放課後に学校へ出向き,およそ2時間半にわたってそれぞれ生徒の相談を受けて対応する個別相談・指導から開始した.以降,次第に部活動顧問の教諭との信頼関係を築くことができ,スポーツ種目特有の損傷予防を目的としたウォーミングアップとクーリングダウンの指導に対する要望も出てくるようになった.さらに活動を支援する理学療法士も増えてきたので,2011年3月から部活動ごとの損傷と障害の予防教室も個別相談・指導事業と並行して実施している[1),2)].

2 事業運営

　2017年現在,大阪府立茨木高校の支援を継続して実施している.毎月1回15名ほどの理学療法士の参加によって,個別相談・指導事業と部活動ごとの損傷と障害の予防教室を同時開催している(**図1**).また,同意が得られた場合は学校側からは個別相談・指導事業には養護教諭もしくは保健体育の教諭,予防教室には部顧問の教諭がそれぞれ同席している.そして終了後には,理学療法士と教諭が情報交換を行って認識の共有を図っている(**図2**).こうした活動には学校側の理解と支援が不可欠であり,事業の広報や予約などの準備にも教職員の多大な協力を得て運営されている.

4. 学校保健の支援

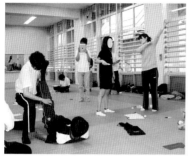

a．個別相談・指導事業　　　　b．予防教室

図1　個別相談・指導事業と予防教室
個別相談は，3〜4のブースで実施している．

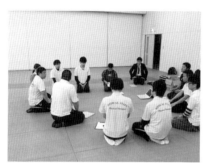

図2　スタッフと教諭の情報交換
終了後に実施内容や伝達項目について，教諭と情報共有をしている．

3　事業内容

　年間スケジュールとして（**表1**），毎月の個別相談・指導事業と予防教室のほか，4月は新入生ガイダンス，7月には全校生徒を対象に熱中症予防指導を実施している．そのほか，毎年アンケートを実施し，傷害発生率を調査している．

3-1　個別相談・指導

　個別相談・指導は，経験豊富な理学療法士と経験年数の浅い理学療法士が2人1組となり，3〜4のブースで部活動や体育などの運動に関する相談を受けている．生徒1人の相談を受け指導する時間はおおよそ30分程度であるが，全校

第3章 高校・大学部活動の支援

表1 年間スケジュールの例

	日時	内容
第1回	4月23日（水）15：40〜	新入生ガイダンス 個別相談・指導
第2回	5月14日（水）15：40〜	個別相談・指導 スキー部 剣道部
第3回	6月11日（水）15：40〜	個別相談・指導 女子バスケ部
第4回	7月9日（水）14：00〜	熱中症予防指導 個別相談・指導 女子バスケ部
第5回	8月21日（木）14：00〜	個別相談・指導 陸上部 吹奏楽部
第6回	9月17日（水）15：40〜	個別相談・指導 陸上部
第7回	10月15日（水）15：40〜	個別相談・指導 野球部
第8回	11月19日（水）15：40〜	個別相談・指導 水泳部 ソフトテニス部
第9回	12月17日（水）15：40〜	個別相談・指導 スキー部
第10回	1月14日（水）15：40〜	個別相談・指導 ラグビー部 女子ハンド部
第11回	2月18日（水）15：40〜	個別相談・指導 サッカー部
第12回	3月25日（水）15：00〜	個別相談・指導

月1回のペースで，年間を通じて実施している．

生徒を対象としているため，その相談と指導内容は多岐にわたっている．そのため，経験年数の浅い理学療法士では判断に困るケースもあり，その時は経験豊富な理学療法士と相談しながら対応している（**図3**）．

生徒への運動指導の際には電子タブレットを活用し，写真や動画を撮影して評価や運動指導前後の変化を提示している（**図4〜7**）．また，生徒が所有する携帯電話の写真や動画機能を利用し，後日，指導内容を正確に実施できるように撮影して指導の資料としている．

4. 学校保健の支援

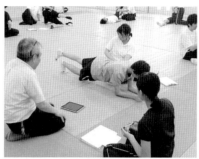

a. 体幹筋トレーニング　　　　b. テーピング

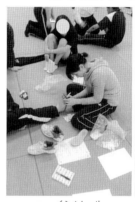
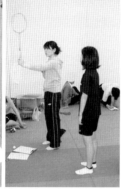

c. インソール　　　d. 動作指導

図3　個別相談・指導事業の実例
相談内容に応じて，さまざまな対応を行っている．

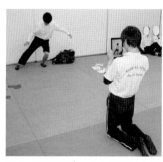
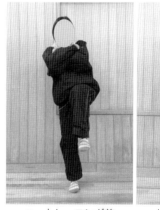

図4　電子タブレットを用いた運動評価
客観的な評価と対象者へのフィードバックのために，姿勢の動きを撮影している．

a. トレーニング前　　b. トレーニング後

図5　体幹トレーニング前後の比較
体幹筋のトレーニング後に，片脚立位の正中化が確認された．

第 3 章　高校・大学部活動の支援

point 1　体幹は床に対し垂直位を維持　　point 2　○印をステップ方向へ向ける

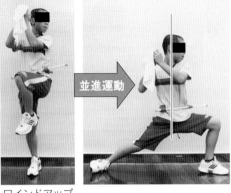
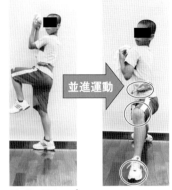

ワインドアップ　　　　　　　　　　　　ワインドアップ
　　　　　　a．矢状面　　　　　　　　　　　　　　b．前額面

図6　スローイングランジドリル

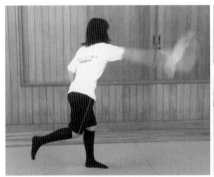
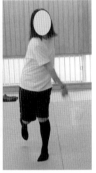

a．フォーム指導前

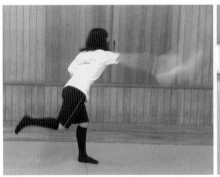

b．フォーム指導後

図7　スローイングランジドリル前後の比較
体幹が前傾し，ステップ脚への体重移動が改善された．

4. 学校保健の支援

```
■・■ 高校 _____ 部  日付： 年  月  日
《初回・再評価》                担当PT _____/_____
氏名 _____ 男・女  年齢 __歳  学年：1年・2年・3年
□部位（右・左・両）
    （肩関節 ・ 上腕 ・ 肘関節 ・ 前腕 ・ 手関節 ・ 手部
     股関節 ・ 大腿 ・ 膝関節 ・ 下腿 ・ 足関節 ・ 足部
     頭部 ・ 顔面 ・ 頚部 ・ 腰部 ・ その他部位 ）
□いつから（___年___月___日）
□どうしましたか。

□どんな動作で痛いですか。

□病院を受診しましたか。
    はい（_____）・ いいえ ・ 医療機関以外（_____）
□過去にケガはしましたか（いつごろ、どんなケガ）。
評価・指導内容（自由記載）




医療機関への促し（促し有・促し無）
指導内容（ストレッチング ・ 筋力トレーニング ・ テーピング ・ RICE処置
       インソール ・ マッサージ ・ ROM-ex ・ 動作指導 ・ その他内容）
```

図8 記録用紙

　症状の程度によっては，本人ならびに同席している教諭にも報告し，医療機関への受診を促す場合も多く，医療機関で疲労骨折が判明したこともある．
　個別の評価と指導内容は，専用の記録用紙に記載している（**図8**）．この記録用紙の特徴は，できるだけ短時間で記録して後の検索やデータ処理も簡便に行えるように，不必要な部分をマジックで塗りつぶし，詳細な評価と指導内容のみを記載している（**図9**）．それを終了後にスキャニングしてから各項目にタグ付けをし，データベース化しているので，過去の評価と指導内容を迅速に確認することができる．また，年度ごとの統計処理も簡便に実施できるシステムである．

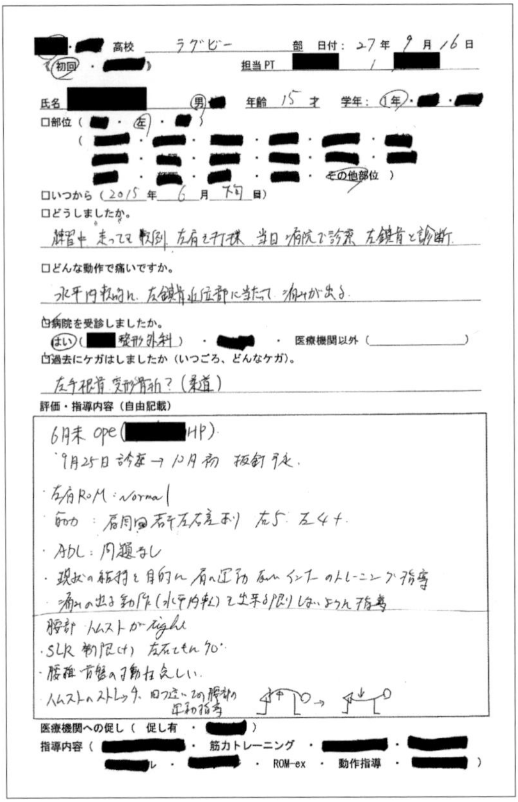

第3章 高校・大学部活動の支援

図9 記録用紙使用例

3-2 予防教室

　部員全員を対象に，競技特性から損傷を受けやすい部位や，運動パターンなどの講義を行い，簡単なスクリーニングテストを実施している．その後，競技特性に応じたストレッチングや筋力トレーニングなどを指導し，再度同じテストを実施して指導内容の即時効果を判定している．また，3～6カ月の期間を空けてから同じテストを行い，持続効果に関しても検討している．

1）女子バスケットボール部，女子ハンドボール部

　競技特性から膝前十字靱帯（ACL：Anterior Cruciate Ligament）損傷を発生しやすく，また，アンケート調査の結果からも ACL を損傷している生徒がい

4. 学校保健の支援

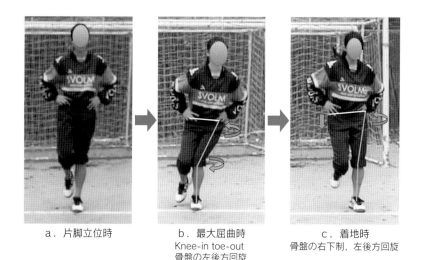

　　a．片脚立位時　　　　b．最大屈曲時　　　　c．着地時
　　　　　　　　　　　Knee-in toe-out　　　　骨盤の右下制，左後方回旋
　　　　　　　　　　　骨盤の左後方回旋
図10　側方ホッピング（外側）不良例

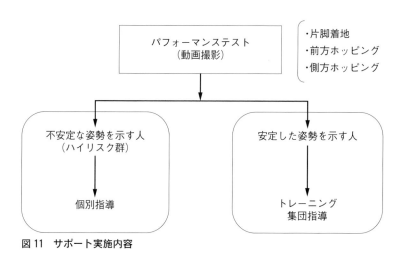

図11　サポート実施内容

たため，全部員の片脚着地と前方ホッピングおよび側方ホッピングをビデオ撮影した．その後，ACL損傷とその予防を中心に講義を行い，その間にビデオ撮影した着地直後の姿勢から不安定な姿勢を示すハイリスク群を抽出した（**図10**）．その後ハイリスク群は個別指導を行い，安定した姿勢群は集団でのトレーニングを指導した（**図11**）．内容はWJBL（バスケットボール女子日本リーグ）

第3章　高校・大学部活動の支援

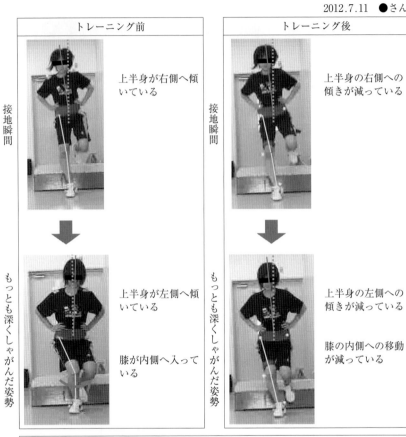

図12　生徒へのフィードバック
着地姿勢の変化からトレーニングの即時効果を示している．

のプログラムを参考に予防トレーニングの指導を行い（**資料1**），再度片脚着地の撮影を行ってトレーニングの即時効果を検証した（**図12**）．以後，ウォーミングアップにおける予防トレーニングの一部を取り入れ，ハイリスク群を中心に3～6カ月ごとに再評価をしている．

女子ハンドボール部に対しては，顧問の教諭からの要望もあり，肩の柔軟性

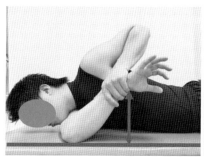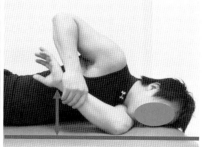

a．シュート側　　　　　　　　b．反対側
図13　肩のセルフチェックとセルフストレッチング

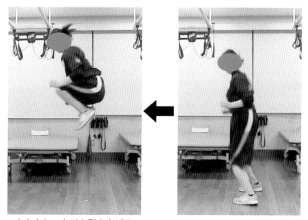

ももをしっかりと引き上げる
図14　引き込みジャンプ

とジャンプ力向上のトレーニングも加えて指導した（**図13，14**）．

2）男子バスケットボール部

　故障歴のアンケート調査の結果，下腿から足部の損傷が約6割であったため，台からの立ち上がりテストと下肢の柔軟性を評価し，特に問題があった生徒については顧問の教諭へ報告した．また，生徒個別にもフィードバックし，全体のウォーミングアップとクーリングダウンのメニューも指導した（**図15，16，資料2**）．

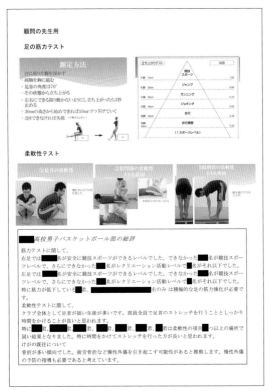

図 15 顧問の教諭へのフィードバック
特に結果が悪かった生徒の抽出と，全体の測定結果について報告している．

3) 水泳部[1),2)]

　水球部は練習や競技時の肩痛が多く発生していたため，ストレッチングをはじめとする肩関節周囲のコンディショニングを指導した．アプレー・スクラッチテストを実施して，指導直後の柔軟性の改善と 3 カ月後の持続効果を検証しているが，柔軟性は維持され以降の肩痛発生も減少していた（**図 17**）．

4) 硬式野球部

　肩関節屈曲位の内旋と股関節屈曲と伸展位の内旋可動域を計測し，講義とストレッチングを指導し即時効果を検証した．肩関節の内旋可動域制限や投球時痛が著しい生徒には顧問の先生を通じて医療機関の受診を促した（**図 18**）．

4. 学校保健の支援

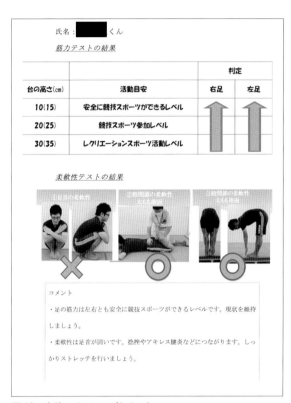

図16 生徒へのフィードバック

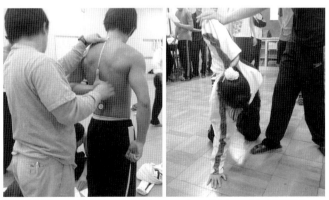

a．アプレー・スクラッチテスト　　b．ストレッチングの指導

図17　水泳部

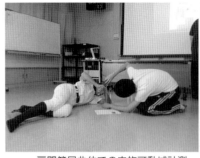
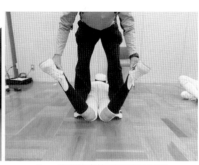

a．肩関節屈曲位での内旋可動域計測　　b．股関節内旋可動域の撮影

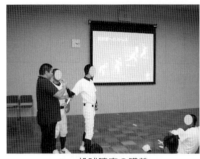
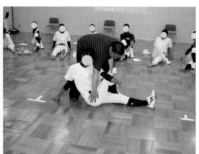

c．投球障害の講義　　　　　　　　d．ストレッチングの指導
図18　硬式野球部

5）スキー部[1]

アンケート調査結果から下肢の損傷が9割であり，競技力向上と膝靱帯損傷予防を目的に，滑走時の前傾姿勢保持のための筋力とバランス向上のトレーニングを指導した（**図19**）．

6）陸上部

デジタルカメラを用いて，下肢の柔軟性とランニングフォーム，片脚スクワット，レッグスイング，ラテラルホップ，片脚ジャンプを撮影し分析を行った（**図20，資料3**）．翌月に分析結果をフィードバックするとともに，個別にトレーニングや足底板の指導を実施した（**図21**）．また，全員にトレーニング冊子を配布した（**資料4**）．そして女子バスケットボール部と同様に，ハイリスク群を抽出（11名）し，3カ月後に再評価とアンケートを実施した（**図22**）．その結果は11名中9名がVAS（Visual Analogue Scale）を用いた競技困難度と練習強度（％）

4. 学校保健の支援

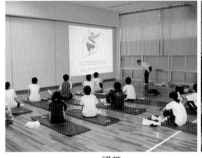

a．講義　　　　　　　　　　b．トレーニングの指導

図19　スキー部

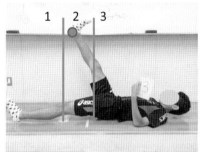
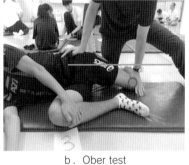

a．Active SLR test（段階付け：1-3点）　　　b．Ober test

c．フォームの分析

図20　陸上部（評価）

第3章 高校・大学部活動の支援

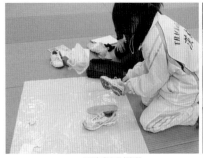

　　　a．足底板の指導　　　　　b．フィードバック
図21　陸上部（フィードバック）

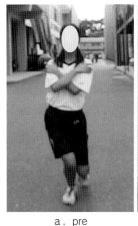 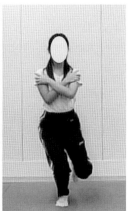

　　　a．pre　　　　　　　　　b．post
図22　再評価

が改善していた（**図 23**）．

7）ラグビー部[1,2]

　指導教諭からの要請により，腰痛予防のために柔軟性と腹腔内圧を高めるトレーニングを指導した．指導直後には柔軟性の指標が改善傾向にあり，練習現場にも出向いてコンタクトやスクラム姿勢の指導などを実施した（**図 24**）．

4. 学校保健の支援

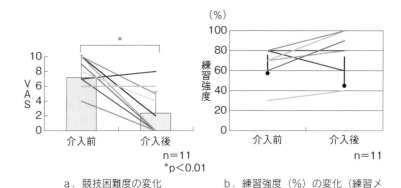

a. 競技困難度の変化　　　b. 練習強度(％)の変化(練習メニューすべて行えた場合を100％として)－(時)

図23　アンケート

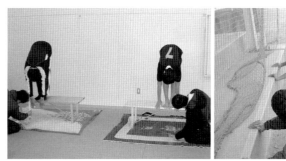

a. 柔軟性の測定　　　b. スクラム姿勢の指導

図24　ラグビー部

8) バドミントン部[1),2)]

実業団選手の経験がある理学療法士が足関節・足部の損傷予防に向けて柔軟性と筋力トレーニングを指導した．指導後，競技で頻繁に繰り返すランジ動作の歩幅が増大するなどのパフォーマンスの向上も認めた（**図25**）.

9) サッカー部[1),2)]

プロサッカー選手のACL損傷の受傷ビデオを供覧し，FIFA（国際サッカー連盟）の提唱する下肢の障害予防プログラム（FIFA11＋）を中心に指導した．受講した生徒にはこのプログラムの存在を知るものは皆無であり，損傷予防を

第3章 高校・大学部活動の支援

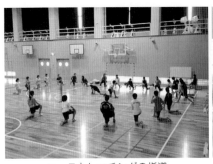
a．ストレッチングの指導

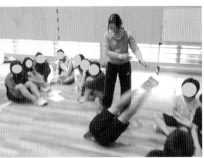
b．トレーニングの指導

図25 バドミントン部

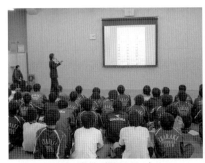
a．講義（FIFA11+）

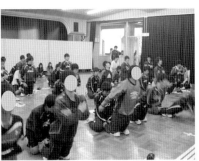
b．トレーニングの指導

図26 サッカー部

啓発する必要性が感じられた（図26）．

10）ソフトテニス部

　アンケート調査結果から肩痛の発生が多かったことと，選手から「安定したサーブが打てるような指導をしてほしい」との要請があり，肩周囲のストレッチングと体幹筋のトレーニングおよびバランストレーニングを指導した（図27）．

11）吹奏楽部

　過去のアンケート調査結果から顎関節，肩甲帯，前腕，手関節，手指，腰部，頸部に疼痛の発生が多かったので，それらの部位のストレッチングと体幹筋のトレーニングおよび腹式呼吸を指導した（図28）．

4. 学校保健の支援

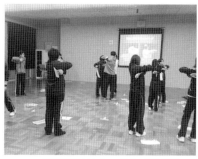
a．肩周囲のストレッチングの指導

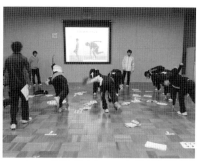
b．バランストレーニングの指導

図27　ソフトテニス部

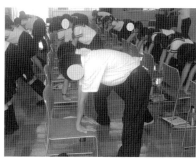
a．ストレッチングの指導

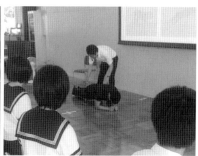
b．体幹筋のトレーニング

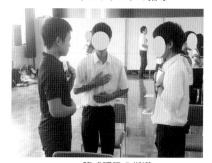
c．腹式呼吸の指導

図28　吹奏楽部

3-3　新入生ガイダンス

　4月の新入生ガイダンスでは，年間を通してのわれわれの活動を紹介し，成長期に起こりやすい運動器障害の紹介と予防方法，ならびに急性外傷の対処法

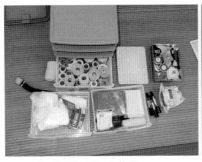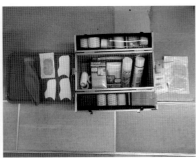

図29　個別相談に用いる物品

を講義している．

3-4　熱中症予防指導

7月の熱中症予防指導では全校生徒を対象に，熱中症の分類から症状ごとの対処方法や水分・ミネラルの効率的な摂取方法などを指導している．

3-5　アンケート調査

毎年スポーツ損傷の発生状況とクラブ活動を休んだ期間などを把握するために，個別のアンケート調査を実施している．1，2年生は年度末の3月，3年生は引退の時期の9月に実施している．また3月には部のキャプテン（部長）を対象に練習時間や頻度，ウォーミングアップとクーリングダウンの有無と内容のアンケート調査も実施している．

3-6　必要物品

トレーニングの指導などに用いるためにゴムバンドやテニスボール，ゴルフボール，足底板，テーピングテープ，氷嚢，コールドバンテージなどを揃えている（**図29**）．

4　発生件数（大阪府立茨木高校）

独立行政法人日本スポーツ振興センターの資料によると，同校の災害発生件数は，2012年度139件，2013年度155件，2014年度119件，2015年度119件

で，1,000時間あたりの発生件数は2014年度13.7件，2015年度9.6件と減少傾向であった．しかし災害共済給付額は，2012年度584万9,927円，2013年度397万9,103円，2014年度123万8,124円と減少傾向であったが，2015年度には423万6,361円に上昇した．2014年度と2015年度の災害発生件数は同じであるが，1件あたりの災害給付額が大きい骨折とACL損傷を含む靱帯損傷が，2014年度は10.3%と5.7%であったが2015年度は15.4%と8.4%と増加したことが原因と考えられた．骨折と靱帯損傷を受傷すると，部活動への参加率も低下するので，部活動ごとでの予防教室によりハイリスク群の生徒に個別指導も行うように変更した（**図12**）．

5 現状の課題と今後の展望

　この事業は平日の日中に行われるため，参加スタッフの勤務先の理解と協力が不可欠である．また，全校生徒を対象としているため，スタッフの対応能力の向上を図るため，教育システムを確立していくことが課題である．これらの学校保健における予防活動の価値が認められ，支援体制が制度化されることを期待し，運動器の10年・日本協会が推進を計画している「スクールトレーナー[※]」制度にも積極的に参画したいと考えている．そのために今後もさらなる客観的な介入効果を蓄積していくことが重要である．

6 おわりに

　本事業は平成24年度「運動器の10年」世界運動・普及啓発推進事業において奨励賞を受賞した．選評として「高等学校生徒への理学療法士による学校保健活動の先進的な取り組みである．運動器疾患・障害の予防という基本目標のもと，学校長，学校医，養護教諭らと連携して，健康相談，予防プログラムの指導，総合学習の時間などを活用した授業，トレーニングやテーピングなどの指導など，多彩な活動を系統的かつ組織的に実践している．今後の「スクールトレーナー」制度の確立のモデルとなるきわめて社会的・教育的意義が高い事業」と評価された．

※「スクールトレーナー」（登録商標）：運動器の10年・日本協会の進める，学校保健での児童生徒の運動器疾患・障害などを予防するための指導・教育などの活動を行うトレーナーを意味する．

第3章 高校・大学部活動の支援

引用文献
1) 小柳磨毅:学校スポーツにおける外傷・障害予防の取り組み.臨スポーツ医 **29**:38-43, 2012
2) 小柳磨毅, 他:アスリートケア―青少年期のスポーツ損傷予防への取り組み.理学療法学 **39**:471-473, 2012

4. 学校保健の支援

> **Column**
>
> ### アスリートケア設立 20 周年に寄せて
> ### 茨木高校におけるスクールトレーナー事業の意味
>
> 　大阪府立茨木高校は，2015年で創立120周年を迎えました．生徒数は全校で約1,000人，「二兎を追うたくましさ」を育成することを教育方針の柱の1つとしており，ほぼ全員が4年制大学に進学するとともに，部活動加入率は約96%と，勉学にも部活動にも，そして生徒会活動にも一人ひとりが全力を尽くすことを生徒たちが自らに課しています．部活動については，体育部15，文化部17，同好会・サークル9と伝統的に多種多様な活動が行われています．体育部においても，生徒は競技の専門的な技術獲得のために自ら研究しています．また，専門的な技術指導ができる顧問も多くいます．
>
> 　そんな本校でアスリートケアの方々のご支援のもと，スクールトレーナー※事業が始まったのは2011年度のことです．2012年8月に校長として赴任した時にとてつもなく大きな衝撃を受けたのがこの事業です．私自身も教員として長年バドミントン部の指導をしていましたが，技術指導の方法を考えることが中心で生徒の身体のケアについて専門的な知識を身に付けることまでは十分に考えが及んでいませんでした．多くの高校においても生徒の身体が故障した，あるいは故障しそうになってはじめて医療機関にかかるというのが普通だと思います．けがを予防しながら競技の専門的な技術を高めるためのトレーニングを行う方法について理学療法士の方々から指導を受けるということは，少し考えれば理想的な状態だとはわかるのですが，そんな状況を実現させるなどということを高校の部活動の指導者が発想することは容易ではありません．スクールトレーナー事業を始められた小柳磨毅代表理事と山口禎・前校長には，その想像力の豊かさに心から敬意を表します．
>
> 　さて本校においては，現在も多くの体育部にとどまらず，吹奏楽部やダンス部など文化部の生徒も指導を受けて活動の質を高めるなど，この事業が着実に浸透していっています．また，指導を受けている生徒たちの自らの身体のメンテナンスに対する意識は格段に高まっています．そしてそのことは，一生を通して自らの身体を管理するためにも計り知れないほどの大きな影響を与えることでしょう．もはや理学療法士の方々の支援なくして本校の部活動の発展はあり得ないといっても過言ではありません．本校において今後ますますスクールトレーナー事業が質・量ともに高まっていくことはいうまでもなく，広く認識され多くの学校に広がっていくことを確信しています．
>
> 大阪府立茨木高等学校　校長　岡﨑守夫
>
> ※「スクールトレーナー」（登録商標）：運動器の10年・日本協会の進める，学校保健での運動器疾患・障害を予防するための指導・教育などの活動を行うトレーナーを意味する．

第3章　高校・大学部活動の支援

> **Column**
> ## アスリートケアの取り組みが育てる高い志
>
> 　このたびは，アスリートケア設立20周年を迎えられましたこと，心よりお喜び申し上げます．
> 　私は小学1年生の時に水泳をはじめ，競泳選手，水球選手として，そして引退後は指導者として，約30年間水泳に関わらせていただきました．そのなかで，生徒が肩や膝，腰を痛め，夢を諦めざるを得ない状況をみてきました．茨木高校の水泳部の指導者として，また，生徒部の部長として，部活動を通じて少しでもけがや傷害の予防につながることはできないかと考えていたところ，当時の山口校長先生がリーダー育成プログラムの一環として理学療法士の方々と連携できないかというお話があり，小柳先生をご紹介いただきました．
> 　月に一度ご来校いただき，けがや不調のある運動部に所属する生徒のケアやアドバイスをいただくとともに，希望する部にそれぞれの種目に応じた，けが防止の柔軟運動や補強運動をご指導いただきました．また，時には，最新の機材を使って動作分析をしていただき，その結果を丁寧に個々にフィードバックしていただきました．ご指導をいただく過程で，けがの予防やパフォーマンスの向上だけでなく，自己管理能力や自主性が育まれるとともに，アスリートケアの理学療法士の方々の専門性や情熱，カウンセリングマインドに触れ，生徒たちは，専門性を身に付けることの意味や社会貢献といったことにまで，大きな刺激をいただいていたように思います．
> 　近年，教職員の多忙が課題として取り上げられていますが，業務が混み対応できる教員が少ないなか，生徒の理解や協力を得て段取りし，運営してくださる野谷様をはじめ，たくさんの理学療法士の方々に支えられ，継続して実施することができました．
> 　私が関わらせていただいたのはたったの3年で，私が大阪府立茨木高校を離れてからのほうが長くなっております．その間も後任を支えていただき，継続するとともに他校への広がりが進められていることを伺い，取り組みの内容を理解くださる方が徐々に増えつつあること，本当にうれしく思います．
> 　今後も継続して学校活動を支えていただき，学校教職員とともに，身体や命を大切にすること，正しい知識を身に付けることなど，生徒の高い志につながる基礎の部分を育んでいただきたいと願っております．この活動が，府内から全国に広がるとともに，一般社団法人アスリートケア様のさらなるご活躍，ご発展を心より祈念しております．
>
> 　　　　大阪府教育庁教育振興室保健体育課保健・給食グループ　主任指導主事
> 　　　　　　　　　　　　　　　　　　　　　　　　　　　　　　　木場恒樹

4. 学校保健の支援

> **Column**
>
> ## 茨木高校における活動紹介
>
> 　本校では部活動サポートと称して，2010年10月からさまざまなサポートをしていただいています．私は関わらせていただいてから4年目となるのですが，初めてこの取り組みを知った時はとても驚きました．特定の部活へ専属的にサポートをお願いすることなどはよくあると思うのですが，学校全体を対象に年間を通じてサポートしていただいていることはとても貴重だと思います．
>
> 　毎月1回，年間12回実施していただいているのですが，平成28年度の利用者数は延べ736名でした．毎月のサポート内容は個別相談と抽出部活動への特別サポートです．個別相談は身体に不調を感じている生徒や，リハビリテーション中またはパフォーマンスの向上のアドバイスを求めて生徒が訪れますが，それぞれ個別に対応していただいています．テーピングの巻き方の指導やインソールの微調整，そして実際の運動動作の動画撮影と分析を行ってからトレーニングメニューと改善が必要と思われる動作指導などもしていただいています．なかには病院への受診を奨められる生徒もいます．高校生は我慢し続けて自分の身体に向き合わずに活動していることが多々あるので，このような医療専門職である理学療法士の方々に相談に乗っていただく機会はとても貴重です．
>
> 　抽出部活動の特別サポートでは昨年度13の部活動を対象に実施していただきました．毎年同じ内容のサポートというわけではなく，生徒や顧問の先生からリクエストがあった内容も取り入れながら多方面にわたるサポートを実施してもらっています．最新の機器を使用した数値測定や，動画分析結果から得られた情報を各生徒にフィードバックしてもらったりもしています．部活動によっては年間を通してサポート（指導）していただき，けがのリスク低下やパフォーマンス向上を実現しています．13の部活動の中には文化部である吹奏楽部も入っています．個別相談ではダンス部なども利用しており，幅広い層の生徒が活用していることがわかります．
>
> 　このような恵まれた環境を当たり前とは思わず，教員も生徒も感謝の気持ちを忘れずにこの事業を大切にしていきたいと思います．担当教員としてはアスリートケア様の求めることと生徒が求めることの調整をしながら双方にとってよりよいサポートになるように努力していきたいと考えています．
>
> 大阪府立茨木高等学校　教諭　市田友宏

5 健康相談会におけるICTの活用方法

堀 寛史

1 資料共有の有効性

　資料管理にコストをかけることは望ましくないため，安価で簡便な資料管理方法を検討した．アスリートケアは多くの医療施設，介護施設，教育施設の理学療法士が集まって組織をなしており，1つの拠点を出発してサポートに行くのではなく，目的地に集まって活動を行う．このような形態の組織では資料の保存と管理が難しい．紙の資料であればその管理者がいつも現場に来る必要があり，また個人情報を扱うという意味では，資料が第三者に見られてしまうことも望ましくない．さらには多くの人が使うため，簡単に資料が検索できる必要がある．つまり，持ち運びやすく（管理しやすい），安全で，検索に優れるという意味で，紙データよりもデジタル化されたデータのほうが優秀である．アスリートケアでは積極的に情報技術（ICT：Information and Communication Technology）を取り入れて資料管理を行っている．

　アスリートケアの取り組みである学校保健の支援事業メンバーでタブレット端末（iPad）を4台管理している．この4台でIDを共有し，LANに接続されるとデータがアップロード・ダウンロードされる利点を活かしてデータ共有している．

　共有しているデータは①記録表，②写真，③動画である．iPadにパスワードを設定し，セキュリティ上の管理を行いながら共有している．

2 資料の管理

　資料の管理や整理について積極的にクラウド型のデータ保存・共有アプリケーション（以下，アプリ）を使用した．以下にその説明と使用方法を記載する．

　資料は主に対象者の評価記録表である．参加スタッフがいつも同じとは限ら

5. 健康相談会におけるICTの活用方法

図1　記録表

ないため，対象者の情報を間違いなく共有する必要がある．また，1カ月に1回の活動のため，けがの治癒状況，トレーニングの効果などを確認してフィードバックするためにも，スタッフ個々人が慣れた方法で記録するのではなく，一定の書式で残していくことが重要である．学校保健の支援事業では，①簡単に記録できる，②使いやすい，③管理しやすいというポイントを考慮し記録表を作成した（**図1**）．

　対象部位や対応などは後述する管理方法の際に使用するため，フリーではなく選択肢を多くし，記載している．これは後ほど紹介するEvernoteでの管理の際に選択肢を○で囲むのではなく，選択されないものを黒く塗りつぶす方法を採用している．

―263―

第3章　高校・大学部活動の支援

3　タブレットの使用のメリット

　アスリートケアでは，積極的に iPad を使用している．iPad を使用するメリットはパソコンよりも持ち運びが軽く，操作が簡単にできること，バッテリー駆動が長く，長時間の使用に耐えうることである．また，パソコンソフトに比べアプリケーションが多彩で前述したような作業が簡単に行えることが重要な利点といえる．さらに，iPad Air 2（iPhone 6）からスローモーションムービーが撮影できるようになり，早い動作の確認や，フィードバックが，より正確に行えるようになった．健康相談会の際には iPad を数台持参し，写真や動画を撮り指導に利用している．

　次にタブレットやスマートフォンのカメラを使った作業のメリットを紹介する．前述のようにデジタルデータは持ち運びやすく（管理しやすい），安全で検索に優れるため，アナログデータよりも有用である．しかし，セラピストの人数分の端末が必要なこと，手書きに比べて入力が面倒であることが弱点となる．それを解決するためにアスリートケアでは，「手書き書類を画像として取り込みデータ化する」方法を採用している（図2）．図1の記録表をスキャナもしくは iPad のカメラで取り込む．スキャナを使用する場合は担当者がデータを持ち帰り，ADF スキャナ（ADF：Auto Document Feeder，自動で紙面を読む機能）を使用して，複数枚の資料を読み込み，Evernote にアップロードする．し

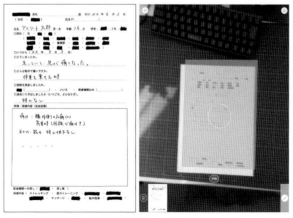

図2　手書きデータをデジタルデータとして扱う（Scannable）
アナログを即時にデジタル化できる．

5. 健康相談会におけるICTの活用方法

かし，この方法は資料を持ち帰り，スキャナを別に用意する必要があるため，作業が増えてしまう．作業を簡略化するために，アスリートケアでは，現場でデータを取り込む方法を推奨している．

iPadで取り込む際には無料のカメラスキャナアプリ「Scannable」を利用している．このアプリは難しい設定がなく，カメラを書類に向けると自動で書類を認識し，シャッターが切られる（**図2**）．連続で書類を取り込むことも苦労なく行える．そして，取り込んだ書類はワンアクションでEvernoteに転送できることも重要な利点である．ファイル形式はPDFかJPEGを選択できる．ほかにもカメラスキャナアプリがあるが，Evernoteとの連携を考えた時にScannableが第一選択となる．注意点として，EvernoteがスタンダードEvernote版の場合は，PDFのファイル内検索機能がないため，JPEGを使用する必要がある．Evernoteに取り組んだデータは必要に応じて，ファイル名をつけ，タグ付けを行い，その後の検索が行いやすいようにする．この一連の流れがiPadなどのタブレット端末1台で可能であり，アプリの費用が無料なことも重要なポイントである．

Evernoteを使う一番のメリットはほかのクラウドオンラインストレージと違い，保存した情報を「ファイル」として保存するのではなく，クリッピングした状態で保存できる（ノートと呼ぶ）ことである．たとえば，テキストデータをファイルとして保存した場合，そのデータのファイル名だけがWindowsではエクスプローラー，MacであればFinderに表示される．ファイル名だけでは一度ソフトウェア上で展開しなければそのファイルの情報は確認できない．しかし，Evernoteでは，ひと目でそのノートの全情報が表示されるため，確認作業が簡便である．また，文字で検索作業を行った場合，エクスプローラー/Finder上では，ファイル名の検索しか行われない．しかし，Evernoteではクリップされたノートの中身まで検索が行われる（**図3**）．Evernoteはファイル内検索と画像内検索（OCR：Optical Character Recognition 機能）があり，検索性能が優れている（一般のファイルはファイル名のみの検索であり，ファイル内の文章の検索はされない）．

このメリットは，通常はファイルの作成者しかその中身がわからなくなる傾向があるが，Evernoteではノートを可視化することでファイルを見失わない．また，関連したノートにはタグを付けて，情報を関係づける機能もある．たとえば，「膝」とタグ付けし「膝」と検索すれば，そのタグ全体が検索される．ファ

第3章 高校・大学部活動の支援

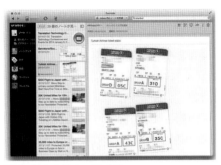
図3 検索方法のスライド

イル名がわからない時などはそのタグで検索でき，管理に漏れがなくなる．
　記録表をデジタルデータとして取り込む際，けがの部位や指導内容などを選択したものだけを残す（ほかを黒く塗りつぶす）ことで，部位検索や指導内容検索が可能となる（**図4**）．

3-1　写真（静止画）※や動画の撮影（図5）．

　口頭で指導した内容では方法が間違った伝わり方をすることが多い．そのため，同意が得られれば理学療法士が指導しながら行った方法を生徒の携帯・スマートフォンで撮影し，それを使ってセルフエクササイズを行うように指導している．健康相談会は1カ月に1回の活動であるため，セルフエクササイズを積極的に行うように指導しなければならない．効果的に続けるためには写真や動画で示し，動作を理解させることが重要である．また，生徒の動作を写真や動画で撮影し，その状況を iPad を使って即時フィードバックを行う（**図6**）．
　即時フィードバックの際にはアプリの「CMV（Coach My Video）」もしくは「Stich」を使用する．これらは撮影した写真・動画に線や文字を描画するものである．

1）CMV
　a．写　真
　2本の線を引くだけで角度が表示される．そして，2つの画像を表示でき，左

※アスリートケアでは iOS を使用しているため，Android 端末のアプリについては対応していない場合があります

5. 健康相談会における ICT の活用方法

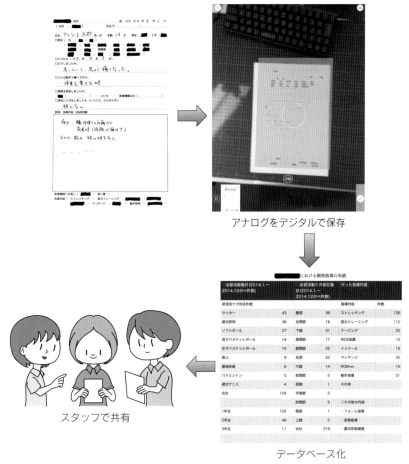

図4 データ取込みから共有の流れ

右差やアプローチ前後の比較ができる．またフリーハンドで描画でき，フィードバックの際に有用である．

b．動　画

撮影した動画のスローモーション表示ができ，早い動作のフィードバックが可能である（iPhone 6，iPad Air 2 以降の機種であればスローモーション撮影ができ，さらにそれを遅らせた表示が可能）．また静止画の時と同様に二画面表示ができ，動作分析の比較，フィードバック時に比較した動画を利用して説明ができる．

第3章　高校・大学部活動の支援

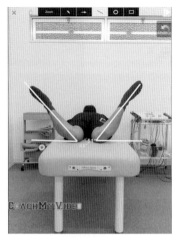

図5　写真や動画を撮影する
Coach My VIdeo（CMV）による描画.

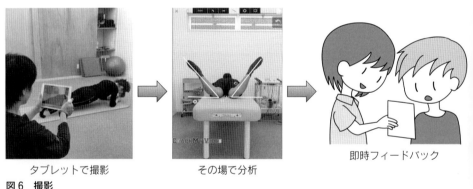

タブレットで撮影　　　その場で分析　　　即時フィードバック

図6　撮影

2）Stich

　CMVのように角度は測定されないが，アプリがスムーズに反応し，使い方が簡単なため初心者にも使いやすい．また，Evernoteとの連携が簡単で，データ保存と共有ができる．

※iPhone，iPad，iPod touchは，米国および他の国々で登録されたApple Inc.の商標です．
※Evernote®は，米国および他の国々で登録されたEvernote Corporationの商標です．
※その他，記載されている会社名・製品名は，各社の登録商標・商標です．

6 大学野球部の支援

持田　師，元脇周也，越野八重美

1 はじめに

大学の硬式野球部員を対象とした大会期間中の縦断的なコンディショニング指導の実際とその効果について述べる．

2 コンディショニング指導の実際

2-1 指導前のチームの現状

大学野球のリーグ戦で上位のチームレベルにある大学硬式野球部2チームに対して，主に肩・肘の障害予防を目的として，大会期間中に継続してコンディショニング指導を行った．指導前の選手105名におけるアンケート調査では，実に63名の選手が痛み・疲労感・違和感があるなかでのプレーを余儀なくされていることがわかった．また，傷害の部位別発生率では，腰部・腰背部が29%ともっとも多く，投球障害を中心とした肩・肘の傷害が44%を占めるという結果になっている（図1）．

関わりをもった当初は，チームの練習内容にはクーリングダウンの時間がな

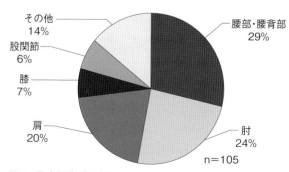

図1　傷害部位別発生率

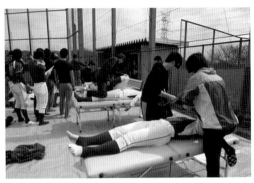

図2 グラウンドでの身体機能評価

く,コンディショニングは各選手に任されており,多くの選手がコンディショニング不良の状態であった.さらにほとんどの選手が適切なコンディショニングの方法を理解しておらず,慢性的な痛みを伴う障害を抱えていた.

2-2 身体機能評価

選手全員を対象に身体機能評価を実施した.測定項目は肩関節90°屈曲位での内旋可動域(以下,肩3rd内旋)と原テスト[1]上肢11項目を行った.

理学療法士10名,補助スタッフ10名で身体機能評価を実施し,実施場所である各大学のチームグラウンドに簡易式ベッドを持ち込み,グラウンドにて測定した(図2).併せてアンケート評価も行い,傷害の既往歴・現病歴,自覚的な投球困難度(0~10の11段階)なども評価した.

2-3 コンディショニング

1)コンディショニング講習会の実施

選手全員を対象にコンディショニング講習会を実施した(図3).少人数制の班構成で,それぞれ理学療法士と補助スタッフが選手に個別指導を行った.講習会前にはスタッフへの指導講習を実施し,作成したコンディショニングマニュアルの資料を使い,指導内容の統一を図った.

2)チームコンディショニング

練習終了後にチーム全体でのクーリングダウンメニューとして,30分程度の

6. 大学野球部の支援

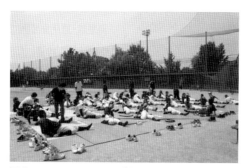

図3 コンディショニング講習会

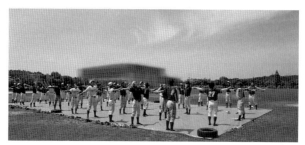

図4 チームコンディショニング

ストレッチングを実施した．実施項目は，上肢・体幹・下肢の要素を取り入れた9項目（深呼吸，腋窩部，肩前面，下腿後面，鼠径部，大腿前面，大腿後面，大腿内側，殿部）で，選手に20カウントを発声させながら行った（**図4，資料5**）．

3）セルフコンディショニング

各選手が自宅に帰ってからもコンディショニングを実施しやすいように，主に肩関節と肘関節のコンディショニングを中心とした10分程度の自宅用ストレッチングメニュープリント（**図5**）を作成し，毎日1〜2回ほど行うように指導した．

4）個別アプローチ

身体機能評価の測定結果が不良であった選手を中心に，試合後や練習後などの時間を利用して，個別にコンディショニング介入を実施した．主に理学療法

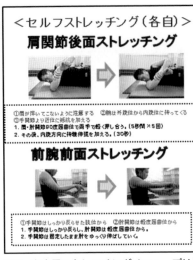

図5 自宅用ストレッチングメニュープリント

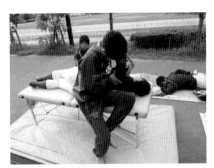

図6 個別アプローチ

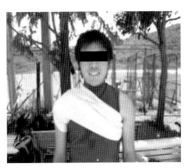

図7 アイシングの実施

士が直接的に徒手で圧迫,軽擦,ホールドリラックスなどのアプローチを行った(**図6**).加えて選手自身でコンディショニングができるように,セルフストレッチングメニューも追加して指導し,アイシング(**図7**)やRICE(Rest, Ice, Compression, Elevation)処置,テーピング,必要に応じて投球フォーム指導も実施した.また,ストレステストで痛みが強い選手や関節の可動域制限が認められる場合などにおいては,病院への早期受診を促した.

3 コンディショニング指導の効果検証

　全選手105名のうち,肩・肘に痛みを有する選手37名を対象とした.大学野球春季リーグ戦期間中の約6週間で,前半の3週間は介入せず(無介入期間),後半の3週間はコンディショニング指導を実施した(介入期間).身体機能評価をリーグ戦開始直後(評価:1),3週間後(評価:2),6週間後(評価:3)の3回行い,選手の身体機能および投球困難度の改善効果を経時的に検討した.

3-1　肩3rd内旋

　リーグ戦期間中の内旋の変化は,リーグ戦前半の無介入期間では,$0.6 \pm 11.4°$から$-3.3 \pm 11.9°$と有意な差はみられなかった.一方で,リーグ戦後半の介入期間において,$-3.3 \pm 11.9°$から$9.4 \pm 8.8°$へと有意に増加した($p<0.01$).また,非投球側に関してはリーグ戦期間中に有意な変化はみられなかった(図8).

3-2　原テスト[1]上肢11項目

　リーグ戦期間中の原テスト上肢11項目の変化は,リーグ戦前半の無介入期間で,6.9 ± 1.4点から5.2 ± 2.1点と有意に低下した($p<0.01$).また,リーグ戦後半の介入期間において,5.2 ± 2.1点から9.4 ± 1.2点と有意に増加した($p<0.01$)(図9).

3-3　投球困難度

　リーグ戦期間中の投球困難度の変化をVAS(Visual Analogue Scale)にて評価し,リーグ戦前半の無介入期間では3.6 ± 2.0,リーグ戦後半の介入期間において2.0 ± 2.1と有意に低下した($p<0.05$)(図10).

3-4　肩3rd内旋と投球困難度の関連性

　リーグ戦期間中における内旋可動域と投球困難度の90%信頼楕円を示すと,90%信頼楕円は,改善方向に移動した(図11).

3-5　考　察

　リーグ戦期間中の身体機能の変化は,無介入期間において肩3rd内旋と原テ

第3章　高校・大学部活動の支援

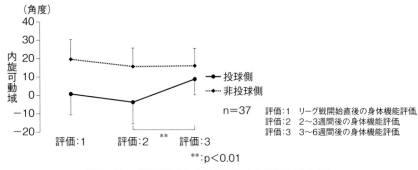

図8　リーグ戦期間中における肩3rd内旋可動域の変化

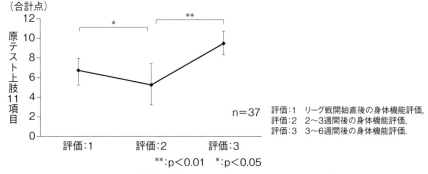

図9　リーグ戦期間中における原テスト上肢11項目の変化

ストともに低下する傾向がみられた．リーグ戦期間後半の介入期間では，両評価ともに改善を示し，リーグ戦期間中でも適切なコンディショニングを実施することにより身体機能の改善が得られた．また，投球困難度を有する選手は，コンディショニングを実施することにより，リーグ戦期間中に投球困難度を軽減することができた．そして90％信頼楕円で示す内旋と投球困難度の関係については，信頼楕円は改善方向に移動し双方の改善変化に関連性があることが示唆された．

今回の結果から，野球のリーグ戦期間中のコンディショニング指導の意義と，その改善効果と投球困難度の改善が客観的かつ経時的に示され，コンディショニング指導の有用性が示された．

6. 大学野球部の支援

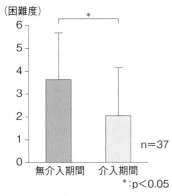

図 10　リーグ戦期間中における投球困難度の変化

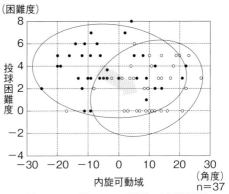

● 評価:2　リーグ戦から2～3週間後の身体機能評価
○ 評価:3　リーグ戦から3～6週間後の身体機能評価

図 11　内旋可動域と投球困難度の 90％信頼楕円

4　まとめ

　大学野球チームへの支援活動を通して，課外活動における傷害の発生を予防するためには，専門職種の指導のもと継続的な支援活動が行うことの重要性を改めて感じている．昨今，学生野球におけるさまざまな障害予防の理念が掲げられ，ルール改正や大会での支援の体制は整いつつあるが，肩・肘の障害を抱える選手は少なくない．医療機関を受診した際にはすでに重症化し，長期間にわたって野球ができないケースもある．いかにして選手・指導者と医療機関が連携を図るかが課題であり，障害予防や重症化を抑制するため，その架け橋となる現場での支援活動の役割が大切になると考える．

　また，今回支援した大学野球チームの選手で，介入当初に「痛み・疲労感・違和感があるなかでのプレーを余儀なくされている」と回答した 63 名の選手のうち，ほとんどの選手が小・中学校で障害を発生していた．この年代の少年野球選手に対する支援活動は，高校生や大学生に比べると遅れていると感じる．

　今後の展望と課題として，各校種の学校保健のなかの取り組みや課外活動において，専門職種と連携した日常的な健康管理が必要であると考える．

引用文献

1) 原　正文：スポーツ選手の不安定肩の診察法. 臨スポーツ医　**22**：1353-1360, 2005

> **Column**
>
> ## コンディショニング指導のポイントと効果
>
> 　コンディショニング指導で大事なことは「選手自身がコンディションの善し悪しを判断し，改善できるようにすること」だと思います．自身の身体に関心をもつようになることがコンディショニングを効果的に行う重要なポイントです．今回，サポート活動を行った2チームは，介入当初は興味をもってくれる選手があまりいませんでした．それでも身体機能評価の結果を提示し，コンディショニング効果を数値で示すことで，選手の自主性が生まれてきたと感じています．
>
> 　効果として，リーグ戦期間中であってもコンディショニングにより，身体機能の改善を示すことができました．さらに，選手目線で考えると身体機能の改善とパフォーマンスの向上に関係があったことのほうが，意義は大きかったのではないかと感じています．正直なところ，けがの予防というだけでモチベーションを高くもってくれる選手は少数です．けがをしてからコンディショニングの大切さに気づくケースがほとんどかと思います．
>
> 　「コンディショニングで野球がうまくなる！」こんな安易なことはいえませんが，ただ根拠をもってそれが証明できたら，けがで野球を諦める選手は減るのかもしれません．
>
> 大阪府立金剛高等学校　野球部監督／理学療法士　持田　師

資料1　前十字靱帯損傷の予防プログラム

資料1　前十字靱帯損傷の予防プログラム

1）前十字靱帯損傷予防プログラム

膝関節

膝の解剖（右膝を前方から見たところ）

大腿骨／前十字靱帯／後十字靱帯／外側側副靱帯／内側側副靱帯／膝骨／脛骨

受傷の姿勢

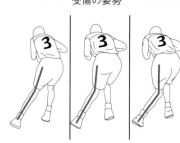

・膝が内側にねじれた状態．
・方向転換やストップ動作，ジャンプの着地動作時に多い．

症状

・膝がぐらぐらする．
・膝に力が入らない．
・膝が完全に伸びない．
・プレー中に何度も膝がはずれる感じがする．
・膝が腫れる．熱をもつ．

膝の専門医の受診を

要因

筋力，柔軟性，X脚，扁平足など

筋力トレーニング

コアトレーニング①（2〜3秒保持×10回×1〜2セット）

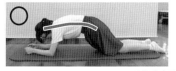
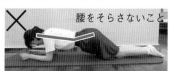

腰をそらさないこと

できる人はレベルアップ

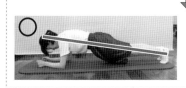
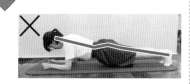

コアトレーニング②（2〜3秒保持×10回×1〜2セット）

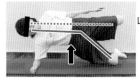

できる人はレベルアップ

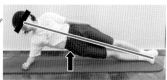

筋力トレーニング

もも裏のトレーニング（5〜10回×3セット）

（つりそうな時は無理をしない）

片脚スクワット（10回×3セット）

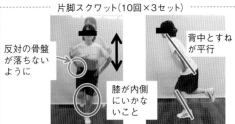

- 反対の骨盤が落ちないように
- 膝が内側にいかないこと
- 背中とすねが平行

リーチトレーニング（10回×3セット）

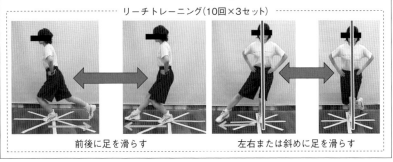

前後に足を滑らす　　　左右または斜めに足を滑らす

バランストレーニング

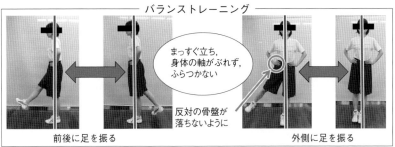

- まっすぐ立ち，身体の軸がぶれず，ふらつかない
- 反対の骨盤が落ちないように

前後に足を振る　　　外側に足を振る

スキルトレーニング

着地動作　　　　　　　　カッティング動作

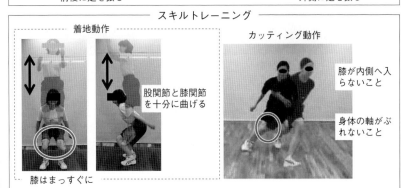

- 股関節と膝関節を十分に曲げる
- 膝はまっすぐに
- 膝が内側へ入らないこと
- 身体の軸がぶれないこと

資料1　前十字靭帯損傷の予防プログラム

2)前十字靭帯損傷予防プログラム(アドバンス)

片脚スクワット保持 サイドプッシュ
(10秒×2～3セット)

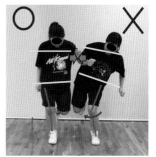

まっすぐ立ったまま押し合う

サイドホップ
(左右20回×2～3セット)

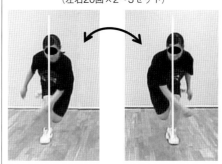

上半身が外側へ倒れないこと

バリエーション

片脚ホップ(前後・左右・斜め)
(全方向×2～3セット)

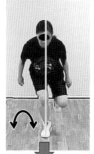

上半身が
倒れないこと

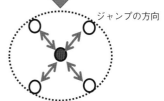

ジャンプの方向

片脚立ち&パス
(各10回ずつ×2～3セット)

・両手(オーバーハンドスロー・チェストパス)
・片手(利き手)
・片手(非利き手)
・横方向など

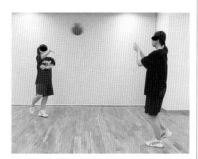

膝を曲げた状態でぐらつかない

第3章　高校・大学部活動の支援

資料2　男子バスケットボール部 アップメニュー・ダウンメニュー

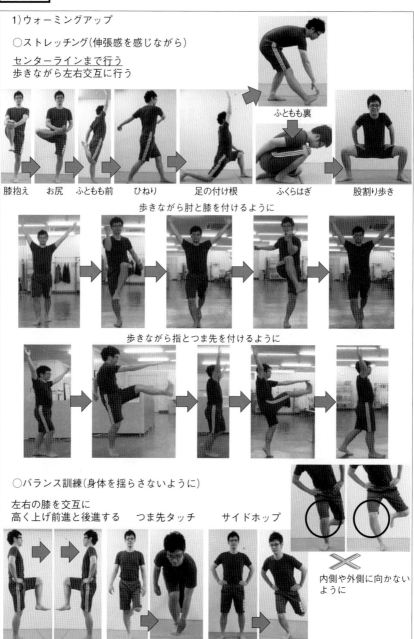

資料2　男子バスケットボール部　アップメニュー・ダウンメニュー

○筋力強化
フォワードランジ(しっかり足を前に出す)
強化部位：下肢

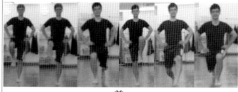

前　　　　　　　　　　　　横

フロントブリッジ(肩から踵まで一直線)
・強化部位：体幹前面

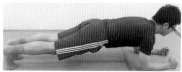

サイドブリッジ(肩から踵まで一直線)
・強化部位：体幹側面

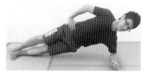

○スキル訓練

ターン(膝が外側や内側に向かないように)

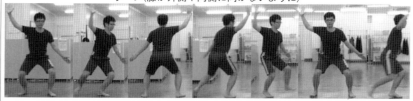

スクワットジャンプ(膝が外側や内側に向かないように)

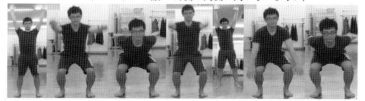

スクワットターンジャンプ(膝が外側や内側に向かないように)

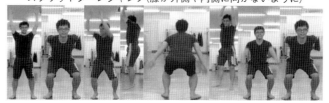

2) クーリングダウン

○ジョギング（軽く会話ができる程度）

○スタティックストレッチング（反動はつけない）
伸張感を感じて30秒は止める
呼吸は止めない

①ふくらはぎを伸ばす

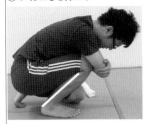
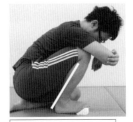
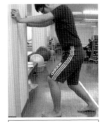

別法1
・足指にタオルをかます
  または
・手で足指を反らす

別法2
・後ろ膝を曲げて膝を前に出していく
・壁または人を持つ

②下腿後面

・踵はつける
・後ろの膝は曲げない
・後ろ足を外側に向けない

③下肢後面

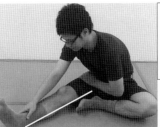

・腰が突っ張るようであれば、伸ばしている足の膝を曲げる

④肩の外側を伸ばす

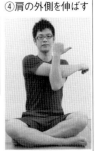

⑤殿部

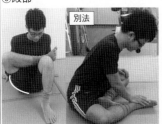

別法

⑥腰を伸ばす

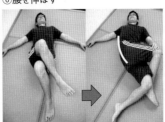

・股関節の曲げる角度を変えて
　いろいろな腰の場所を伸ばす

⑦大腿前面

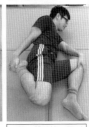

・膝、股関節、肩が一直線

資料3　陸上部個別フィードバック資料

名　前	■■■■	（17）	学　年	2年	種　目	長距離（主に1,500 m/3,000 m）
現在の症状	右膝後外側（今日から）：ストレッチング時　　通院歴なし 左膝前面（7月末から）：走行・歩行時　現在も少し残存 　　　　　　　　　　　　　通院歴あり：関節が圧迫されている，と言われた 両大腿部（時々，今日も）：走行時　　通院歴なし					
時　期	これまでにあった症状					
3，4月頃から（時々）	左足ツメ：走行・歩行時（圧迫されている？）　　通院歴なし					

●片足スクワット

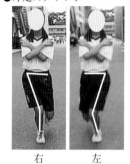

・両側とも膝が内側に入る．股関節の支持力が低下している．

右　　　左

●レッグスイング
　＜内側方向＞

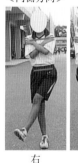 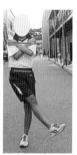

・右支持では骨盤が後方に引けている．

右　　　左

＜外側方向＞

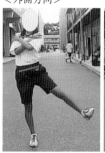 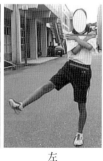

・右支持では身体が内側に倒れている．

右　　　左

●ラテラルホップ
　＜右＞

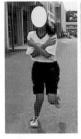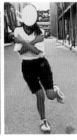

・右下肢の支持性が弱く膝が内側に入っている．

　＜左＞

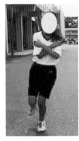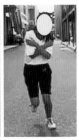

・外側へのホッピングでは身体が外側に傾斜している．股関節の支持性低下が要因と考えられる．

●片足ジャンプ

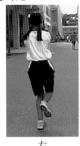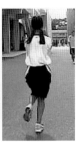

左　　　　右

・右の着地では反対側の骨盤が下がっている．
・左の着地では身体が反対側に倒れている．
　いずれも股関節周囲の筋力低下が要因と考えられる．

資料3　陸上部個別フィードバック資料

●ランニングフォーム
　　　　　＜正面＞　　　　　　　　　　　　＜側方＞

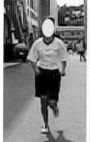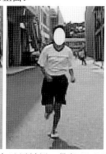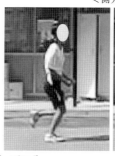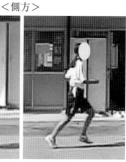

・両側とも接地側とは反対側の骨盤が下がっている．
・接地時に腰が落ちている．
・胸の張りが少ない．
・腕の振りが横に流れるため，身体が不安定．

●トレーニング内容
　・脚の付け根，太もも，ふくらはぎのストレッチングを十分に行う．
　・走行中の腕は，肩甲骨を引きつけながらまっすぐに振る．
　・腕立て伏せ，フロントブリッジなどで上半身，体幹を強化する．
　・スクワット，ランジなどで下半身を強化する．
　・ウォーミングアップとクーリングダウンを十分に行う．

第3章　高校・大学部活動の支援

資料4　陸上部トレーニングプログラム

正しい姿勢の取り方

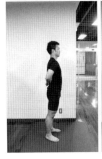
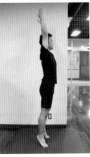

片脚立位姿勢

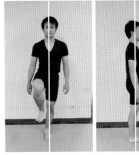

まっすぐに立てているか，左右で姿勢をチェックしましょう

(1) 太もも前面のストレッチ

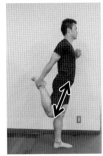
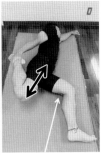

前足は曲げておくこと

(2) 太もも後面のストレッチ

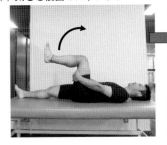
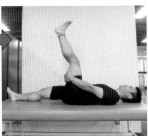

資料4　陸上部トレーニングプログラム

(3) 内もものストレッチング

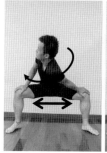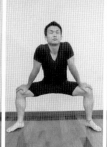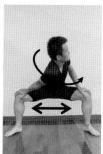

(4) アキレス腱のストレッチング

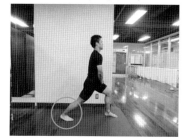

後ろ足の踵が浮かないこと

(5) 脚の付け根のストレッチング

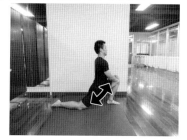

(6) おしりのストレッチング

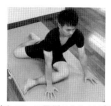

前に出している足側のおしりが伸びる

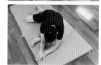

伸ばしたいところに応じて身体を倒す方向を変える

(7) わき腹〜脚の外側のストレッチング

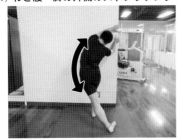

(8) 腰のストレッチング

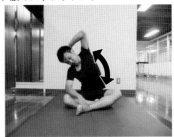

(9) 背中のストレッチング

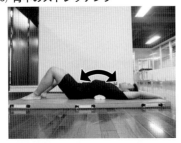

(10) 背中のストレッチング

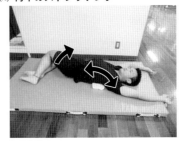

(11) 肩の後ろ側のストレッチング

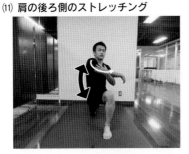

(12) キャットアンドドッグ

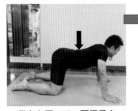 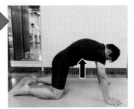

背中を反って，肩甲骨を引き寄せる　　背中を丸くし，肩甲骨を引き離す

資料4　陸上部トレーニングプログラム

(13) ハンドトゥーニー

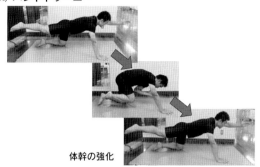

体幹の強化

(14) 片脚ブリッジ

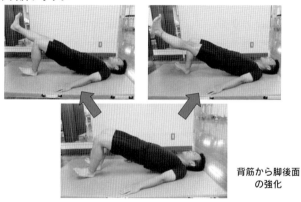

背筋から脚後面
の強化

(15) ペルビックリフト

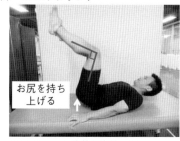

お尻を持ち
上げる

腹筋の強化

(16) レッグスイング（片足）

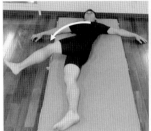 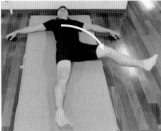

腹筋の強化

(17) レッグスイング（両足）

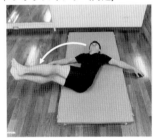 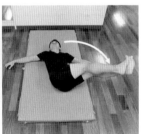

腹筋の強化

(18) フロントブリッジ

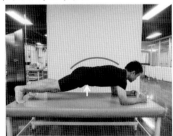

腹筋の強化
腰をそらさないこと

(19) フロントブリッジ＋レッグスイング

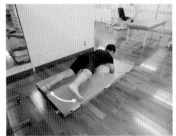

身体をしっかりと支えた状態で片脚を
横に開く

資料4 陸上部トレーニングプログラム

(20) サイドブリッジ

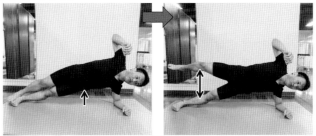

体幹の強化

(21) サイドブリッジ＋体幹回旋

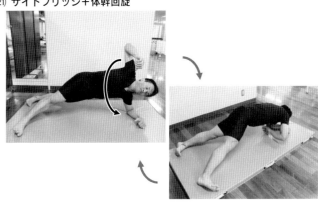

(22) 腕を開いた腕立て伏せ

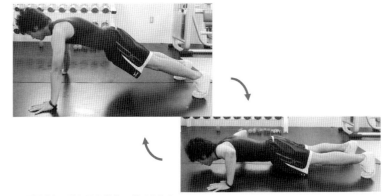

・肩幅以上に腕を開き腕立て伏せを行う．
・肩甲骨を外に開くようにして，殿部が下がらないように意識する．

(23) ハンドトゥストレッチング

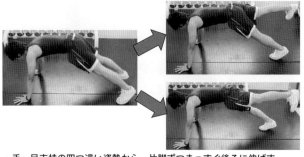

・手―足支持の四つ這い姿勢から，片脚ずつまっすぐ後ろに伸ばす．

(24) クラムシェル

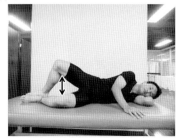

股関節周囲の強化

(25) 骨盤の引き上げ

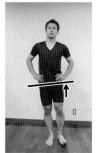

足が浮いている側の骨盤を引き上げる

股関節の強化

(26) 足指の運動

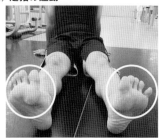
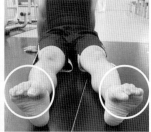

・足指でのジャンケン．
・指を大きく，握る，開く，閉じることを意識する．

資料4　陸上部トレーニングプログラム

⑵⑺ カーフ・レイズ

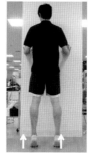

・両親指の付け根で蹴るように踵を上げ下げする．
・ひざは伸ばして，踵を毎回高くまで上げる．

⑵⑻ スクワット

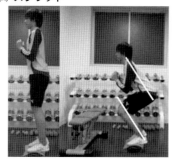

・立った姿勢から，股/膝/足関節を曲げ重心を下げる．
・体幹と脛の骨を平行にする．

⑵⑼ スプリットスクワット

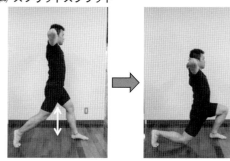

⑶⑽ スプリットスクワットジャンプ

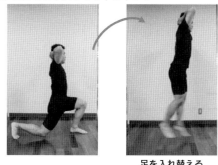
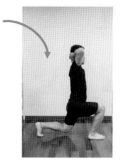

足を入れ替える

— 293 —

㉛ ひざかかえジャンプ

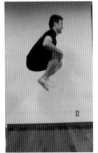

体幹，股関節の強化

㉜ サイドランジ

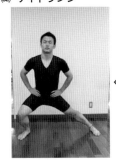 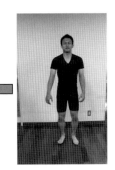

㉝ サイドホップ

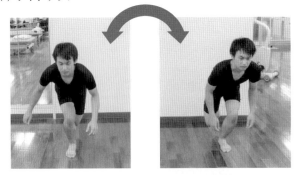

㉞ デッドリフト

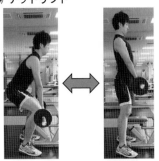

・肩甲骨を背骨に寄せるように引き上げる．
・姿勢はまっすぐ（腰背部痛に注意する）．

㉟ 懸垂

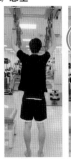 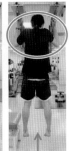

・肩甲骨を引き込むように行う．
・ラットプルダウンと同様に前・後方ともに行う．

資料4　陸上部トレーニングプログラム

㊱　腕振り練習

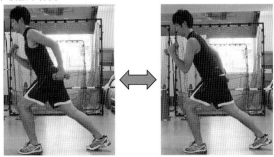

・軽負荷の重錘を持って行う．
・まっすぐ大きく振る．

㊲　リバウンド・ジャンプ

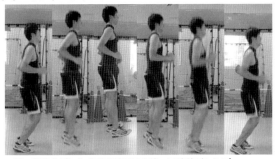

・股，膝を伸ばしたまま足首のみを使って連続ジャンプ．
・ジャンプの際につま先を引き上げる．
・接地時間をなるべく短く，なるべく強く高く跳ぶ．

㊳　バウンディング

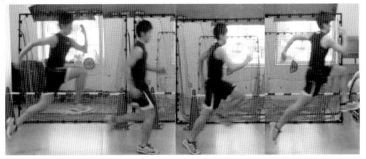

・1歩1歩跳ねるようにして前へ進んでいく．
・力強く遠くに跳ねる．
・脚を引き上げ，手は大きく振り，姿勢はぶれないように．

第３章　高校・大学部活動の支援

⑶⑼ 連続ジャンプ

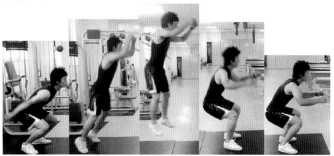

・動作を大きく，連続的に行う．
・着地で蓄えたエネルギーを次のジャンプにつなげる．

⑷⑽ コンビネーション・ジャンプ

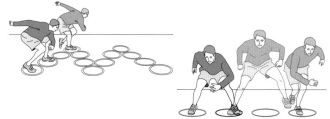

・片脚で踏み切り，逆の脚でバランスをとりながら着地する．
・初期はバランスを意識し，うまくできるようになれば連続的に大きく行う．
・前方や側方などのバリエーションも加える．

資料5　大学硬式野球部におけるコンディショニング指導
―介入マニュアル

＜練習後クーリングダウン＞

1) 深呼吸

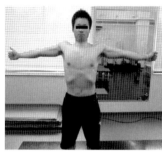 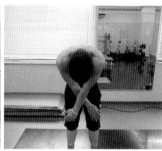

・息を吸いながら胸を広げ，両方の肩甲骨を寄せ合う．
・息を吐きながら丸くなり，肩甲骨の間を広げる．

2) 腋窩部のストレッチング

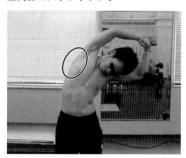

・伸ばしたい腋窩側の手関節をつかみ側屈させる．

3) 肩前面のストレッチング

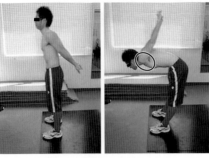

・背側で腕を組み，胸を張りながら手を上げる．
・胸を張ったまま体幹を前傾させる．

4) 下腿ストレッチング

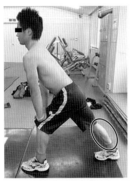

・後方の下腿後面に伸張感を感じる．つま先はまっすぐ．

5) 鼠径部ストレッチング

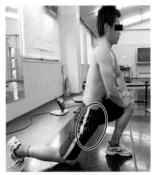

・片膝立ち位から股関節を前方へ．鼠径部に伸張感を感じる．

6) 大腿前面ストレッチング

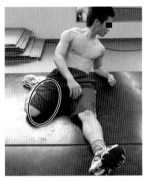

・上半身のひねりを入れながら肘をつく．
・大腿前面の伸張感を感じる．

7) 大腿後面ストレッチング

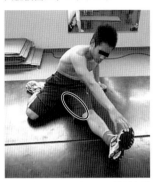

・つま先の向きを上にして対側上肢でつかみにいく．
・大腿後面に伸張感を感じる．

8) 大腿内側ストレッチング

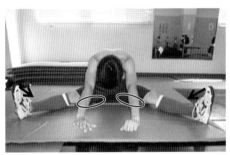

・開脚し，つま先を内側に倒した状態から，へそを地面に近づけるイメージで行う．
・大腿内側に伸長感を感じる．

9) 殿部ストレッチング

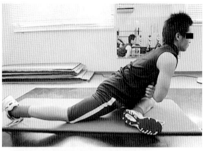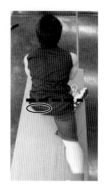

・骨盤ラインを図のようにまっすぐに保つ.
・屈曲させた側の脚の殿部に伸長感を感じる.

10) 深呼吸

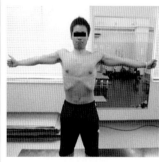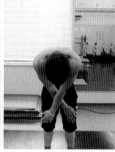

・20分程度のコンディショニングメニュー
・各項目, 両側実施する.
・各項目, 20秒間実施.

第4章

地域における支援活動

1 静岡県における活動

甲賀英敏

1 はじめに

　静岡県での理学療法士における高校野球選手へのメディカルサポート活動は，大会期間中だけでなく，2011年4月より理学療法士を学校に派遣するメディカルサポート訪問事業を展開している．そして，2013年6月からは小・中学生を対象とした野球障害予防教室も一部の地域で開始され，野球選手の最年少である小学生から高校生までのサポート体制が整いつつある．本稿では，高校生対象のメディカルサポートとメディカルサポート訪問事業および小・中学生を対象とした野球障害予防教室が開始されるまでの経緯と現状を報告する．

2 静岡県高校野球メディカルサポートの活動

　われわれは静岡県高野連の依頼を受け，2003年の第85回全国高校野球選手権静岡大会よりメディカルサポート活動を開始した．発足から現在に至るまでの経過を**表1**に示した．メディカルサポート開始1年目は準々決勝から決勝までの15試合30校に実施した．その後，徐々にメディカルサポート介入期間を延長し，2007年の第89回大会より1回戦10球場から決勝までの全試合において実施している．

　現在，静岡県高校野球メディカルサポートは，静岡県高野連ではメディカルサポート部，静岡県理学療法士会（県士会）では公益事業局メディカルサポート部に所属し，夏季に行われる全国高校野球選手権静岡大会，春季・秋季に行われる県大会準々決勝～決勝や東海大会（静岡県主管時），静岡県高校野球選抜の遠征にも帯同し，メディカルサポート活動を行っている．活動目標として，メディカルサポートを通じて選手自身の自己管理と障害予防に関する意識を高め，監督・選手のニーズを理解し医学的専門知識で対応できる人材の育成をあげている．全国高校野球選手権静岡大会には例年登録スタッフ約100名のうち

1. 静岡県における活動

表1　静岡県の高校野球メディカルサポートの主な経過

2003年7月	第85回全国高校野球選手権静岡大会 15名のスタッフにより，15試合（準々決勝〜決勝まで），30チームにメディカルサポートを実施
2004年7月	第86回全国高校野球選手権静岡大会 87名のスタッフにより，32試合（3回戦〜決勝まで），64チームにメディカルサポートを実施
2007年7月	第89回全国高校野球選手権静岡大会 全試合（1回戦〜決勝まで，10球場），全参加校においてメディカルサポートを実施
2011年4月	メディカルサポート訪問事業開始（静岡県東・中・西部地区から各1校計3校）
2012年4月	メディカルサポート訪問事業拡大（静岡県東・中・西部地区から各2校計6校）

80名ほどが参加し，1球場に3〜5名のスタッフを球場に配置させて活動している．主な活動内容は試合前後のテーピングなどの処置や試合中の応急処置，投球後の投手のクーリングダウン，熱中症への対策を行っている．また年間を通して月1回ワークショップを開催し，スタッフの知識・技術の向上に努めている．

3　メディカルサポート訪問事業について

　われわれはメディカルサポート活動を2003年より行ってきたが，大会期間中だけの活動で選手の障害予防に貢献できているのかを疑問を感じるようになった．現状では，われわれが活動目標としている選手自身の自己管理と障害予防に関する意識を高めることが困難であり，選手への障害予防教育は大会時におけるメディカルサポート以上に，日常の部活動の現場で行われるべきであると強く考えるようになった．2009年1月24日に静岡県高校野球連盟主催で開催された第1回野球障害予防シンポジウムにおいて，スポーツと医療の接点について監督と医師，理学療法士がディスカッションする機会が得られ，メディカルサポートの重要性を再確認することとなった．その際，監督・責任教師へメディカルサポートに何を求めるかのアンケートを行った結果，「選手自身が自分の身体をケアする意識やテクニックを身に付けるため，ストレッチングやアイシングの方法などの障害予防の講習会を開催してほしい」「学校に来て選

第4章　地域における支援活動

表2　メディカルサポート訪問事業の目的

1．選手が3年間，野球生活をやり遂げることができる身体づくりに協力する
2．健康の原点であるけがをしない身体づくりを目指す
3．選手が身体のことを学ぶ教育の一環とする．最終的には選手個人またはチーム内で自分たちの身体をケアできるようになることを目指す
4．高校と地域医療とのネットワーク構築

表3　メディカルサポート訪問事業の対象校決定〜サポート開始までの流れ

1．静岡県高校野球連盟より，メディカルサポート訪問事業の希望を全加盟校に募る
2．静岡県高校野球連盟との協議のうえ，対象予定高校を選出
3．対象校の立地条件を加味し，派遣理学療法士を決定
4．静岡県高校野球連盟から対象予定校へ決定の連絡
5．学校側の了解が得られたら，対象校として決定
6．派遣理学療法士が監督・部長とメディカルサポート訪問事業の内容について話し合う
7．選手へメディカルサポート訪問事業の説明を行う
8．メディカルサポート訪問事業開始

手・保護者に対する講習をしてほしい」「定期的に選手を診てほしい」との意見が多かった．現場での要望とわれわれの思いが合致し，年間を通しチーム・選手をサポートする目的で，理学療法士が学校へ定期的に訪問してメディカルサポート活動を行うメディカルサポート訪問事業を開始していくこととなった．

メディカルサポート訪問事業の該当校選出は，静岡県高野連の全面的なバックアップ体制のもとで県内全高校に本活動の説明と希望を募り，2011年4月より開始した．開始初年度はモデル校として県内東・中・西部各地区1校を選出し，各校には静岡県高校野球メディカルサポートに登録している理学療法士を2名ずつ配置した．頻度は月2回，活動時間は勤務時間外として各校それぞれ訪問日，時間を監督と相談のうえで決定した．メディカルサポート訪問事業の目的は**表2**のとおりである．掲げた目的を逸脱しないように，予防医療を中心とするように周知徹底を図った．そして，選手自身が身体を理解して，自己管理できることを最終的な目標とした．次年度からは各地区から2校ずつ合計6校を対象とし，2017年4月現在，39校が対象となっている．対象校決定から活動開始までの流れは**表3**のようになっている．

主な活動内容については**表4**の項目をあげているが，実際は監督と派遣理学療法士と相談のうえで決めている（**図1**）．目的は共通しているが，活動内容は

1. 静岡県における活動

表4 メディカルサポート訪問事業の活動内容

1. 選手の体力測定（筋力，柔軟性など）
2. 選手個人に合わせたウィークポイント改善エクササイズの提案・指導
3. コンディショニング指導
4. 各種トレーニング指導
5. 身体についての基礎知識や障害予防についての講義
6. 専門医・相談医の紹介
7. 選手の健康相談
8. その他

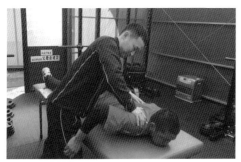

図1 メディカルサポート訪問事業の風景　コンディショニング指導
メディカルサポート訪問事業の内容は，監督とディスカッションのうえ決定していく．

表5 2013年度メディカルサポート訪問事業対象校へのアンケート調査結果

メディカルサポート訪問事業が役立っているか？	たいへん役立っている	4校
	役立っている	2校
	役立っていない	0校
現在の活動内容について満足しているか？	満足している	6校
	満足していない	0校
メディカルサポート訪問事業の頻度は？（月2回）	ちょうどよい	5校
	もっと来てほしい	1校

それぞれニーズの違いがあるため，各校ごとに異なっている．
　2013年度にはメディカルサポート訪問事業対象高校の監督に対し，本活動の満足度についてアンケート調査を実施した（**表5**）．アンケート調査の結果より，すべての学校において「たいへん役立っている」または「役立っている」との回答を得た．アンケートのコメントからは，「選手の障害の状態について直接話

表6 メディカルサポート訪問事業対象校への既往歴の調査結果

2013年度のメディカルサポート訪問事業対象校のうち無作為に2校を抽出し新入部員の既往歴を調査

①障害の既往

対象新入部員	障害の既往あり	障害の既往なし
35名	28名	7名

②障害の部位

部位	肩	肘	うち肩・肘両方	肘関節可動域制限あり	腰
	10名	19名	7名	3名	11名

③現在，痛みがある選手

対象新入部員	現在痛みあり
35名	6名

ができるのがよい」「選手の身体の管理意識が高まった」「自分自身の勉強にもなった」「生徒（選手）が教職員以外と接する重要な機会となり，職業観の育成や大人になるための思考力を養える面もあり，とてもよい活動だと感じている」などのコメントをいただいた．

　活動を継続していくなかで，高校入学時にはすでに身体のどこかに痛みを抱えている選手が少なくないと感じ，2012年度のメディカルサポート訪問事業対象校のうち無作為に2校を選出し，新入部員の既往歴を調査した（**表6**）．調査の結果より，高校入学時に身体のいずれかに障害の既往がある選手が過半数を超えていることがわかった．障害予防は高校生からではすでに遅く，野球選手の最年少である小・中学生から行わなければならないと強く考えるようになった．2013年6月より，まずは筆者の所属施設の周辺の小・中学生の野球選手を対象とした野球障害予防教室を開始した．

4 小・中学生を対象とした野球障害予防教室の紹介

　これまで，小・中学生の選手および指導者・保護者を対象に単発的な障害予防に関する講義などを実施したが，1回だけの講義でどれだけ効果があるのか疑問に感じていた．野球障害予防教室は，年間を通じ選手をサポートできるよう，静岡県理学療法士会公益事業局公益支援部の事業として毎月開催している．

表7 小・中学生を対象とした野球障害予防教室の概要

目 的	故障せず楽しく長く野球を続ける身体づくりをする
対 象	小学生・中学生の野球選手
場 所	中東遠総合医療センター　リハビリテーション室
頻 度	毎月1回（同じ内容を月に2回開催）
内 容	けが予防のための体力テストの実施 ファンクショナルテスト WBI（Weight Bearing Index）の測定 個別問診 肩・肘のメディカルチェック 個々のウィークポイントを改善させるエクササイズ指導 個別相談 理学療法士，トレーニングコーチ，管理栄養士などによる講義

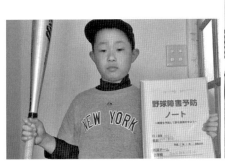
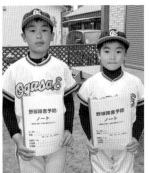

図2　野球障害予防ノート

概要については**表7**に示す．参加選手には，「野球障害予防ノート」を配布し，身長，体重や問診，メディカルチェックなどの結果をファイリングし，選手の身体の変化を簡便に把握できるようにしている．また講義やエクササイズの資料もファイリングし，障害予防の教科書になるようにしている（**図2**）．

2014年度の野球障害予防教室は**図3**のような流れで行った．参加者は最初に受付で痛みチェックシートを記入する．その後，理学療法士による野球障害予防ノートの記録をもとにした問診と肩・肘のメディカルチェックを受け，問題がなければあらかじめ測定およびテストから抽出された個々のウィークポイントを改善させるエクササイズを行う．痛みなどがある選手は，個別で状態を確認し，理学療法士が可能な範囲での対応を行っている（**図4，5**）．そして最後

第4章 地域における支援活動

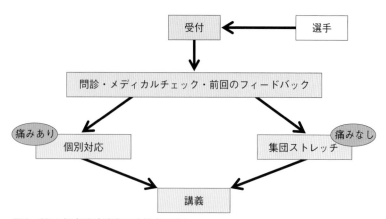

図3 2014年度野球障害予防教室の流れ
テーマ：一人ひとりの選手に向き合い，評価した結果をしっかりフィードバックする．
　　　　評価から出たウィークポイントを克服するためのエクササイズを提案し，
　　　　実行してもらい障害を防ぐ．

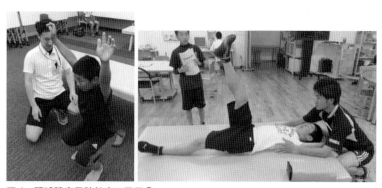

図4 野球障害予防教室の風景①
個別で評価をし，ウィークポイントを抽出する．

に，障害予防やパフォーマンスアップに関係する講義を実施し終了となる．講義は通常，スタッフの理学療法士が講師を務めているが，参加選手の視野を広げる意味で，トップアスリートをサポートしている理学療法士，トレーニングコーチ，管理栄養士にも講義を依頼している．毎月教室を開催することで，参加選手の身体の変化を追うことができ，障害に結びつくような問題があった場合でも，早期に受診を勧めるなどの対応ができると考えている．また，選手お

1. 静岡県における活動

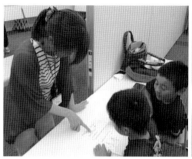
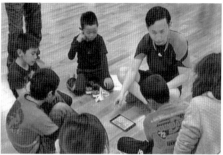

図5 野球障害予防教室の風景②
メディカルチェックなどの結果について，親子にフィードバックする．

表8 野球障害予防教室でのアンケート調査

	選手（23名）	保護者（15名）
①スタッフの対応	非常に満足 69.6% 満足 30.4%	非常に満足 66.7% 満足 33.3%
②開催頻度	非常に満足 47.8% 満足 52.2%	非常に満足 26.7% 満足 73.3%
③開催時間	非常に満足 60.9% 満足 39.1%	非常に満足 40% 満足 60%
④講義内容	非常に満足 65.2% 満足 34.8%	非常に満足 53.3% 満足 40% やや不満 6.7%
⑤選手個々への指導について	非常に満足 60.9% 満足 39.1%	非常に満足 60% 満足 40%

よび父兄にとって身体やけがについての相談が気軽にできる場としてのメリットもある．2014年度の選手の参加者数は延べ268名であった．

　2014年10月の野球障害予防教室に参加した選手23名と保護者15名に対して4件法による（非常に満足，満足，やや不満，不満）アンケート調査を無記名方式で実施した．アンケートの内容は，スタッフの対応，開催頻度，開催時間，講義内容，選手個々への指導についての5項目である．結果については**表8**に示す．アンケート調査の結果より，選手・保護者ともほぼ全員がこの活動に満足していることがわかった．そして，教室に参加した選手・保護者は障害予防に対し関心が強いことも伺えた．今後も身体についての身近な相談相手になれるよう，さらに内容を充実させ，選手の障害予防に貢献できるよう，よりよ

い障害予防教室を作っていきたいと考えている．

5 おわりに

　われわれは大会中のメディカルサポート活動から始まり，日常の部活動の現場でのメディカルサポート訪問事業，そして，小・中学生を対象とした野球障害予防教室へと活動を発展させてきた．根本的に障害を予防するには，高校生になってからではすでに遅く，野球を開始した時から実践していく必要があると強く感じている．

　今後の展望としては，高校野球でのメディカルサポート訪問事業の対象校をさらに増やしていくとともに，小学生〜高校生までの，障害予防教育の流れを確立していきたいと考えている．また野球にかぎらず，ほかのスポーツにおいても指導者・選手に対し障害予防教育およびメディカルサポート活動を広めていき，スポーツ選手の障害予防に理学療法士が関わることのできる場を広め，何よりもスポーツ選手のために貢献できればと思う．

Column

メディカルチェックの重要性

　筆者はある高校野球部の監督より依頼を受け，2011年より特に新入部員へのメディカルチェックに力を入れて実施しています．チェックする内容は，既往歴，現病歴，肩・肘・腰のメディカルチェックのほか，静的柔軟性テスト，ファンクショナルテスト，WBI（Weight Bearing Index）測定，自律神経測定，性格検査などで（**図1**），結果をまとめて選手別にファイリングして，監督に提出し，指導者側とメディカルスタッフ側で情報を共有しています（**図2**）．これらを行うことで，入学時の選手個々のウィークポイントや動作のクセを把握することができ，ある程度の障害発生のリスクをあらかじめ確認することができます．また身体的特徴だけでなく，性格的特徴も把握できるので，指導者側も技術指導や選手起用においての参考材料にもなります．高校野球は入部して引退するまで約2年半と短い期間です．その間に障害が発生し，一時離脱または痛みを抱えたままプレーすることは，選手にとってもチームにとっても非常にマイナスです．メディカルチェックを行い障害予防の対策をすることは，とても重要だと考えています．

掛川市・袋井市病院企業団立中東遠総合医療センターリハビリテーション室
甲賀英敏

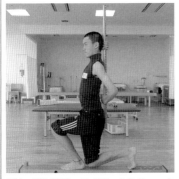

図1　新入部員へのメディカルチェック
入部してすぐに，選手の特性を把握するためメディカルチェックや各種テストを実施する．

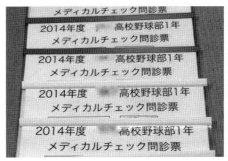

図2　新入部員のメディカルチェックファイル
選手別にメディカルチェックの内容をファイリングし，監督・コーチと情報を共有する．

2 新潟スポーツ理学療法研究会の活動

田中正栄，角張　勲，水谷　準，蕪木武史

1 はじめに

　新潟での理学療法士のスポーツ支援は，病院勤務の延長として日常業務の合間や休日を利用したボランティア活動が主体である．地方における競技スポーツは，中・高校生の部活動や小学生の学校・地域クラブ活動が中心である．部活動では教職員，地域クラブ活動では選手の保護者や競技経験のある地域ボランティアが主体となって指導にあたることが多く，専門の指導教育や指導者ライセンスの認定者は少ない．そのためスポーツの医学的支援も選手だけでなく，指導者や保護者への傷害予防やコンディショニングについての教育・啓発活動が必要である．

　われわれが活動する新潟では30年前に整形外科医の呼びかけで発足した新潟スポーツ医学研究会から分化した組織を通して，地域スポーツへの医学的支援を行っている[1]．理学療法士単独の活動ではなく，支援競技の協会医師と連携した活動を前提としている．以下にその活動内容と支援体制について紹介する．

2 活動組織

2-1 新潟スポーツ理学療法研究会

　新潟スポーツ理学療法研究会は，2011年に新潟スポーツ医学研究会メディカルサポート部から発展し，理学療法士のみで構成する組織として発足した．2001年から開始した新潟スポーツ医学研究会メディカルサポート部の活動を継承した組織である[1]．会員は「理学療法の知識・技術をスポーツ現場で実践し，選手のコンディショニングを通し，競技力の向上および傷害の予防に寄与する目的に賛同する理学療法士」とし，会費は徴収せずに運営を行っている．現在は高校野球，高校バスケットボールの大会支援，少年男子U-16・U-17県

2. 新潟スポーツ理学療法研究会の活動

選抜チーム，成年男女バスケットボール国民体育大会（以下，国体）選抜チーム，中学生男女バスケットボール県選抜チームの帯同支援を行っている．また，理学療法士や理学療法士養成校の学生を対象とした研修会を年に数回開催している．事務局は新潟市内にある新潟県厚生農業協同組合連合会新潟医療センター内に設置され，登録会員は約100名である．

2-2 野球障害ケア新潟ネットワーク

野球障害ケア新潟ネットワーク（以下，ケアネットワーク）は2009年に「新潟県における野球の現場と医療との連携の輪を作り，野球障害の予防と治療に関わる事業を推進し，子どもたちから高齢者まで野球人にとって安全でより良い野球の環境を実現すること」を目的に組織された[2),3)]．会員は整形外科医師，理学療法士を中心に構成され，事務局は新潟市内にある新潟リハビリテーション病院内に設置されている．主な事業は少年野球選手を対象とした野球肘検診，選手，指導者，保護者向けに野球の障害予防を目的とした研修会の開催，野球手帳の作成，野球障害についての調査研究などである．

3 支援活動の実績

3-1 スポーツ現場でのサポート活動

1）大会支援型のサポート

大会支援型のサポートは大会主催者からの要請を受け，試合前後の選手のコンディショニングを主として実施している．また，応急処置は大会の医務・救護スタッフとの連携をとりながら対応している．

a. 高校バスケットボール大会のサポート

毎年1月に開催される高校バスケットボール大会のサポート活動を行っている．大会での活動については，事前に大会主催者より全監督にサポートに関する目的や内容について通達され，3日間の大会期間中2日目（3会場）と最終日（1会場）の会場にコンディショニングブースを設けてサポートを実施している．目的はコンディショニング指導を通じて選手の競技力向上と，選手や監督に対して傷害の理解やコンディショニングの重要性について啓発を図ることである．内容は試合前後のテーピングやストレッチング，急性外傷時のRICE（Rest, Ice, Compression, Elevation）処置と医療機関への速やかな搬送・手配な

第4章 地域における支援活動

表1 新潟県高校野球医療支援の経緯

2000年	8月	高校野球・傷害予防懇談会
	10月	新潟県高校野球連盟と懇談会
	11月	長野県理学療法士会スポーツ部会と情報交換
2001年	1月	新潟県高校野球医療支援研修会開催
	3月	スポーツ傷害理学療法研究会（現 一般社団法人アスリートケア）ワークショップ参加 選抜高校野球大会メディカルサポート見学
	6月	春季北信越地区高校野球大会会場視察
	7月	スポーツ傷害理学療法研究会ワークショップ参加 第83回全国高校野球選手権新潟大会 医療支援開始（準決勝・決勝）
2005年	7月	第87回大会より支援活動を準々決勝からに拡大
2010年	9月	第123回秋季北信越地区高校野球大会医療支援開始（準々決勝・準決勝・決勝）

どである．

b. 高校野球大会のサポート

高校野球大会のサポートは，夏の全国高校野球選手権新潟大会と春の選抜高校野球大会につながる秋季大会を準々決勝から行っている（**表1**）．サポートの実施内容は，試合前のテーピング，試合後の投手の個別と野手の集団ストレッチング，投手の肩・肘へのアイシングなどである（**図1**）．急性外傷については医師や救護員と連携をとりながら対応している．これらの活動については，新潟県高野連から出場校の監督・部長に対して事前に説明があり，周知されている．大会終了後はサポート実績をまとめた報告書を新潟県高野連へ提出している．

新潟では，全国高校野球選手権新潟大会での試合後のストレッチングの実施率が低い．特に敗北したチームでは3年生にとって最後の試合となるため敗れたショックからほとんど実施できていない状況にある．甲子園大会のように勝敗の如何にかかわらず，試合後のクーリングダウンをしっかりと実施する意識づけを今後も図りたいと考えている．また，熱中症の予防策として選手だけでなく，観戦者に対しても試合中のイニング間に，場内アナウンスで水分摂取を積極的に呼びかけている．熱中症は重症度により重篤な症状を呈するため，今後も気温や湿度など環境面の評価と，注意喚起を積極的に促していきたい．特

2. 新潟スポーツ理学療法研究会の活動

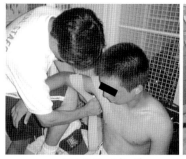
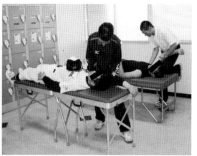

a．肩へのテーピング　　　　b．投手への個別ストレッチング

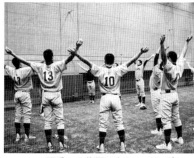
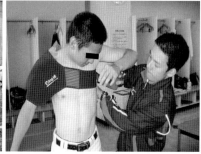

c．野手への集団ストレッチング　　d．投手へのアイシング

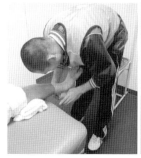
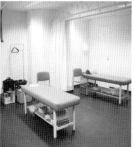

e．足関節の外傷処置　　f．県立球場のトレーナー室（ベッド，製氷機）

図 1　高校野球のサポート

に期末試験明けの全校応援となる準決勝・決勝戦には警戒が必要である（**図 2**）。

　全国高校野球選手権新潟大会の期間は約 2 週間と長く，3 回戦までは 6 会場で試合が行われることや，平日に活動できる理学療法士の確保が難しいことなどからサポートは準々決勝からとなっている。今後もマンパワーの確保を含め，

第4章 地域における支援活動

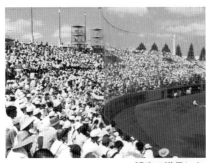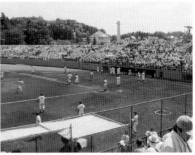

a．観客で満員になる炎天下のスタンド

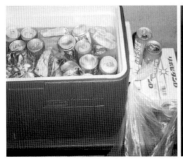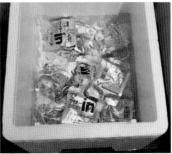

b．冷水につけた飲料水・補食用ゼリー
図2　高校野球での熱中症予防対策

より充実した活動を図るための検討を進めていきたいと考えている．また，若手会員の育成研修として，毎年2名が選手権大会メディカルサポートに新潟県高野連の支援を受けて参加させていただいている．

2）チーム帯同型のサポート

　チーム帯同型ではサッカー，バスケットボールの国体選抜チームを主にサポートしている（**図3, 4**）．チームは国体などに向け，選抜選手で編成されるため，選考会，遠征合宿など大会前からサポートが行われる．そのため，選手や監督・コーチとの共有時間が長く，チーム状況を十分理解したうえでサポートすることができる．監督やコーチとともに選手の個別性を考慮しながら対応できる点では，大会支援に比べサポート活動も行いやすい面がある．しかし，選考会から本大会終了までの期間が半年以上に及ぶサポートもあり，主担当理学療法士への負担は想像以上に大きい．特に家族，職場の理解や協力がなくては

2. 新潟スポーツ理学療法研究会の活動

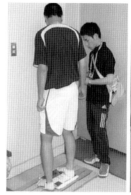
a．練習前後の体重測定

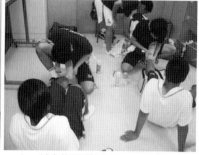
b．試合前選手控室でのテーピング

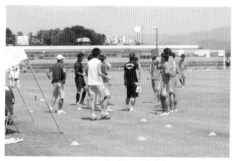
c．ハーフタイムの水分摂取

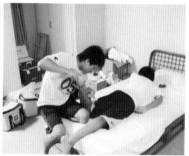
d．宿泊先でのコンディショニング

図3　サッカーのサポート

継続することは厳しい状況にある．

　サポート内容は，練習会での選手のコンディションの確認と監督・コーチへの報告，コンディショニングとしてストレッチングやテーピングなどの実施，故障を抱えている選手への適切な指導と必要に応じた医療機関への受診勧告などである．遠征合宿・大会では試合前後のコンディショニングや試合中の応急処置，ドリンクや補食の準備，アイシングの準備，そのほか体重測定や湿球黒球温度（WBGT：Wet Bulb Globe Temperature）測定，服用している薬・サプリメントの把握など，選手の健康管理が主な業務となる．選手個々への対応は会場や宿舎などで行い，その都度選手の状況を監督・コーチに報告している．両競技とも各協会の医科学委員である医師との連携が確立しているため，急性外傷が生じた場合やなんらかの健康問題が生じた際には，医療機関への速やか

第4章　地域における支援活動

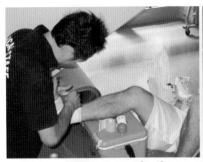

a．足関節へのテーピング

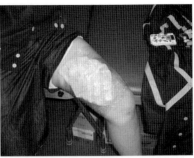

b．大腿部へのアイシング

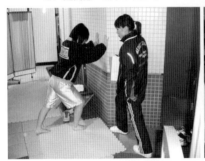

c．ストレッチングの指導

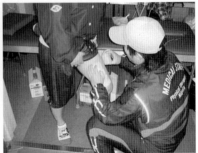

d．大腿部打撲後のケア

図4　バスケットボールのサポート

な搬送と医師への報告を義務づけ，指示を仰ぐことにしている．水分補給に関しては，管理栄養士からのアドバイスをもとに，選手に対して水分補給や補食について積極的な介入を行っている．具体的な対策としては，起床時，練習・試合前後の体重測定を実施し，体重の推移と水分摂取量との関係について理解を促し，試合前の水分補給と糖質補給，ハーフタイムの補食，試合後の糖質摂取を義務づけている．また，チーム帯同支援の場合，主に予算の面から帯同は理学療法士のみとなるため，栄養面や医療機関，通常所属しているチームとの調整役としての業務を担うこともある．特に国体競技への支援では医師，薬剤師，管理栄養士をはじめとする他職種との連携を背景にした活動が重要となり，総合的なマネジメント能力が要求される．

2. 新潟スポーツ理学療法研究会の活動

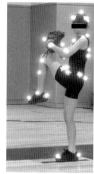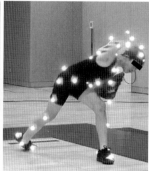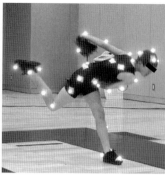

a．反射マーカーを貼付しての投球動作

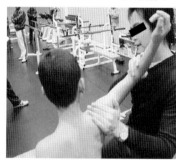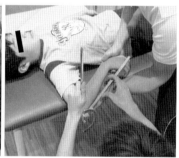

b．医師による肩関節機能検査　　c．理学療法士による肩関節可動域測定

図5　投球動作分析とメディカルチェック

3-2 少年野球選手に対する障害予防への取り組みについて

1）投球動作分析と整形外科的メディカルチェック

新潟では，2003年から高校野球をサポートする整形外科医と理学療法士が中心となり，少年野球選手の投球動作を運動学と運動力学的視点から分析している．そこで投球障害の発生メカニズムの解明と予防を目的として，動作分析と整形外科的メディカルチェックを実施している（**図5**）．現在では中学生から大学生，そして社会人などへ対象を拡大し，年代別の投球動作の比較などさまざまな観点から検討を行っている．整形外科的メディカルチェックは問診，疼痛の有無，関節可動域，筋柔軟性，関節弛緩性，肩・肘関節機能検査などを行い，投球動作は三次元動作解析システム，ハイスピードカメラ，床反力計を用いて測定している．これまでに200名以上のデータが蓄積されている．

第4章 地域における支援活動

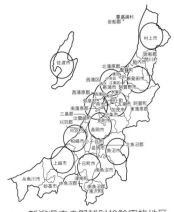

a．新潟県内の野球肘検診実施地区

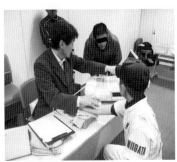

b．医師による超音波エコー検査

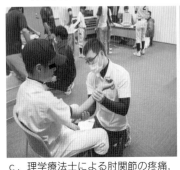

c．理学療法士による肘関節の疼痛，可動域測定

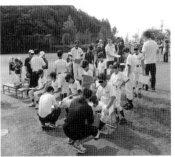

d．野球肘検診会場（グラウンド）

図6　野球肘検診

2）少年野球肘検診事業

　新潟での野球肘検診は，前述した少年野球選手の投球動作分析とメディカルチェックから始まった．2006年からは徳島県で行われている学童野球肘検診をモデルとし，有志の医師と理学療法士により新潟地区学童軟式野球新人戦の開会式会場で検診を実施した．この肘検診と動作分析の結果をふまえ，大会主催者に投手の投球数制限を提案したところ，2008年の大会からは1試合あたりの投球数制限が大会ルールに取り入れられた．1市，1会場から始まった肘検診は，検診受診者の増加と検診地域の拡大，検診の継続性を図るために県下8市に担当幹事（整形外科医，理学療法士各1名）を決め，事務局病院の医師と理学療法士を中心に活動を継続してきた．現在では8市，11会場で毎年実施されるようになった（**図6**）．

2. 新潟スポーツ理学療法研究会の活動

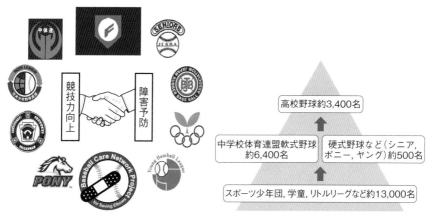

図7　新潟県青少年野球団体協議会発足　　図8　新潟県における青少年野球人口の流れ

　また，2011年には新潟県高野連を中心としたすべての少年・学童の野球連盟，団体が一堂に会して青少年の健全な野球活動をサポートする組織として新潟県青少年野球団体協議会（以下，協議会）が発足した．その理念は野球の普及とともに選手の育成に焦点が当てられ，医療側の組織としてケアネットワークが協議会メンバーとして加わった（**図7**）．協議会の最初の活動として成長期投球障害予防を念頭においた野球手帳を作成し，初年度は県内の小学生から高校生までの登録選手のうち（**図8**），小学5年生から中学2年生までの子どもたち約1万2,000名に無料配布された．この野球手帳の作成には，ケアネットワークの医師と理学療法士が担当した（**図9**）．野球手帳についてはケアネットワークホームページ（http://www.baseballcarenetwork.jp）からのダウンロードも可能である．

　2013年からは，新たな試みとしてオフシーズンとなる12月に県立球場（室内練習場，会議室，トレーナールーム）を会場とした新潟青少年ベースボールフェスタを開催している．フェスタでは，整形外科医と理学療法士による野球肘検診，野球医事相談，コンディショニング教室，アスレティックトレーナーによるトレーニング教室，社会人・大学硬式野球部の監督と選手による野球教室を企画した．毎年500名を超える選手の参加があり，チーム指導者，保護者からも好評をいただいている（**図10**）．

　今後も協議会では，野球手帳の普及や有効利用（**図11**），選手の育成について

第4章 地域における支援活動

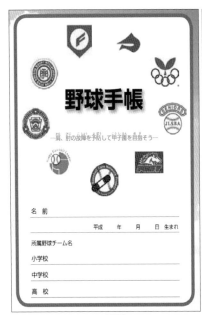

a．表紙　　　　　　　　　　b．内容

図9　野球手帳

の検討を定期的に継続していくことにしている．

4 まとめ

　新潟における理学療法士の活動を紹介した．現在の活動は，野球，サッカー，バスケットボールの3競技に絞られている．しかし，それぞれ10年以上に及ぶ活動により，競技団体に理学療法士を含めた医科学委員会や医師のみで構成されていた医事部会に，理学療法士を中心としたトレーナー部会が設立されるなど新たな動きが起きている．これまでの理学療法士の活動が各競技団体や医師から認知され，信頼を得ることができた成果と考えている．新潟ではスポーツ現場への医学的支援を通して，活動の目的が共有できれば医師と理学療法士の良好な関係が成り立ち，スポーツ現場への有益な支援活動ができるものと確信している．また，医療機関に勤務している理学療法士にとってスポーツ現場での支援活動は，貴重な経験の場となっている．しかし，理学療法士が現場で行

2. 新潟スポーツ理学療法研究会の活動

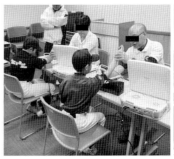

a．野球肘検診　　　　b．コンディショニング教室

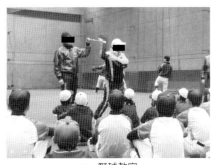

c．野球教室

図10　新潟青少年ベースボールフェスタ
(HARD OFF ECO スタジアム新潟)

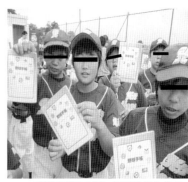
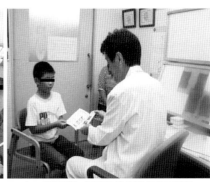

a．野球肘検診会場に野球手帳を持参　　b．診察室に野球手帳を持参する選手
する選手たち

図11　野球手帳を持参する選手

第4章　地域における支援活動

う行為そのものへの法的・社会的責任など曖昧な部分も依然課題として存在する．よって法的根拠が曖昧なスポーツ現場で下す判断は，非常に難しく慎重な対応が求められるため，医師との連携は不可欠である．

　現在，これらの活動は会員のボランティア精神によって支えられているが，活動を継続するためには人員およびなんらかの経費の確保が必要である．今後はこれらの活動を継続していくための新たな方策や，学校保健活動（運動器検診・スクールトレーナー制度）への参画に向けた県士会との連携が必要になるものと考える．

謝辞

　われわれの活動に対して，いつも温かくも厳しく，的確なご指導をいただきました古賀良生先生（二王子温泉クリニック院長），大森豪先生（新潟医療福祉大学教授），山本智章先生（新潟リハビリテーション病院長），これまでの活動にご理解とご協力をいただきました新潟県高等学校野球連盟，一般社団法人新潟県サッカー協会，一般財団法人新潟県バスケットボール協会，新潟県青少年野球団体協議会の皆様に深謝いたします．

　最後に，これまで長きにわたり新潟スポーツ理学療法研究会の運営に尽力いただいた研究会世話人の飯田晋氏，渡邉博史氏，奥口貴子氏，相田将宏氏，丸山潤氏，梨本智史氏，杉戸裕一氏（JA新潟厚生連新潟医療センター），韮澤力氏（晴陵リハビリテーション学院），五百川威氏（こん整形外科クリニック），江玉睦明氏（新潟医療福祉大学），松田孝史氏（猫山宮尾病院），岡邨直人氏，関根裕之氏（新潟リハビリテーション病院），粟生田博子氏（新潟リハビリテーション大学），岩倉正樹氏（新潟市民病院）ならびに会員諸氏とそのご家族に心から感謝の意を表します．

引用文献

1) 飯田　晋，他：地域におけるスポーツ医科学の支援体制．福井　勉，他（編）：PT MOOK9 スポーツ傷害の理学療法．三輪書店，2009，pp330-340
2) 山本智章，他：子供たちに笑顔を—野球手帳を用いた成長期野球肘の予防．整スポ会誌　33：12-18，2013
3) 山本智章，他：新潟県での取り組み—新潟県青少年野球団体協議会と野球手帳の活用．関節外科　33：1174-1179，2014

Column
新潟野球人にとっての 2009 年①

　2009 年は新潟の野球人にとって忘れることのできない年となりました．その1つがプロ野球1軍の公式戦がナイトゲームでも開催可能な県立球場（HARD OFF ECO スタジアム新潟）の完成です（**図1**）．製氷機のあるトレーナールームや室内練習場も完備され，われわれのサポート環境もずいぶんと変化しました（**図2**）．それまではアイシングに必要な氷の調達，クーリングダウンが実施できるスペースの確保など苦労の連続でした．今では良い思い出となりましたが，氷屋のご主人に無理をいって開店前の早朝に氷を分けてもらったり，サポートの途中で氷が足りなくなってコンビニへ走ったりと当時のスタッフの苦労が思い出されます．

　　　　　　　　　新潟県健康づくり・スポーツ医科学センター　田中正栄

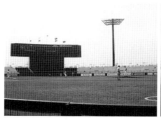
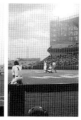

図1　新潟野球人が忘れられない 2009 年—県立球場の完成

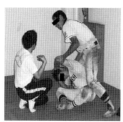
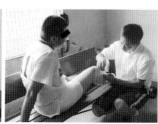

2001 年当時のサポート環境

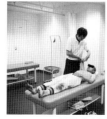
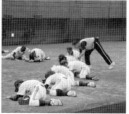

2009 年以降のサポート環境

図2　サポート環境の変化

Column

新潟野球人にとっての 2009 年②

　新潟野球人にとって忘れることのできない 2009 年のもう 1 つの出来事が，第 91 回選手権大会に本県代表として出場した日本文理高校の準優勝です．決勝戦の最終回に最後まであきらめない選手たちの粘りをみて，多くの県民が勇気づけられたことと思います．毎年県予選をサポートするわれわれにとっても選手たちの甲子園大会での活躍はうれしく，誇らしいかぎりです．また，この年は第 64 回国民体育大会が新潟県で開催され，公開競技として選手権大会で上位に進出した 12 チームによる高校野球も 4 日間の日程で行われました．試合会場はもちろん，この年に完成した県立球場で開催県・選手権大会準優勝校として日本文理高校も出場しました（**図**）．この年は特に高校生ドラフト候補選手が多く出場しており毎試合多くの観戦者が球場を訪れていました．選手のサポートに際しては周囲の関係者からずいぶんとプレッシャーをかけられたことを記憶しています．そのため全日程・全試合をサポートすることになり，老体に鞭打っての緊張の 4 日間でした．選手は皆，好青年たちで現在もプロ野球中継でその活躍を観るたびに当時が思い出されます．

　毎年，全国が注目する選手が出場する甲子園大会をサポートするアスリートケアの活動には改めて敬服する次第です．

新潟県健康づくり・スポーツ医科学センター　田中正栄

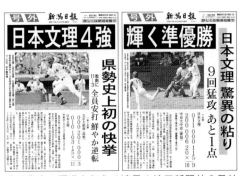

本県代表の躍進を伝える連日の地元新聞社の号外（新潟日報　2009 年 8 月 21 日，2009 年 8 月 24 日付　新潟日報社提供）

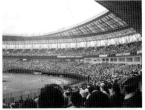
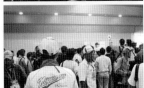

第 64 回国民体育大会（新潟国体）での高校野球

第5章

実業団スポーツ・プロスポーツの支援

1 プロ野球球団の支援

境　隆弘

1 プロ野球球団の定期メディカルチェック

　プロスポーツ選手の健康管理には，多くの理学療法士が関わっている．関わり方は，球団職員としてチームに所属する形態から，選手個人との契約形態までさまざまである．ここでは，アスリートケア会員の一部が関わりをもつプロ野球選手の定期メディカルチェックについて記す．

　定期メディカルチェックは入団時から始まり，入団後は1軍，2軍問わず毎年約50名の選手に対しシーズン終了後に年1回実施される．目的は，年間を通じて身体機能の変化を捉え，次シーズン以降のコンディショニングの方針を決定すること，また故障により身体機能が低下した場合の具体的な回復目標値を記録しておくことである．チェック項目は，スポーツ整形外科医師や歯科医師による診察のほかに，身長，体重，体脂肪，胸囲・四肢周径などの身体組成，腹筋力，握力などの筋力，そして関節可動域測定による四肢の柔軟性であり，アスリートケアの理学療法士は，一時期，独自に開発した機器での腱板筋力測定を実施していたが，現在は身体組成と柔軟性の計測を担っている[1]（**図1**）．

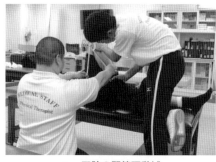 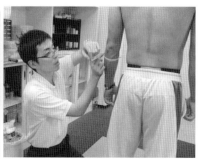

　　　a．下肢の関節可動域　　　　　　　　　b．前腕周径
図1 アスリートケアの理学療法士による検査測定場面

引用文献

1) 中山悌一：プロ野球選手のデータ分析 改訂版．ブックハウスHD, 2015, pp151-158

Column

理学療法士と私

　1983年に選手が肉離れを起こして病院を訪れ，筋力を測定していただいた時，理学療法士である小柳磨毅先生に初めてお会いしました．その後，ドクターにだけ来ていただいていた阪神タイガースの春季キャンプ地の高知県安芸市にも，小柳先生にはドクターと一緒に何度か来ていただきました．小柳先生は，現役の福間納投手によく似ていて，投手コーチに「おーい，フク」と何回か呼ばれていた記憶があります．

　選手の手術後のリハビリテーションなど，たくさんの選手がお世話になりました．また，シーズン終了後に行う検査，体力測定にも参加していただきました．柔軟性や筋力測定などのデータは，フィードバックすることで球団にとっても，選手にとっても，現在も貴重なデータになっています．

　小柳先生との会話で，特に「現場を知ることの大切さ」を強調されていたことを覚えています．私は長年，現場でトレーナーとして活動する中で，ウォーミングアップを毎日しっかり観察することがきわめて重要なことと考えています．毎日みているアスリートの体調にいつもと違いがないか，身体がだるそうだとか，それを見極めることが大切です．アスリートの身体のケアはもちろんですが，精神的なケアも重要であり，治療よりも予防が大切だと考えています．

　日本のプロ野球12球団で理学療法士がいる球団は何球団かありますが，阪神タイガースのトレーナーにも理学療法士が必要ではないか，と小柳先生と話をしたことがあります．プロ野球のトレーナー陣に理学療法士が必要なのは，メジャーリーグ（ほとんどの球団のヘッドトレーナーは，理学療法士，アスレティックトレーナーの有資格者）をみれば，当然だと思います．1980年ごろ，アメリカ，アラバマ州のスポーツドクターのAndrews JR氏主催のカンファレンスに出席しました．当時からAndrews JR氏の右腕として活躍していたのが理学療法士のWilk KE氏であり，良いスポーツドクターのいるところには，良い理学療法士がいるといわれていました．

　球団にとっても選手にとっても良いスポーツドクター，良い理学療法士と巡り合えたことは，今までもこれからも有意義なことであると感謝しています．

元阪神タイガース　チーフトレーナー　猿木忠男

2 プロ野球選手の支援

福田明雄, 小柳磨毅

1 はじめに

木佐貫洋選手はプロ野球の現役投手時代, それまで大きなけがや故障は経験していなかったが,「運動機能の専門職である理学療法士にしっかり身体をケアしてほしい」と要望していた.

2 要望

理学療法士が支援するにあたり, 本人の要望は「1年間, 先発投手として試合に出場しても故障しない身体づくり」と「成績を残せるフォームの改善に対する取り組み」の2点であった. そこで, 実際に身体評価を行いながら, ハイスピードカメラで撮影した投球フォームを本人と確認し, 好調時のイメージを手がかりに, 現在の投球フォームの問題点を明らかにしていくことにした. まず, 本人の投球フォームに対する主観的な訴えとして, 次の4点が挙げられた.

①「フットプラント (Foot plant) 以降に並進運動をもう少し出せるのが理想」で, いわゆる「内転筋の張りがあるぐらいが調子のよいサイン」とのことだった. 最優秀新人（新人王）を取った時のフォームで, 過去の成績からみても思うように投げられていた「調子がよい時」のフォームである.

②高校から大学時代にあった, いわゆる「足で投げる感覚」は今でも残っているが, 実際に体現できないということだった. イメージが残っていても, どのようにすればその動きと感覚が取り戻せるのかがわからないとのことだった.

③ステップ脚の股関節内旋時に「股関節前方のつまり感がある」とのことだった. 図1の投球フォームから, フォロースルー (follow through) 以降, 体重の前方移動が困難なことが伺えた.

④大学時代に球速150 km/hで投げていた時は,「右膝と左膝が当たるよう

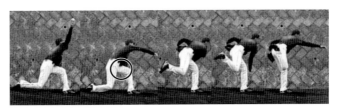

図1 2010年の投球フォーム

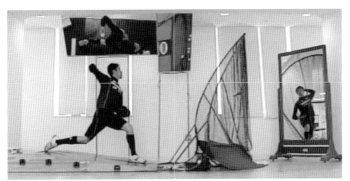

図2 三平面・投球フォーム同時撮影
CASIO EX-FH100 ハイスピードモード 240fps 1,010万画素で撮影.

な感覚」「投球時に飛び跳ねることができていた感覚」で投げていたとのことだった.③の主観的な訴えと重なる部分だが,「ステップ脚への体重移動に加え,股関節のスムーズな内旋運動が体現できない」とのことだった.

1) 投球フォームチェック

前方と頭上に鏡を設置し,ハイスピードモードを備えたデジタルビデオカメラを用いて前額面と矢状面そして水平面の三平面を同時に撮影して,投球フォームをチェックした(**図2**).次に撮影した投球フォームを好調時の投球フォームと比較し,フェーズごとに比較評価して問題点を抽出した.以下にフェーズごとの問題点とその対応を示す.

a. ワインドアップ

当院で撮影した投球フォームは,踵と足底の外側に荷重して下肢を対角線上に持ち上げることでバランスをとっていた(**図3**).調子がよい時の投球フォームは,「ワインドアップ(Wind up)姿勢で自然とまっすぐ立てる感覚」があっ

第5章　実業団スポーツ・プロスポーツの支援

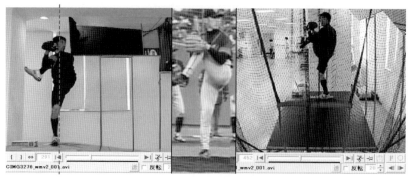

図3　投球フォーム　ワインドアップ

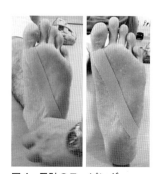

図4　足趾のテーピング

たことから，軸脚の足底にテーピングを行い，ワインドアップの姿勢を改善する介入をした（**図4**）．本人に確認すると，「ワインドアップの姿勢が改善」し，さらに「ボールリリース（BR：Ball-release）からフォロースルーにも効果的」とのフィードバックがあった．

b．ヒップファースト

軸足の膝を屈曲し，左下肢は内転かつ内旋でバランスをとりグローブ側の上肢を外転することで並進運動を引き出していた（**図5**）．そこで左股関節の伸展と外旋可動域を改善するためのストレッチングを，下腿の回旋角度を変えて指導した（**図6**）．大腿筋膜張筋のストレッチングは股関節伸展位で，できるだけ遠くにリーチするように指導した（**図7**）．調子がよい時は，「軸足で粘る（もうひと伸び並進運動が出る）感覚」があったことから，足部機能により並進運動

2. プロ野球選手の支援

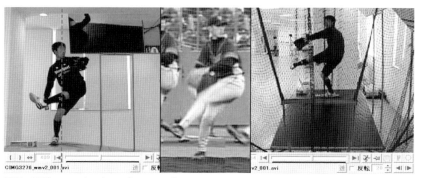

図5 投球フォーム ヒップファースト

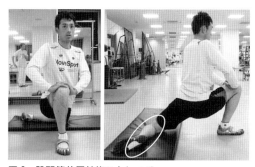

図6 股関節伸展外旋ストレッチ

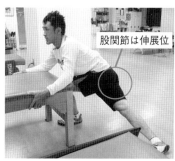
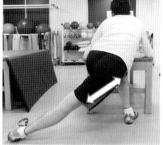

図7 大腿筋膜張筋のストレッチング

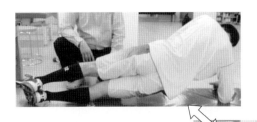
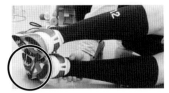

図8 足部(腓骨筋)のトレーニング

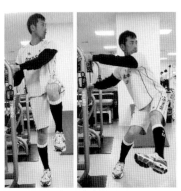

図9 ヒップファースト・トレーニング

がさらに向上することを目的に,腓骨筋のトレーニングを指導した(**図8**).次にヒップファースト動作指導として,**図9**のように左手で支柱を把持して殿部より投球方向へまっすぐ並進運動を行い,軸足と左手の力で元の位置へ戻ることを反復練習して行うように指導した.

c. フットプラント

重心が後方に残り軸足で前方へ蹴れていない状態であり,左肩を早く回すことで回転運動を補っていた(**図10**).その原因として,ステップ脚の股関節内旋可動域が減少していた(**図11**)ことから,大殿筋と股関節外旋筋群のセルフス

2. プロ野球選手の支援

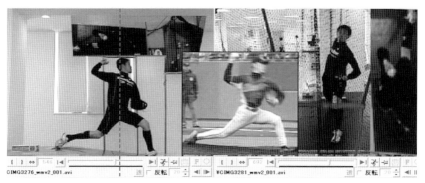

図10 投球フォーム フットプラント

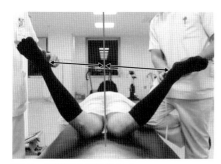

図11 股関節の柔軟性のチェック

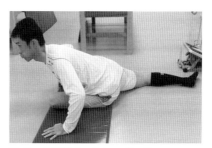

図12 大殿筋のストレッチング

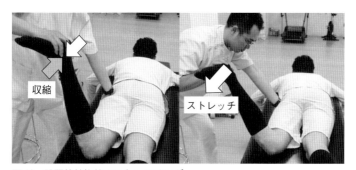

図13 股関節外旋筋のストレッチング

トレッチングの指導とパートナーストレッチングを実施した（**図12，13**）．次に，床反力による衝撃を軽減しつつ，股関節内転筋筋力を向上させるトレーニングとして，スリング上に立った姿勢から股関節をゆっくりと外転していく遠

第5章 実業団スポーツ・プロスポーツの支援

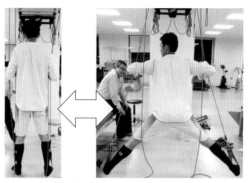

図14 股関節内転筋のトレーニング

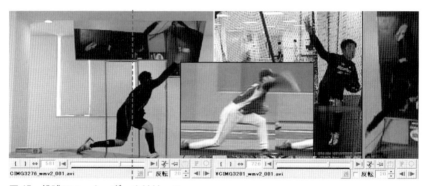

図15 投球フォーム ボールリリース

心性トレーニングを指導した（**図14**）．負荷の目安は，調子がよかった時の「内転筋の張り」を感じる程度とした．

d．ボールリリース

BR（Ball Release）では重心がやや高く，下肢の力が体幹から上半身に伝わりにくい状態でBRが早くなっていた（**図15**）．好調時は，「軸足のつま先で地面を掴むようにして強く蹴りながら投げられていた感覚」があったことから，足趾の体幹筋力強化を指導した（**図16**）．足部は底屈位を保持した状態で一側ずつ浮かせた脚をスイングし，動作が安定して行えるようになれば，段階的に底屈の角度を変えて行うように伝えた．また，スライディングボードを用いたト

2. プロ野球選手の支援

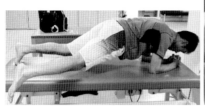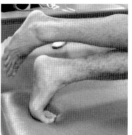

図16 フロントブリッジ

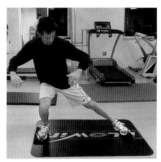

図17 スライディングボード
（左・右へ）

レーニングも併せて指導した．その際，軸足の足尖部が正面を向いた状態を保持させ，スライド脚は真横の方向へスライドするように注意し，動作が安定してくれば，できるだけ遠くへスライドさせた（**図17**）．さらに，姿勢制御トレーニングとして，不安定板上で体幹を正中に保ちながら一側下肢を外側方向へ空間保持させた．そして段階的に，より遠くへ移動させた（**図18**）．さらに，内転・内旋を保持するトレーニングも加え，経時的に評価した（**図19**）．

e．フォロースルー

　フォロースルーでは重心が後方に残り骨盤回旋よりも体幹回旋が優位のため，肩後方への負担が増大すると考えられた（**図20**）．フォロースルー期に股関節の前面につまり感が出現し，内旋が制限されていたため，ステップ脚への体重移動が十分に行えていなかった．そこで股関節前面に出現するつまり感を改

第5章 実業団スポーツ・プロスポーツの支援

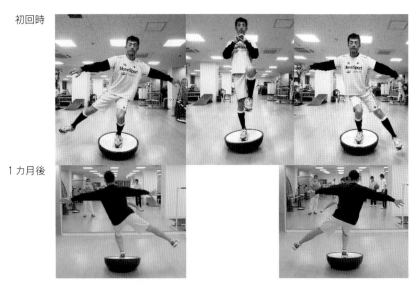

初回時

1カ月後

図18 姿勢制御トレーニング①

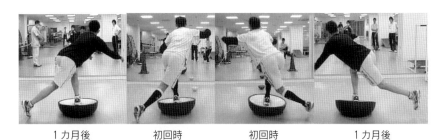

1カ月後　　初回時　　初回時　　1カ月後

図19 姿勢制御トレーニング②

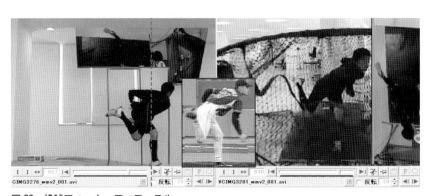

図20 投球フォーム　フォロースルー

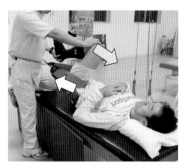

図21　股関節前面筋のストレッチング

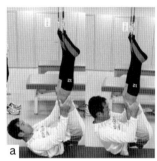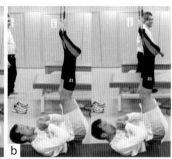

図22　腸腰筋のトレーニング

善するために，大腿骨頭に牽引を加えながら股関節の屈曲かつ内旋を行ったところ，つまり感は消失して股関節内旋可動域が改善しステップ脚への体重移動が十分に行えるようになった（**図21**）．

　フォロースルー期に股関節の屈曲が不足する投球も見受けられたので，腸腰筋のトレーニングを指導した．red cord にて牽引した状態で，額を膝に近づけるようにしながら体幹と股関節を屈曲するトレーニングを指導した（**図22**）．

　フォロースルー期を想定した大腿部の筋力強化として，スライディングボードを利用し，下肢を前後方向に入れ替えるトレーニングを行った．その際，体幹の垂直姿勢を保持し，動作が安定してきたら両上肢を大きく振りながら行うように指導した（**図23**）．

　さらにステップ脚の支持性を向上するために，片脚スローイングを指導した（**図24**）．方法は，ステップ脚支持での片脚立位姿勢を取り，投球動作（シャドー）

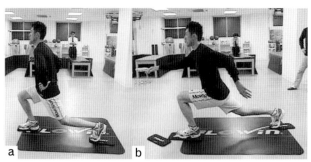

図23 スライディングボード（前・後）

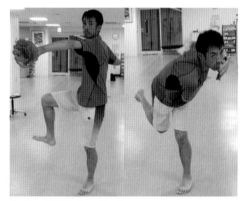

図24 片脚スローイング

を行い立位姿勢が不安定であれば，軸足（後脚）を椅子などに置いてバランスを保持して行うことも併せて指導した．

2）その他の指導内容
a. 圧迫ストレッチング

ハムストリングスと下腿三頭筋に肉離れの既往があり（陳旧性），走り込みや投げ込みなどの自主トレーニング後に張りが出現していた．そこで硬式テニスボールを用いたセルフストレッチングを指導した（**図25**）．端座位姿勢で適度な圧迫と伸張が得られる部位に硬式テニスボールを置いて，身体を前後・左右に動かしながら行うことを指導した．

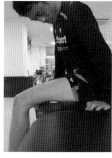
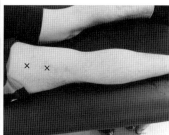

a．ハムストリングス

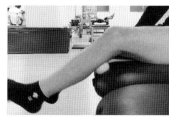
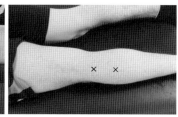

b．下腿三頭筋

図25　下肢後面筋の圧迫セルフストレッチング

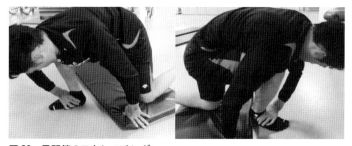

図26　足関節のストレッチング

b. 足関節のストレッチング

　足関節前面のつまり感の改善方法として，母指と示指でU字型を作り，前方より距骨滑車を後方に押し込んで体重移動を行い，背屈方向へストレッチングするように指導した（**図26**）．

第5章 実業団スポーツ・プロスポーツの支援

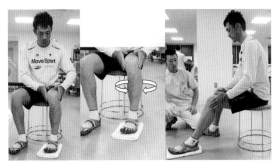
図27 膝窩筋の軽運動

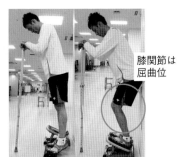
図28 ヒラメ筋のストレッチング

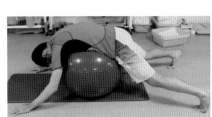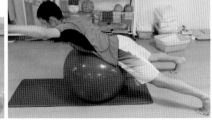
図29 背筋のエクササイズ

c. 膝窩筋のリラクセーション

膝窩筋のリラクセーションを目的に，軽負荷運動を指導した．姿勢は椅子座位で大腿骨を両手で固定し，下腿の内旋と外旋運動を交互に行った（**図27**）．最初はやや困難であったが，徐々に慣れスムーズな動作が獲得できるようになった．

d. ヒラメ筋のセルフストレッチング（**図28**）

カーフレイズを10～20回行った後に，ストレッチングボードを用いて持続ストレッチングを30秒行い，これを2～3セット繰り返すように指導した．

e. 背筋群のエクササイズ（**図29**）

登板後に背筋群の張りが強い時があることから，バランスボールを用いた背筋群のセルフストレッチングを指導した．バランスボール上で腹臥位姿勢を取

2. プロ野球選手の支援

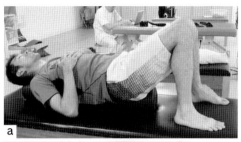

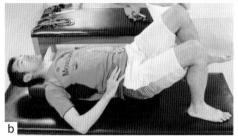

図30　下部体幹のトレーニング

り，下肢は足趾で床面を支持した．上体を反らした時は，脊柱起立筋の収縮を意識し，その後下げた時は完全に脱力させた．

f. 体幹エクササイズ

下部体幹のエクササイズをストレッチポール（ロングタイプ）を用いて行った．頭部と殿部がストレッチポール上に乗るようにし，両膝屈曲位で両手は腹部に置く（**図30-a**）．下部体幹筋の筋収縮を意識し，体幹を水平位に保持しながらゆっくりと足踏みを行う（**図30-b**）．最初は膝が高く上がらないため，軽く挙上する程度からスタートした．

両膝屈曲位で両手は天井へ突き上げる姿勢を取り（**図31-a**），体幹を水平位に保持しながら，両上肢を左右へスイングする（**図31-b**）．最初は両上肢を大きくスイングすることができないので，小さな振幅からスタートした．

g. 体幹・下肢のコーディネーショントレーニング

バランスボールとセラバンド（Yellow・1.5 m程度）を用いて，体幹と下肢のコーディネーショントレーニングを行った．両下肢をバランスボール上に置き，

― 343 ―

第5章　実業団スポーツ・プロスポーツの支援

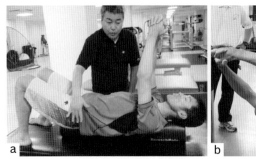
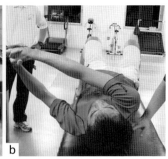

図31　腰背部の体幹トレーニング

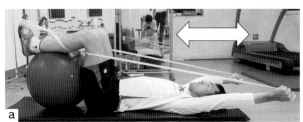

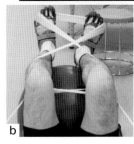
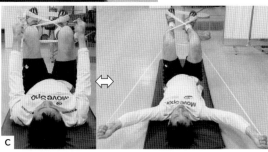

図32　体幹・下肢のコーディネーショントレーニング

膝を90°屈曲して臥位姿勢を取る（**図32-a**）．セラバンドを足底に巻き付け，下腿前面でクロスさせ膝窩へ回し，そのまま両手でセラバンドを把持させた（**図32-b**）．両足を外側へ開いて保持しながら，両腕を挙上させた（**図32-c**）．最初は，十分に両足が外側へ開けず両腕の挙上も不十分であったが，反復して行うことで安定して十分にトレーニングが行えるようになった．

2. プロ野球選手の支援

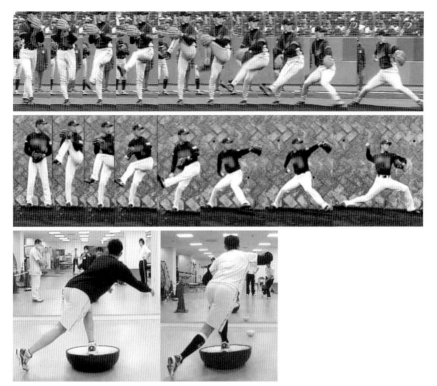

図33 フォームとバランスの変化

3 おわりに

　ボディイメージの優れているプロの選手が独特の表現をする動作の感覚を，いかにわかりやすく，より客観的な評価結果として提示しその変化を示すことができるかが重要と思われる（**図33**）．また，静止画や動画などの活用が求めている動作の再獲得に向けて目標を共有するのに有用であった．今回の機会を通じて創意工夫することができた．

※本稿の写真については，株式会社読売巨人軍ならびに木佐貫洋氏の承諾を得て掲載しています．

第5章　実業団スポーツ・プロスポーツの支援

Column
プロ野球選手のフォーム

　プロ野球選手のコンディショニングを経験して，「投球フォームは絶えず変化・進化するもので，いつも同じフォームがよいとはかぎらない」ということを選手から教えていただきました．

　今までは調子がよい（成績がよい）時のフォームに近づけることだけが最良だと思っていましたが，必ずしもそれだけではないということを学ぶことができました．

　また，「理学療法士に身体をケアしてもらいたい!!」と求めていただき，自分の身体と向き合い，貪欲にコンディショニングに励むプロとしての自覚とその姿勢に深く感銘を受けました．理学療法士としてより高い専門技術や評価の視点を，さらに磨いていく努力を怠らず，絶えずスキルアップしていく姿勢で精進していかなければならないと，強く感じました．

行岡病院リハビリテーション科　福田明雄

Column
私とアスリートケアとの関わり

　私は1995年から10年間阪神タイガースにトレーナーとして在籍し，新人として何もわからなかった頃からアスリートケア研究会（当時）の多くの先生方に親切に指導していただき心がまえや知識を教えていただきました．その後，2014年までの10年間ロサンゼルス・ドジャースに在籍した当時も，公私にわたりご指導いただきました．私のトレーナー活動はアスリートケアの先生方のご指導がなければ成り立っていなかったといっても過言ではありません．また，当時のロサンゼルス・ドジャースのヘッドトレーナーで理学療法士のSusan A Falsone氏（現・男子サッカーアメリカ代表チームのヘッドトレーナー）をアスリートケアのワークショップの講師に招聘してくださり交流を図ることができたことには本当に感謝しております．

　私自身は2015年度より野球とは違うスポーツに携わることになりましたが，アスリートケアが今後とも今と変わらずスポーツ選手のサポートを志す者すべてにとって指標となるような団体であることを望んでいます．

マック体操クラブ　谷　一郎

3 女子ラグビーの支援

磯あすか

1 ラグビーの競技特性

　ラグビーはボールゲームの中にタックル，ラック，モールといったコンタクトプレーが含まれ，主に15人制と7人制があり（**図1**），縦100 m×70 m以内のグラウンドで行われる．15人制は前後半40分，7人制は前後半7分（決勝戦は10分ハーフ）で，それぞれ10分，1分（決勝戦は2分）のハーフタイムをはさんでプレーを行う．15人制は1日1試合だが，7人制では1日に2〜4試合が組まれることが多く，大会は1〜2日間で行われるため，必要とされる体力要素も異なると考えられる．

　15人制ではポジションによって身体特性と役割が大きく異なる．フォワードは大柄でパワーのある選手が多く，スクラムやモール，ラインアウトなど，相手と近い距離でコンタクトする場面が多い．バックスはフォワードと比較して小柄で走力や俊敏性に優れる選手が多く，相手とのコンタクト数は減るが，速い速度で衝突する可能性が高いという特徴がある．7人制は15人制と比較してインプレー時間が長く，時間あたりの得点も多い．またすべての選手にスピード，俊敏性，走力やフィットネス，ハンドリングスキルが要求される．

2 女子ラグビーについて

　2016年12月現在，日本代表女子は15人制では世界ランキング17位，アジアでは1位であり，4大会ぶりにワールドカップ出場が決まっている．7人制では世界ランキング10位，アジアでは1位でありワールドカップには2回連続で出場している．リオデジャネイロ・オリンピックから7人制ラグビーが正式競技となり，日本代表女子は10位で大会を終えている．

　日本国内では，競技人口は約5,000人で，増加傾向にある．国内での主な試合は15人制の関東大会，関西大会，選手権大会や7人制のセブンズサーキット，

第 5 章　実業団スポーツ・プロスポーツの支援

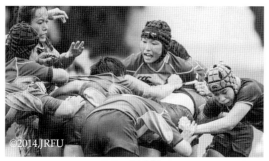

a．15 人制
・世界ランキング 17 位（アジア 1 位）
・前後半 40 分（ハーフタイム 10 分）
・ポジションによる身体特性と役割が大きく異なる

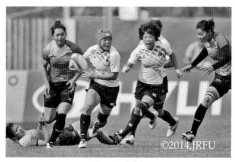

b．7 人制
・世界ランキング 10 位（アジア 1 位）
・2016 年のオリンピックより正式種目に採用
・前後半 7 分（ハーフタイム 1 分）
・インプレー時間が長い
・すべての選手にスピード，俊敏性，走力などが要求される

図 1　ラグビーの競技特性と女子ラグビーについて

国民体育大会（2016 年から）などがある．

3　女子ラグビーにおける傷害の特徴

　15 人制女子ラグビーにおける傷害は，2002 年に国内で調査が行われている[1]．2001～2002 年の総傷害発生件数 162 件のうち，外傷は 69％，障害は 31％であった．このうちコンタクトプレーによる発症は 70％以上であった．内訳は，外傷では肩関節，足関節，膝関節に靱帯損傷と亜脱臼が多く，次いで頭部・顔

面と体幹に打撲が多かった．2010年の男子トップリーグの報告によると，2009〜2010年のシーズン中の傷害発生率は27.2件/1,000 player-hours※であった．部位別では頭部・顔面が13％，体幹12％，上肢8％，下肢67％と下肢に集中しており，傷害の種類では筋断裂や肉離れが多い点で，女子15人制とは内容が異なっていた．

2006年の女子ワールドカップにおける傷害調査[2]では，総傷害発生59件のうち試合中の発症は76％，そのうちコンタクトプレーによる発症が86％と多かった．内訳は頚部，膝関節，頭部・顔面に多く，大部分が捻挫および筋損傷，打撲であった．また試合中の傷害発生件数は37.5件/1,000 player-hoursであった．

女子7人制における調査は2011年より行われている．2008〜2012年の女子7人制日本代表チームの国際大会期間中の総傷害発生件数は18件，傷害発生率は132.7件/1,000 player-hoursであった（**表1**）．傷害の内訳は，骨折，靱帯損傷・捻挫，脳震盪，脱臼・亜脱臼がみられた．

傷害発生の原因は練習と試合とでは異なり，練習中はコンタクトによる損傷が40％と少ないのに対して，試合ではコンタクトによる損傷が85％と大半を占めていた（**図2**）．傷害発生部位は頭部・顔面と下肢に多く，傷害の種類は靱帯損傷・捻挫，脳震盪，骨折の順に多かった（**図3**）[4),5)]．一方，2008〜2012年の男子セブンズワールドシリーズにおける傷害調査では，上肢および下肢の傷害が多く，なかでも関節・靱帯損傷と筋腱損傷が多かった[6)]．部位別でみると男子は下肢・上肢の傷害が多いのに対して，女子は頭部の傷害が多く下肢の傷害が少なかった．また傷害の種類では男子が関節・靱帯損傷と筋腱損傷が多いのに対して，女子は骨折や脳震盪が多く，筋・腱損傷が少なかった（**図4**）．

2008〜2014年の女子7人制日本代表チームの傷害発生率とコンタクトプレーによる傷害割合の推移をみると，傷害発生率は上昇傾向にあった．コンタクトプレーによる傷害は試合中では約80〜100％で推移し，試合中よりも練習中のコンタクトプレーによる傷害の割合の変動が大きかった（**図5**）．

Fullerら[7)]による女子セブンズチャレンジカップ，ワールドシリーズ，ワールドカップにおける傷害の調査（2011〜2013年）では，試合中の傷害発生率は108.3件/1,000 player-hoursであった．コンタクトプレーによる傷害は89.6％であり，傷害の種類は捻挫および靱帯損傷40.8％，骨折が10.2％，脳振盪と筋

※1,000時間あたりの傷害発生件数

第5章 実業団スポーツ・プロスポーツの支援

表1 2008〜2012年 傷害の内訳（文献3）より引用）

種類	部位	件数	時期	原因
骨折 4	鎖骨	1	試合	コンタクト
	鼻骨	1	練習	コンタクト
	肋骨	1	試合	コンタクト
	腰椎横突起	1	試合	コンタクト
靱帯損傷・捻挫 7	膝前十字靱帯	2	試合	ノンコンタクト
		1	練習	ノンコンタクト
	膝内側側副靱帯	1	試合	コンタクト
	足関節	1	試合	コンタクト
		1	練習	コンタクト
		1	練習	ノンコンタクト
脳振盪 5	頭部	5	試合	コンタクト
脱臼・亜脱臼 2	肩関節	1	試合	コンタクト
		1	練習	ノンコンタクト

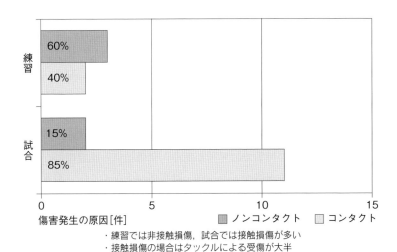

・練習では非接触損傷，試合では接触損傷が多い
・接触損傷の場合はタックルによる受傷が大半

図2 傷害発生の原因（文献4, 5）より引用）

腱の血腫がそれぞれ10.2%であった．傷害発生率は日本代表のほうが高かったが，傷害の種類は日本代表女子も同じような傾向にあると考えられた．

傷害発生率は2008〜2011年が102.4件/1,000 player-hours，2011〜2012年

3. 女子ラグビーの支援

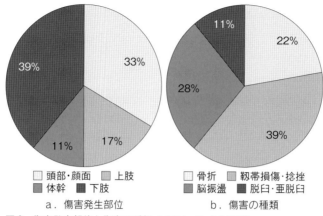

a．傷害発生部位　　　　　b．傷害の種類

図3　傷害発生部位と傷害の種類（文献 4, 5）より引用）

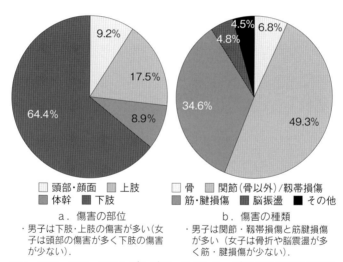

a．傷害の部位　　　　　　　b．傷害の種類
・男子は下肢・上肢の傷害が多い（女　　・男子は関節・靱帯損傷と筋腱損傷
　子は頭部の傷害が多く下肢の傷害　　　が多い（女子は骨折や脳震盪が多
　が少ない）．　　　　　　　　　　　　く筋・腱損傷が少ない）．

図4　2008～2012　男子セブンズワールドシリーズにおける傷害の内訳
（文献 6）より作成）

が 167.1 件/1,000 player-hours, 2012～2013 年が 176.1 件/1,000 player-hours, 2013～2014 年が 208.3 件/1,000 player-hours と，上昇傾向にあることがわかる（**図6**, **表2**）．

傷害発生率増加の傾向の理由としては，大会・試合数の増加とともに以下の3点が考えられる．①日本代表のみならず対戦チームの強化も進み，プレーご

第5章 実業団スポーツ・プロスポーツの支援

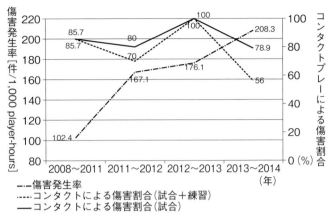

図5 傷害発生率およびコンタクトプレーによる傷害割合の推移

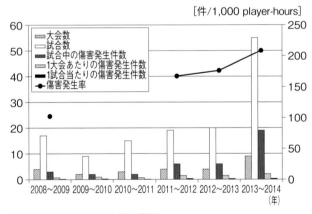

図6 試合数と傷害発生率の推移

との強度が上がっている．②強豪チームと試合をする機会が増加した．③2011年より本格的に日本代表も強化が行われており，年間を通して上位チームとの対戦が増加した．以上のことから，相手選手との体格差やスピードの差を考慮すると，以前と比較してコンタクト強度が増したことが，傷害発生の増加につながっている可能性がある．

　フィジカル面の強化は長年の課題であり，体格差をカバーするためにもコンタクトスキルを向上させる必要がある．また，個々の外傷・障害の事例につい

表2 試合数と傷害発生率の推移

年	2008〜2009	2009〜2010	2010〜2011	2011〜2012	2012〜2013	2013〜2014
大会数	4	2	3	4	4	9
試合数	17	9	15	19	20	55
試合中の傷害発生件数	3	2	2	6	6	19
1大会あたりの傷害発生件数	0.75	1.00	0.67	1.50	1.50	2.11
1試合あたりの傷害発生件数	0.18	0.22	0.13	0.32	0.30	0.35
傷害発生率[件/1,000 player-hours]		102.4		167.1	176.1	208.3

ての分析および検討も傷害予防のためには必要であり，今後の課題である．

4 傷害発生のメカニズム

女子選手に多い外傷のうち，肩関節の脱臼・亜脱臼における傷害発生のメカニズムについて述べる．タックルの際に頚肩部で当たることができない場合，肩関節が外転，外旋や水平外転方向に強制され，肩から地面に落下する可能性が高くなり，肩関節の脱臼・亜脱臼を招きやすい（図7）．

危険なタックルとして，相手の身体の前に頭部が入ってしまったいわゆる「逆タックル」，体幹が前傾して頭が下がったヘッドダウンタックルがある．両者ともに頭頚部に直接強い衝撃を受け，頚椎が過伸展および屈曲，強い回転の力を受けて頭頚部を損傷する可能性が高くなる．

頭頚部の外傷は生命にも関わる重要な問題であり，近年は特に脳振盪に対する扱いが厳しくなる傾向にある．脳振盪は頭部が強く振られた際に発症することもあり，非接触でも起こりうる．頭部外傷や頚髄損傷などの重傷外傷は，予防が難しい面もあり，正しい知識と対処方法を選手自身，チーム関係者も理解する必要がある．

正しいタックル動作と危険なタックル動作を図8に示す．正しいタックルは，腰より頭部が上に位置し，脊柱が一直線（ニュートラル）に保たれている．歩幅も十分に保たれて，体幹が安定するため頚部が安定しやすい．顔が前を向く

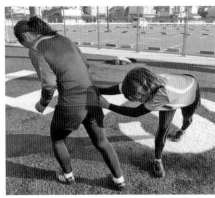 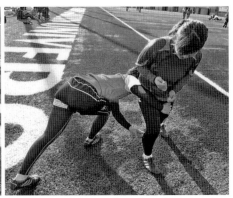

a. 腕だけで当たり，外されたタックル　　b. 腕だけで当たり，ポイントのずれたタックル

図7　肩関節脱臼・亜脱臼のメカニズム（文献3）より引用）
肩関節外転・外旋強制や水平外転強制，肩から落下することなどによって生じやすい．

ために相手の動きもみることができ，タックルポイントを微調整することも可能である（**図 8-a**）．

これに対して危険なタックルには，腰よりも頭部が下がったヘッドダウンタックル（**図 8-b**）や相手の身体の内側に頭部が位置する逆ヘッドのタックル（**図 8-c**）がある．ヘッドダウンタックルは体幹が安定せず相手を直視できないため，逆ヘッドタックルでは頚椎が側屈し，頭部に相手の力と頚部に回転加速度が加わり，いずれも外傷の危険が高いとされる（**図 8-b，c**）．

5　治療と理学療法

重傷外傷ではないものの，頻度の高い膝関節の靱帯損傷や足関節捻挫など，下肢の傷害に対する理学療法について述べる．

損傷した靱帯の治癒過程に合わせて可動域の回復を促進し，患部および患部外の筋力トレーニングを進める．それに加えて，再受傷や反対側下肢の傷害予防のため，そして前述の「正しいコンタクト動作」を行うためにも下肢の機能は非常に重要であると考え，固有受容感覚トレーニングも取り入れている．バランスディスクやエアロステップ（TOGU 社製）を用いることで，選手個々の運動戦略や身体重心位置の評価がより簡単に行える．エアロステップは空気の入ったゴム製の不安定な台で，圧が強くかかる部分のへこみが大きくなる．そ

3. 女子ラグビーの支援

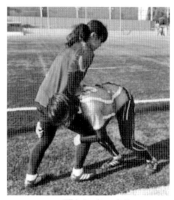

a．正しいタックル
腰より頭部が上にあり，脊柱が一直線に保たれ頚部が安定．

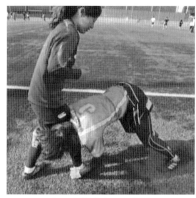

b．危険なタックル①
ヘッドダウンタックル．

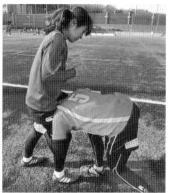

c．危険なタックル②
逆ヘッドタックル．

図8 正しいタックルと危険なタックル（文献3）より引用）

のため，大まかな足圧中心位置を視覚的に捉えることができ，選手自身へのフィードバックも行いやすい（**図9**）．

　固有受容感覚を活性化するためには，開眼に加えて閉眼での荷重トレーニングも行う．まず立位では，リラックスして重心を足関節周囲に保つように足関節・足部をコントロールする．「足の裏を床と平行にするように立つ」と指示をすると足関節戦略が優位になりやすく，「骨盤を小さく動かしながらバランスをとるように立つ」と指示すると股関節戦略が優位になりやすい．体幹および股関節機能が不十分な場合や，下肢の外傷および手術後で細かな重心のコント

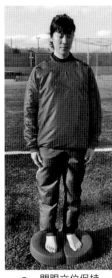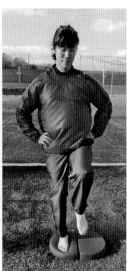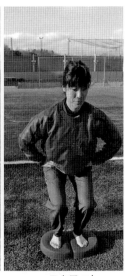

a．閉眼立位保持	b．片脚立位	c．スクワット
固有受容感覚が活性化されやすい．	身体各部の位置の変化，アライメントを確認する．	ツールのへこみ具合で重心位置が推察できる．

図9　下肢障害に対する固有受容感覚トレーニング（文献3）より引用）

ロールができない場合には，足関節戦略に注目する．開眼で姿勢を保てるようになれば，閉眼で20～30秒安定して姿勢の保持ができることを目安にし，片脚立位やスクワットなどの課題へ進む．

　片脚立位では，両脚立位と比較して左右方向へも不安定になる．単に片脚立位の保持ができることを目標とせず，足関節・足部，膝関節，股関節，骨盤や胸郭と頭部の位置が大きく偏位していないか，アライメントが崩れていないかを確認する．

　スクワットでは，立位と同様に足圧中心が前後左右に大きく移動せず，動作を行うことを目標とする．すべての関節運動が同時に始まり同時に終わるのが望ましい．スクワットでは，重心が後方によれば踵側の面がへこみ，重心が前方に寄れば足先の面がへこむことになる．身体重心はほぼ上下動のみ，と設定するとニュートラルな姿勢を保ったスクワット動作が可能となる（ハーフスクワット）．可能であれば，スクワットも閉眼で行うと視覚が遮断されるため，固有受容感覚が活性化されやすい．

　立位での回旋動作（振り向き動作）では，左右への重心の移動と回旋の大き

3. 女子ラグビーの支援

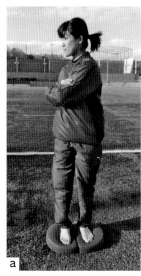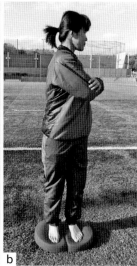

図10 立位での体幹回旋（文献3）より引用）
a．右への回旋では，骨盤の回旋が不十分で左足の重心が左に寄っている．
b．左への回旋では，骨盤の回旋も十分であり重心は左右の中央にある．

さを併せて評価する．右回旋（**図10-a**）では，右足内側に足圧中心がとどまっていること，骨盤の回旋が不十分であることがわかる．これに対し左回旋（**図10-b**）では，左下肢への重心移動が行われ，骨盤の回旋が十分に起こっていることがわかる．関節可動範囲の左右差や重心移動が十分でない場合，どの関節に問題があるのか，痛みがあるのかなどを評価し局所への対応を行ってから動作の指導を行う．

6 日本ラグビーフットボール協会の取り組みとサポート体制

　日本ラグビーフットボール協会および三地域・各都道府県の各協会と女子委員会では安全対策や強化のため，各種の取り組みを行っている．
　ラグビートレーナーセミナーの実施，都道府県レベルでのセーフティアシスタントの養成，日本体育協会公認アスレティックトレーナー養成講習会への推薦，傷害予防プログラムの作成と実施，登録チームへ安全対策のDVD作成と

配布,ユースレベルの保護者および選手対象の安全対策講習会の実施(小・中・高校生)などがその例である.

傷害予防対策の一環として,女子7人制日本代表では,ウォーミングアップに「傷害予防トレーニングSKIP (Sakura Knee Injury Prevention)」を取り入れ,膝前十字靱帯(ACL:Anterior Cruciate Ligament)損傷の予防に取り組んでいる[8].

ACL損傷に対する傷害予防トレーニングは試合前・練習前に5分以内で行える内容となっている.それぞれの種目は,①プランク,②サイドプランク,③ワンレッグヒップリフト,④T字バランス,⑤バランスランジ,⑥ワンレッグホップ+バウンド,⑦フェイントドリルの7種目である.

衝突とカッティング動作を繰り返すラグビーでは,特に攻撃時にほかのスポーツと比して強く踏み込む特徴がある.これが高率な傷害発生につながっている可能性があることから,体幹と下肢の理想的な荷重動作を身につけるプログラムとなっている.

女子ラグビーのサポート体制は,組織・運営ともにボランティアとして始まり,現在でも多くのスタッフの協力で成り立っている.日本代表の帯同トレーナーとは別に,トレーナーのサポートグループを関東および関西で組織し活動を行っている.スタッフは男女を問わず理学療法士,日本体育協会公認アスレティックトレーナー,全米公認アスレティックトレーナーなどの有資格かつラグビートレーナーセミナー受講者を原則としている.活動内容は,①地域代表選手の練習会,試合,遠征の帯同,②高校生およびユースやそのほかの練習会,合宿,試合,セレクションの帯同,③安全対策講習会のサポートなどである.

関西地域では,関西女子トレーナーサポートスタッフ(仮称)を組織し約10名が運営にあたっている.活動内容は,①関西地域代表,関西ユースの練習会や合宿,試合への帯同,②練習会の際に選手対象の勉強会を開催(頭頚部外傷,水分補給,体幹トレーニングなど),③リハビリテーションおよびトレーニングのアドバイスなどである.

7 今後の課題とまとめ

地域におけるサポートの今後の課題としては,①正しい応急処置,リハビリテーションおよびトレーニングの知識の啓発,②傷害発生の予防,③サポート

体制の充実があげられる．ラグビーはコンタクトプレーが避けられないスポーツであり，選手の体格やプレーのスピードが衝突の強度に影響する．どんなにトレーニングを重ねても外傷が起こりうると考え，応急処置の方法，リハビリテーションやトレーニングについての正しい知識を選手・スタッフおよびチーム関係者に啓発し続ける必要がある．

　加えて，限界があったとしても傷害予防のための方法を模索し，身体的な弱点の克服，正しいプレースキルの獲得と危険なプレーの回避，環境設定について準備していく必要がある．これらを継続して行うために，サポート体制の充実が不可欠である．経済的に十分でないと考えられるクラブチームやマンパワーの確保が難しい大学，高校およびラグビースクールでも，専門知識をもったスタッフが関わることが求められている．

　若年層から正しい医学的な知識に触れる機会があれば，打撲や捻挫などの小さなけがでも放置せず，けがをしにくい身体づくりに意識を向けることができると考える．

引用文献

1) 田中彩乃：女子ラグビー選手における傷害発生に関するアンケート調査．臨スポーツ医　**22**：755-761，2005
2) Schick DM, et al：Injuries during the 2006 Women's Rugby World Cup. *Br J Sports Med* **42**：447-451, 2008
3) 磯あすか：女子ラグビー．小林直行，他（編）：女性アスリートのための傷害予防トレーニング．医歯薬出版，2013，pp103-108
4) 磯あすか，他：女子7人制ラグビー日本代表チームにおける傷害発生の現状　第2報．日本臨床スポーツ医学学会誌　**20**：238，2012
5) 磯あすか，他：日本女子7人制ラグビーにおける傷害発生の現状．日臨スポーツ医誌　**19**：186，2011
6) Fuller CW, et al：International Rugby Board-Surveillance Studies：Sevens World Series, Rugby World Cup Sevens. Summary of Results：2008 to 2013. IRB, Dublin, 2013
7) Fuller CW, et al：International Rugby Board-Surveillance Studies：Women's Sevens Challenge Cup, Women's Sevens World Series, Rugby World Cup Sevens-Summary of Results：2011 to 2013. IRB, Dublin, 2013
8) 平井晴子，他：7人制ラグビー女子日本代表における前十字靱帯損傷の発生調査．第25回日臨スポーツ医会誌　**22**：5190，2014

アスリートケア―理学療法士によるスポーツ選手への健康支援

発　行	2017年10月30日　第1版第1刷ⓒ
監　修	越智隆弘
編　集	一般社団法人アスリートケア
発行者	青山　智
発行所	株式会社 三輪書店
	〒113-0033　東京都文京区本郷6-17-9　本郷綱ビル
	☎03-3816-7796　FAX 03-3816-7756
	http://www.miwapubl.com
装　丁	株式会社 イオック
印刷所	三報社印刷 株式会社

本書の内容の無断複写・複製・転載は、著作権・出版権の侵害となることがありますのでご注意ください。
ISBN978-4-89590-609-8 C3047

JCOPY 〈(社)出版者著作権管理機構 委託出版物〉
本書の無断複製は著作権法上での例外を除き禁じられています。複製される場合は、
そのつど事前に、(社)出版者著作権管理機構(電話 03-3513-6969,FAX 03-3513-6979、
e-mail:info@jcopy.or.jp)の許諾を得てください。

■ 運動器傷害を自己学習できる究極のサブテキスト、待望の改訂版！

実践PTノート 第2版
─運動器傷害の理学療法

DVD付 60分

好評

編集　小柳 磨毅（大阪電気通信大学）

　運動器傷害は、脊椎、末梢神経から関節疾患、筋・腱・靱帯損傷や骨折・脱臼などの外傷性疾患、スポーツ医学にいたるまで広範囲にわたる。また小児から高齢者までと、対象となる患者がきわめて多彩であり、運動器傷害の治療の必要性はますます広がっている。このような時代に求められる医療者とは、運動器の総合的な知識を有し、かつその傷害に対し適切な治療および患者への指導を行うことのできる理学療法士であるといえる。

　本書では、運動器のスペシャリストを目指す初学者から中堅クラスまでを対象とし、多くの写真および図表を用いることで、正確な知識ならびに技術を一目で理解できるよう配慮した。また、写真・図表だけでは理解しにくいものや、最新のテクニックについては、習得度を高めるために動画を用いて詳しく解説した。これらの技術は、常に臨床のなかで定期的にその効果に対する検証を行ってきたものである。さらに今後出てくるであろう新しい知見や技術などを自身で書き込むことで、完成形へと近付くことを可能とした究極のプライベートテキストでもある。本書が書き込みで埋め尽くされたその時、読者は真の運動器スペシャリストとなっているであろう！

■主な内容■

第1章　総論─評価と治療

第2章　運動療法の基礎
1. 運動器とは
2. 障害の分類
3. 軟部組織の特性
4. 治療手順の原則
5. 運動療法の基礎
6. 急性炎症

第3章　肩関節と肩甲帯
1. メカニズム
2. mobilityの評価・治療
3. stabilityの評価・治療
4. coordinationの評価・治療

第4章　肘関節・前腕
1. メカニズム
2. 肘・前腕の代表的疾患
3. mobilityの評価・治療
4. stabilityの評価・治療

第5章　手関節・手指
1. メカニズム
2. mobilityの評価・治療
3. stabilityの評価・治療
4. coordinationの評価・治療

第6章　股関節
1. メカニズム
2. mobilityの評価・治療
3. stabilityの評価・治療
4. coordinationの評価・治療

第7章　膝関節
1. メカニズム
2. mobilityの評価・治療
3. stabilityの評価・治療
4. coordinationの評価・治療

第8章　足関節
1. メカニズム
2. mobilityの評価・治療
3. stabilityの評価・治療
4. coordinationの評価・治療

第9章　脊柱・骨盤
1. メカニズム
2. mobilityの評価・治療
3. stabilityの評価・治療

第10章　運動連鎖

●定価（本体4,500円+税）A4　頁200　2011年　ISBN 978-4-89590-379-0

お求めの三輪書店の出版物が小売書店にない場合は、その書店にご注文ください。お急ぎの場合は直接小社に。

〒113-0033　東京都文京区本郷6-17-9 本郷綱ビル

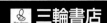

三輪書店

編集 03-3816-7796　FAX 03-3816-7756
販売 03-6801-8357　FAX 03-6801-8352
ホームページ http://www.miwapubl.com

■ **正しい測定・評価ができていますか？**

PT・OTのための測定評価 DVD Series

監修 伊藤 俊一（北海道千歳リハビリテーション学院）
編集 隈元 庸夫（埼玉県立大学保健医療福祉学部）・仙石 泰仁（札幌医科大学保健医療学部）

徒手筋力検査法（MMT）は、『人間の主観』によって筋力を判定するということが最大の特徴であるが、逆に臨床経験の乏しいセラピストにとっては、そのことが高いハードルとなっている。
本書では、この難解な検査の信頼性と再現性を向上させるために、絶対に外してはならない重要ポイントを写真および箇条書きで説明し、さらに動画を用いることでより一層深く理解し、臨床現場で確実に実践できる内容となっている。
また近年、普及が著しい徒手筋力検査機器（HHD）の測定方法も収録。
MMT は、セラピスト間での評価について明確ではないともいわれるが、本書を通して精度の高い技術、および客観的なデータの確立を目指し、臨床で役立つ評価指針として活用してほしい。

PT・OTのための測定評価 DVD Series 3

MMT ―頭部・頸部・上肢【第2版】

■ 主な内容 ■

第1章 総論
1 徒手筋力検査
 （MMT:manual muscle testing）
2 意義
3 目的
4 判定基準
5 テスト手技
6 メイクテストとブレイクテスト、アクティブレジスタンステスト
7 信頼性
8 代償動作
9 固定と抵抗
10 具体的手順
11 その他
12 検査時の留意点
13 おわりに

第2章 頭部・頸部
1 頸部屈曲
2 頸部伸展
3 頸部回旋
4 頸部複合屈曲
5 頸部複合伸展

第3章 上肢
1 肩甲骨挙上
2 肩甲骨外転と上方回旋
3 肩甲骨下制と内転
4 肩甲骨内転
5 肩甲骨内転と下方回旋
6 肩甲骨下制
7 肩関節屈曲
8 肩甲骨面の挙上
9 肩関節伸展
10 肩関節外転
11 肩関節外旋
12 肩関節内旋
13 肩関節水平外転（伸展）
14 肩関節水平内転（屈曲）
15 肘関節屈曲
16 肘関節伸展
17 前腕回外
18 前腕回内
19 手関節屈曲（掌屈）
20 手関節伸展（背屈）
21 母指中手指節（MP）関節（短母指屈筋）屈曲
22 母指指節間（IP）関節（長母指屈筋）屈曲
23 母指中手指節（MP）関節（短母指伸筋）伸展
24 母指指節間（IP）関節（長母指伸筋）伸展
25 母指外転
26 母指内転
27 母指対立および小指対立
28 中手指節（MP）関節屈曲
29 中手指節（MP）関節伸展
30 近位指節間（PIP）関節屈曲
31 遠位指節間（DIP）関節屈曲
32 指外転
33 指内転

付録
・筋力検査と検査肢位
・筋力検査結果
・代表的な代償動作一覧
・MMT―頭部・頸部・上肢
 頭部・頸部・上肢のMMT実施チャート
・各検査の肢位・固定または触知・抵抗または支持一覧

● 定価（本体 4,600 円+税） B5 270頁 DVD140分 2016年 ISBN 978-4-89590-544-2

PT・OTのための測定評価 DVD Series 4

MMT ―体幹・下肢【第2版】HHD測定収録

■ 主な内容 ■

第1章 総論
1 徒手筋力検査
 （MMT:manual muscle testing）
2 意義
3 目的
4 判定基準
5 テスト手技
6 メイクテストとブレイクテスト、アクティブレジスタンステスト
7 信頼性
8 代償動作
9 固定と抵抗
10 具体的手順
11 その他
12 検査時の留意点
13 おわりに

第2章 体幹
1 体幹屈曲
2 体幹回旋
3 体幹伸展
4 ソレンセン腰椎伸展テスト
5 サイドブリッジ持久力テスト
6 骨盤挙上
7 安静な呼気（横隔膜の検査）
8 骨盤底

第3章 下肢
1 股関節屈曲
2 股関節屈曲・外転および膝関節屈曲位での外旋
3 股関節伸展
4 股関節外転
5 股関節屈曲位での外転
6 股関節内転
7 股関節外旋
8 股関節内旋
9 膝関節伸展
10 膝関節屈曲
11 足関節背屈と内がえし
12 足部の内がえし
13 足部の外がえし
14 足関節底屈
15 足趾複合背屈
16 足趾複合底屈

第4章 筋力測定機器による測定
・徒手筋力測定機器による測定方法
・筋力検査と検査肢位
・筋力検査結果
・代表的な代償動作一覧
・MMT―体幹・下肢
・体幹・下肢のMMT実施チャート
・各検査の肢位・固定または触知・抵抗または支持一覧

● 定価（本体 4,000 円+税） B5 190頁 DVD80分 2016年 ISBN 978-4-89590-545-9

お求めの三輪書店の出版物が小売書店にない場合は、その書店にご注文ください。 お急ぎの場合は直接小社に。

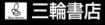 三輪書店

〒113-0033 東京都文京区本郷6-17-9 本郷綱ビル
編集☎03-3816-7796 FAX03-3816-7756 販売☎03-6801-8357 FAX03-6801-8352
ホームページ：https://www.miwapubl.com

■ 正しい測定・評価ができていますか？

PT・OTのための測定評価DVD Series 5

バランス評価
―観察と計測【第2版】症例収録

好評

監修　伊藤 俊一（北海道千歳リハビリテーション学院）

編集　星　文彦（埼玉県立大学保健医療福祉学部）
　　　隈元 庸夫（埼玉県立大学保健医療福祉学部）

　ひとのバランス機能を正確に評価することは、セラピストにとって基本である。
　しかし、バランス機能の捉え方は障害のある部位などにより見方や解釈が異なるため、臨床経験の浅いセラピストにとっては困難とされている。
　この原因は、動作基準である健常人の姿勢メカニズムの理解不足、および瞬時に変化する姿勢観察ポイントの把握不足にある。
　そこで本書は、健常人が示す基本的行動を基に、バランス評価を行うための必見ポイントを写真で示し、容易に理解できる工夫をした。
　またDVDでは、より深く理解を可能とするためにスローモーションで一連の動作を細かく見せている。
　さらに今回は、症例動画を提示し、臨床家が注視する点を理論的に解説することで、実践現場の未経験な学生から経験の乏しい若手までが役立つ内容である。
　臨床場面では、迅速、的確に非健常人の問題点を発見・抽出することが不可欠である。
　臨床家として必要な観察眼を養えるためにも、また臨床実習における学生にとっても、本書は最良のテキストである。

■ 主な内容 ■

第1章　総論
1. バランスとは
2. 身体運動におけるバランスとは
3. バランスの3つの視点
4. バランスの3つの時系列事象
5. バランス障害の捉え方
6. バランス評価
7. バランス評価の実際
8. 検査測定の注意

第2章　用語の定義
1. 姿勢―構えと体位
2. 姿勢―定位と安定性
3. 身体重心と支持基底面
4. 圧力中心と質量中心，身体重心との関係
5. 立ち直り反応と平衡反応
6. 予測的姿勢調整

第3章　機能評価と検査
バランス機能の3つの視点
I. 反射階層理論の視点
　① 立ち直り反応
　　1. 姿勢保持にみられる立ち直り反応
　　2. 動作中にみられる立ち直り反応
　　3. 外乱応答にみられる立ち直り反応
　② 平衡反応
　　1. 傾斜反応（床面傾斜）
　　2. パラシュート反応・防御反応（水平外乱刺激）
II. 運動戦略・生体力学の視点
　1. 外乱に対する立位姿勢維持
　2. 外乱に対する端座位姿勢維持
　3. 自発運動における姿勢維持
III. 課題遂行の視点―機能的バランス検査
　1. バーグ・バランス・テスト
　2. 機能的リーチ・テスト
　3. 立って歩行時間計測検査
　4. 継ぎ足歩行検査
　5. 3メートル椅子歩行
　6. 2ステップ・テスト
　7. 30秒椅子立ち上がりテスト
　8. 星形ステップ・バランス・テスト
　9. ショート・フィジカル・パフォーマンス・バッテリー
IV. 動作中のバランス評価
　1. 4つの観察ポイント

第4章　バランス評価の実際
1. 臨床における観察と分析（症例動画）

● 定価（本体4,000円+税）B5　180頁　DVD100分　2016年　ISBN 978-4-89590-546-6

お求めの三輪書店の出版物が小売書店にない場合は、その書店にご注文ください。お急ぎの場合は直接小社まで。

三輪書店
〒113-0033 東京都文京区本郷6-17-9 本郷綱ビル
編集 ☎03-3816-7796 ℻03-3816-7756　販売 ☎03-6801-8357 ℻03-6801-8352
ホームページ：https://www.miwapubl.com